高等学校"十三五"规划教材

人体解剖生理学

Human
Anatomy and
Physiology

第二版

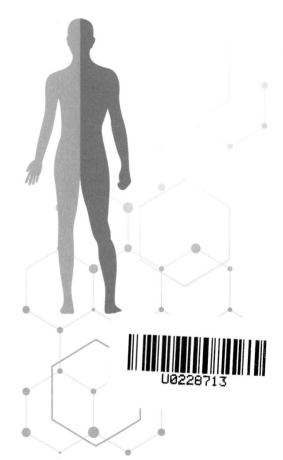

楚德昌 张 海 主编

化学工业出版社

·北京·

《人体解剖生理学》（第二版）将人体组织学、解剖学知识与生理学知识有机地整合在一起，主要介绍了人体及细胞的基本结构与功能，骨骼与骨骼肌，神经系统对机体的调控，感觉器，血液，血液循环与淋巴循环，免疫，呼吸，消化与吸收，体热平衡与体温调节，尿液的生成与排出，内分泌，生殖，生长、发育和衰老等内容。

本书在讲述基础知识的同时，增加了一些社会共同关注的卫生、健康知识，可提高学生学习兴趣。全书采用全彩设计，近百幅组织学经典照片增强直观性，起到图谱的作用。每章配有复习思考题，便于学生自我检测。

本书适用于高等师范学校生物学教育专业（专科），同时也适用于医药卫生等相关专业，还可供相关人员参考。

图书在版编目（CIP）数据

人体解剖生理学 / 楚德昌，张海主编. —2版. —北京：化学工业出版社，2019.9（2022.11重印）
高等学校"十三五"规划教材
ISBN 978-7-122-34864-7

Ⅰ.① 人… Ⅱ.① 楚… ②张… Ⅲ.① 人体解剖学-人体生理学-高等学校-教材 Ⅳ.① R324

中国版本图书馆CIP数据核字（2019）第139514号

责任编辑：章梦婕 李植峰 　　　　　　　　　　装帧设计：史利平
责任校对：杜杏然

出版发行：化学工业出版社（北京市东城区青年湖南街13号 　邮政编码100011）
印　　装：河北京平诚乾印刷有限公司
880mm×1230mm　1/16　印张15¼　字数561千字　2022年11月北京第2版第3次印刷

购书咨询：010-64518888　　售后服务：010-64518899
网　　址：http://www.cip.com.cn
凡购买本书，如有缺损质量问题，本社销售中心负责调换。

定　　价：69.00元 　　　　　　　　　　　　　　　　　　　版权所有　违者必究

《人体解剖生理学》（第二版）
编写人员

主　　编　楚德昌　张　海

副 主 编　张秀芳　李宛青　罗　芬

编写人员（按照姓名汉语拼音排列）

陈雪梅（郑州大学）

楚德昌（菏泽学院）

邓振旭（菏泽学院）

李宛青（郑州师范学院）

刘秀娟（咸宁职业技术学院）

路　雯（菏泽学院）

罗　芬（宁德师范专科学校）

马灿玲（郑州师范学院）

仇兆乾（菏泽医学专科学校）

汪玉琳（商洛学院）

王新军（商洛学院）

张彬彬（滨州学院）

张　海（呼和浩特职业学院）

张秀芳（山东科技大学）

前·言

长期以来，高等师范专科（高师）生物学教育专业用《人体解剖生理学》教材国内版本很少，大多学校一直借用本科教材，甚至是医学专业教材，由于培养目标的不同和教学课时的不同，深感有诸多的困难与无奈，教材的选用一直是困扰相关教学人员的首要问题。近年来中学素质教育的改革，高师教学理念的转变与教学方法的改进，特别是培养学生"探究式"学习教学方法等逐步推广与深入，也要求高师教材的内容与形式做相应的变革；如果对"中学生物学"教材与"高师生物学"相关常用教材（包括本科与专科用）知识点进行对应性分析，就可发现中学教材中的许多知识点，在"高师生物学"相关教材中找不到，特别是有关人体解剖生理学方面的知识点，这说明《人体解剖生理学》教材有待更新。因此，出版适应现代高师专科生物学教育专业的《人体解剖生理学》新教材是众望所归。

为适应形势要求，特联合多位常年从事人体解剖生理学教学与科研的一线教师编写生物学教育专业《人体解剖生理学》教材。本教材具有如下特点。第一，教材内容与教学时数相适应，突出专科教材特点；第二，教材内容适应当前"中学生物学"教学，将中学生物学教材中相关知识点作为本教材的重点；第三，适应当前教学改革，突出教材的引导作用，有利于培养学生"探究式"学习的能力与习惯，以课本知识为基础，将学生的学习引入到更深更宽的领域中；第四，增加了社会普遍关注和对社会、生活有重大影响的相关健康问题、卫生知识等；第五，注重吸收近年来的本学科的重大发现与理论发展内容。

本教材在结构上，将人体结构与生理活动规律有机结合，从每个系统上看，一般首先阐述各器官的解剖学与组织学内容，在此基础上阐述生理活动规律，对于细胞、分子水平的生理活动，多是结构与生理过程结合在一起；在知识点与面的选择上，原则是简化"枝叶"，突出"主干"。

本次修订，采用全彩印刷，在配图上，力求图量大、立体感强，只对重要结构与相关结构进行标注，从而突出重点；在语言上，表达简洁通俗。在每章最后附有思考题，便于学生自我检测。

本书在编写过程中得到了各编写人员所在单位的大力支持和许多同行的热情帮助，在此表示衷心感谢！由于编者水平有限，疏漏和欠妥之处在所难免，恳请同行专家、广大师生和读者指正。

编　者

2019 年 6 月

目·录

Chapter

第一章

绪 论

一、人体解剖生理学的研究内容

人体解剖生理学是研究正常人体形态结构和生理功能的科学，它由**人体解剖学**（human anatomy）、**组织学**（anatomy）和**生理学**（physiology）三部分内容组成。解剖学与组织学属于形态学范畴，均以人体形态结构为研究对象。解剖学是借助解剖器械和透视仪器，以肉眼观察的方法研究人体各系统组成与各器官形态、位置、结构以及各器官在结构上的联系的科学。组织学则是借助显微仪器研究人体器官、组织、细胞微观结构的科学。生理学是以解剖学、组织学为基础，从细胞、组织、器官、系统以及整体水平，研究人体各种生理功能及其活动规律的科学。

结构决定功能，功能活动又会引起结构的变化，结构与功能是生命活动中互相联系、不可分割的两个方面。人体解剖生理学是将人体结构与功能综合起来，阐述人体生命活动的一门综合学科。

人体生理学的研究是在细胞与分子水平、器官与系统水平以及整体水平等层次上进行的。在细胞与分子水平上，研究细胞的生理特性和细胞生理活动的生化机制；在器官与系统水平上，研究器官的生理活动过程、生理活动的机制，各种因素对其生理活动的影响以及各器官间的功能联系；在整体水平上，研究各系统间的功能联系以及它们如何协调活动使机体适应环境的变化。上述三个水平上的研究是互相联系、互相补充的，要阐明某一生理功能的机制，一般要对细胞和分子、器官和系统以及整体三个水平上的研究结果进行分析和综合。

随着人体形态学研究范围的扩大和研究方法的增多，解剖学和组织学的分科也越来越多，如按功能系统描述人体形态结构的科学称**系统解剖学**；以研究人体各局部结构层次和器官之间位置关系的科学称**局部解剖学**；结合体育运动研究人体形态结构的科学称**运动解剖学**；运用X射线研究人体形态结构的科学称**X线解剖学**；联系临床应用，特别是外科应用研究人体形态结构的科学称**应用解剖学**；从细胞水平研究人体的微观结构的科学称**细胞学**；以器官微细结构为对象研究器官组织结构和功能联系的科学称**器官组织学**。同样生理学也有许多分科，如研究人体适应各种特殊环境生理活动规律的学科有**航空生理学、高山生理学、劳动生理学**等；从不同研究水平研究生理活动规律的学科有**细胞生理学、神经生理学、呼吸生理学、消化生理学、泌尿生理学、生殖生理学、代谢生理学、内分泌生理学**等；从应用实践出发研究生理活动规律的学科有**医用生理学、运动生理学、病理生理学**等。

二、人体解剖生理学的研究方法

虽然解剖学、组织学和生理学是相互联系，不可分割的整体，但因为它们研究的具体内容不同，其研究方法也有本质的区别。

（一）解剖学研究方法

一般分为尸体研究、活体研究和动物实验等方法。

1.尸体研究

常用的方法有以下几种。

（1）剖查法　即用解剖器械对尸体进行剖割，在此基础上观察器官的形态、结构及其位置关系。

（2）铸型法　为了便于观察器官深部的腔隙和管道的形态与走行，常将各种铸型填充剂充入器官腔隙和管道，如将溶解的塑料填充剂、熔化的合金填充剂注入器官腔隙或管道，待凝固后，用化学药品腐蚀掉其周围的软组织，留下铸型以供观察。

（3）透明法　这种方法是指用透明剂处理器官和胚胎，使组织透明，以便观察其深部的结构，可在保持胚胎或器官外形完整的情况下，显示出器官深部的某些结构或骨骼的发育情况。如在肢体或器官血管中注入填充剂，而后经过固定、漂白、脱水等处理后，加上透明剂（如甘油、冬青油等）使组织透明。如果用KOH溶液作透明剂，则不必脱水处理。

（4）灌注法　将一些带有色料的填充剂灌注到血管和其他腔隙内，再通过解剖法、透明法等显示血管的走行与腔隙的形态。

2.活体研究

活体研究主要有活体测量法和使用现代透视仪器研究法，如X线透视、计算机断层扫描（X-CT）、核磁共振（MRI）等。

3.动物实验法

实验动物法即利用动物实验研究动物器官组织的发育或在某种条件下的变化。

（二）组织学研究方法

组织学研究方法很多，根据使用的显微仪器不同，可分为一般光学显微镜技术、特殊光学显微镜技术和电子显微镜技术。

1.一般光学显微镜技术

一般光学显微镜技术即借助普通光学显微镜，用一定的组织处理方法观察器官、组织、细胞的微观结构，常用方法有以下几种。

（1）一般切片染色法　这是传统的显微方法，首先将组织切成薄片，用染料对组织染色，使组织不同成分染成不同颜色，而后在光镜下观察组织或细胞的结构。常用的切片方法有石蜡包埋切片、火棉胶包埋切片、冰冻切片等。

石蜡包埋切片是最常用的切片方法，制作过程主要为：用固定剂固定组织→用脱水剂（如梯度酒精）使组织块脱水→用透明剂（如二甲苯）使组织块呈透明→用石蜡浸入组织块，并将组织块包埋于石蜡块中→用切片机将组织切成薄片。火棉胶包埋切片与石蜡包埋切片方法相似，主要是使用的包埋剂不同。冰冻切片是将组织快速冰冻，而后用冰冻切片机将组织块切成薄片。

组织切片后经过脱蜡（冰冻切片与火棉胶包埋切片不经此步）、复水后才能进行染色。将组织切片染色的染料很多，染色的方法也很多，最常用的染色方法是苏木精（hematoxylin）和伊红（eosin）对染方法，简称**HE染色**。染色后的切片再经过脱水、透明、封片，才能便于观察和保存。

一般切片染色法中，组织切片制作过程是一切切片染色的基础。另外，有些组织可不进行组织切片步骤，而是将组织涂或铺到玻璃片上，或将组织中细胞用药品分离后涂到玻璃片上，经染色、脱水、透明及封片后在显微镜下观察。

（2）组织化学技术（histochemistry）　即利用化学呈色原理，用化学物质处理组织切片，使切片中某些成分与化学物质发生化学反应，生成有色物质而显色。其他步骤同一般切片染色法。

（3）免疫组织化学技术（immunocytochemistry）　这是利用抗原、抗体特异性结合原理设计的定位组织细胞内某种大分子物质（抗原）的一种组织染色方法。先在要观察的某抗原物质的相应抗体上加上标记物，形成抗体-标记物复合物（多有商品出售），再使抗体-标记物复合物与组织切片中的相应抗原结合。常用的标记物有酶、荧光素、重金属胶粒、放射性核素等。若标记物为酶，可催化显色反应而在抗原处显色，在光镜下可观察到抗原的存在；若标记物是荧光素，则可直接在荧光显微镜下观察到抗原的存在；若是金属胶粒，则可直接在光镜下或电镜下检测到抗原的存在。免疫组织化学技术中组织切片方法一般采用石蜡包埋切片法。

（4）原位杂交术（in situ hybridization）　是用来检测基因存在与否的一种方法。原理是用带标记物（如放射性核素、地辛高等）的已知碱基顺序的核酸探针处理组织切片，核酸探针与细胞内待测核酸按碱基配对的原则进行特异性结合（即杂交），通过标记物的显示而获知待测核酸的存在及相对量。

除上述方法外，还有细胞培养术、图像分析术、放射自显影术等。

2.特殊光学显微镜技术

特殊光学显微镜技术即用特殊显微镜观察一般光学显微镜不易观察的物质与结构，主要有荧光显微镜技术、倒置相差显微镜技术、暗视野显微镜技术、激光共聚扫描显微镜技术等。

3.电子显微镜技术

电子显微镜技术是用电子束替代可见光，用电磁透镜替代光学透镜，用荧光屏显示电子束成像的技术。电子显微镜（electron microscope）分透射电子显微镜（transmission electron microscope，TEM）（图1-1）和扫描电子显微镜（scanning electron microscope，SEM）（图1-2）。

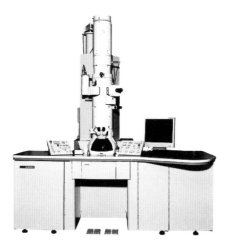
图1-1　透射电子显微镜

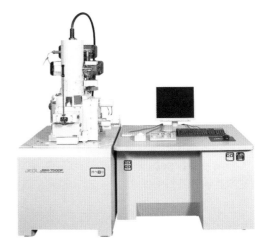
图1-2　扫描电子显微镜

（1）透射电镜术　是使电子束穿透样品在荧光屏上成像的技术。组织块用戊二醛与锇酸两次固定，脱水后树脂包埋，超薄切片，再经醋酸铀、柠檬酸铅染色。电子枪将电子束射到切片时，细胞构成成分密度大，吸收金属多的结构电子被散射得多，透过组织射落到荧光屏上的电子就少，而成暗像。

（2）扫描电镜术　组织块用戊二醛和锇酸固定，经脱水、干燥后，再于组织表面喷镀碳和金属膜。电子枪发射电子束扫射样品，样品表面散射的电子（称二次电子）被探测器收集，并变成电信号传送到显像管，最终在荧光屏上显示标本表面的立体构象。

（三）生理学研究方法

生理学是一门实验科学，一切生理学知识必须来自实验，或必须经过实验验证。生理学实验分为人体实验和动物实验，对人体有害的实验大多用动物代替人体进行实验，但必须明确，经动物实验获得的理论是否适用于人，还要以不损伤人体为原则进行人体实验加以验证。生理学实验的方法很多，可根据持续时间的长短分为急性实验法和慢性实验法。

1.急性实验法

急性实验法分为离体组织、器官实验法和活体解剖实验法。这类方法一般只能在几分钟至几个小时内完成，否则因为组织、器官的生理功能减弱或丧失，而不能持久获得理想的实验结果。

（1）离体组织、器官实验法　从动物体上取出有正常生理功能的组织或器官，在人工环境中进行实验，观察、研究其生理活动。

（2）活体解剖实验法　将动物麻醉或去大脑后，进行解剖，暴露出要研究的器官，利用动物机体提供的接近正常的生理环境，观察、研究器官的生理活动。

2.慢性实验法

慢性实验法是指在无菌麻醉条件下，对动物进行手术，或破坏、或摘除、或移植、或埋藏电极等处理，然后缝合伤口，让动物生活在正常环境下一定时间，观察记录动物的生理变化。

由于生理学研究的不断发展，特别是在细胞水平上研究的逐步深入，生理学实验方法越来越多，也越来越先进，甚至能从分子水平记录到生理变化。

三、生理功能调节

（一）人体的调节系统和调节方式

机体内系统、器官、细胞的生理活动经常保持在相对稳定的状态，又能随机体需要而发生变化，各系统、器官、细胞的生理活动又是协调的，这种生理活动的相对稳定性、协调性是机体通过特有的调节系统和调节机制而实现的。机体存在着两个调节系统，即神经系统和内分泌系统；机体的生理活动调节分为三种调节方式，即神经调节、体液调节和自身调节。

1.神经调节

神经调节即由神经系统的活动完成的调节。神经调节的基本活动方式是反射，即在神经中枢的参与下，机体对内、外环境变化发生规律性的反应，反射活动的过程是：通过感受器接受体内、外环境变化信息，并以神经冲动的形式沿传入神经将感受的信息传入中枢，中枢对感受的信息进行分析整合，而后发出冲动由传出神经到达效应器官，引起效应器官产生适应性的反应。神经调节快速而准确，通过行为和内脏活动的调节，而最终使机体内各器官相互联系起来，也使机体与外界环境联系起来。

2.体液调节

体液调节指某器官（或组织、细胞）分泌某种生物活性物质（激素），通过血液循环到达全身各部，作用于特定的组织，通过调节细胞代谢或改变细胞生理特征提高机体适应环境变化的能力，维持体内环境的相对稳定以及实现对机体生长、发育、繁殖等功能活动的调控。

另外某些组织细胞也可分泌一些生物活性物质，通过弥散的方式作用于邻近的细胞，调节生理活动。细胞的代谢产物在组织中积聚时，也能引起局部血管扩张等变化，这均称为局部体液调节。

3.自身调节

某些器官或组织可直接对某些体内、外环境变化发生反应，改变其生理活动，这种不依懒于神经、体液作用，而自身完成的调节称自身调节。如某些动脉受到血压升高的刺激时，自动收缩，使血管口径变小，使通过此段血管的血液量不因血压升高而增加。

（二）机体生理功能的自动控制

机体功能活动的调节过程大多数与工程技术中的自动控制过程有着极其相似的规律。机体的功能活动均受人体调节系统（如神经系统、内分泌系统）的调节控制，调节系统作为控制部分发出调控信息，通过一定的结构或信息物质传递到受控部分，即受控的组织或细胞，调控其生理活动，受控部分生理活动的变化又可作为反馈信号，通过一定的结构、一定的机制，作用于控制部分。控制部分对传来的反馈信息和接受的其他信息进行分析整合，调整自身活动，重新发放调控信息到达受控部分，受控部分的活动发生新的改变，其生理活动的变

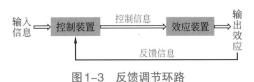

图1-3 反馈调节环路

化再次作为反馈信息作用于控制部分，这样循环往复的活动，使得受控部分的生理活动既能保持相对稳定，又能依据机体的需要而发生相应的变化。控制部分与受控部分以及它们之间相互联系的结构或信息物质共同组成的闭合环路，称**反馈调节环路**（图1-3），调节过程称**反馈调节**。

控制部分不仅接受受控部分传来的反馈信息，还接受机体内、外环境变化的信息，或机体其他结构传来的信息，因此反馈活动的强弱，受反馈信息和其他信息的双重决定。

反馈信息对控制部分的作用有两种情况，一是使控制部分活动减弱，此称为**负反馈**（negative feedback）；二是反馈信息使控制部分活动加强，此称为**正反馈**（positive feedback）。负反馈调节是机体普遍存在的一种反馈调节方式，它是使机体的许多生理活动保持相对稳定的基础。

四、常用解剖学术语

为了能正确认识机体各部的形态、结构和位置关系，解剖学规定了一些统一标准和描述术语，以此避免不必要的误解，主要包括解剖学姿势和一些轴、面、方位的概念。

1.解剖学姿势

人体解剖学姿势（anatomical position）规定为：身体直立，面向前，两眼平视向前，上肢下垂于躯干两侧，掌心向前，两足并拢，足尖向前。在描述人体结构时，不论是标本还是模型均应以解剖学姿势为依据。

2.方位术语

方位术语是以解剖学姿势为依据描述人体各结构相互位置关系的术语，常见的有以下几种。

（1）上和下　是描述位置高低的述语。近头（颅）侧者为上，近足侧者为下。

（2）前和后　近腹面者为前，近背面者为后。

（3）内侧和外侧　近身体正中矢状面者为内侧，远离正中矢状面者为外侧。

（4）内和外　是描述空腔器官的各部分相互位置关系的术语，近腔面或在腔内者为内，远腔面者为外。

（5）深和浅　是描述与皮肤相对距离关系的术语，也用于实质性器官，近体表（或器官表面）者为浅，远离体表（或器官表面）者为深。

3.轴与面

（1）轴　按解剖学姿势，人体有三个互相垂直的轴（图1-4）。

①垂直轴。与身体长轴平行，垂直于地面。

②冠状轴。即左右平伸的水平线。

③矢状轴。即前后方向的水平线。

（2）面　上述三种轴构成了三种互相垂直的面。

①矢状面。由相交的矢状轴和垂直轴确定的平面，将身体分成左、右两半。

②冠状面。由相交的冠状轴和垂直轴确定的平面，将身体分成前、后两半。

③水平面。或称横切面，由相交的冠状轴和矢状轴所确定的平面，将身体分成上、下两部。

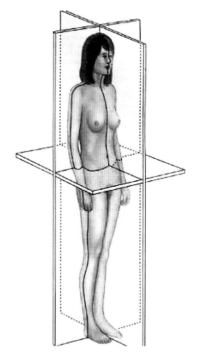

图1-4　人体的轴与面

复习思考题

1.解释名词：解剖学姿势、自身调节、反馈调节、HE染色法、急性实验法。

2.解剖学、组织学、生理学的研究内容是什么？

3.人体的两大调节系统是什么？人体生理功能有哪些调节方式？

4.生理学实验有哪些实验方法？

5.生理活动的相对稳定是如何实现的？

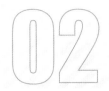

Chapter

第二章

人体的基本结构

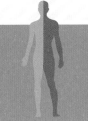

多细胞生物均由细胞和细胞间质构成，细胞是生命活动的基本单位。高等动物的细胞在形态结构上，既保持着相对独立性，又有机地结合在一起；在功能上既具有精细的分工，又相互联系、协调活动。功能相同的细胞通过其细胞间质结合在一起协同执行某种特定的功能，这样的细胞群体称为**组织**（tissue）。机体的细胞共构成4类基本组织，即上皮组织、结缔组织、肌肉组织和神经组织。几种组织有机地结合在一起，构成具有一定形态、能完成一定功能的结构称为**器官**（organ）。功能上密切联系的器官常有机地结合在一起，共同完成一种或几种生理活动，它们被称为一个**系统**（system）。近年来也常把功能相似或相关的器官、结构统称为一个系统，如内分泌系统、免疫系统。

第一节 ▶ 细胞

刚出生的婴儿机体约有$2×10^{12}$个细胞，成人机体约有10^{14}个细胞，在发育过程中几乎所有的细胞都高度分化，而表现出具有特定的形态结构和功能。细胞的大小是细胞形态的一个方面。人体细胞直径一般在几微米至几十微米，有些细胞个体特别大，如部分神经细胞胞体直径可达120μm，突起长度达1m；部分骨骼肌细胞直径达100μm，长达12cm。有些细胞个体特别小，如小淋巴细胞直径只有4～5μm。

一、细胞的一般结构

在光镜下可见，细胞由细胞膜、细胞质和细胞核三部分组成（图2-1）。细胞质由细胞器与细胞基质组成。细胞核由核染质、核基质和核仁组成。电子显微镜下可见，细胞结构可分为三大基本结构体系，即生物膜系统、遗传信息表达结构系统和细胞骨架系统。细胞以生物膜系统为基础形成了细胞膜和各种相对独立的细胞器；遗传信息表达结构系统是由DNA-蛋白质与RNA-蛋白质复合体形成的遗传信息载体与表达系统，包括染色质、染色体、核仁、核糖体等结构；细胞骨架系统是由一系列特异性结构蛋白装配而成的网架系统。

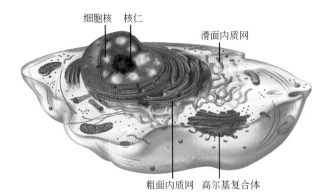

图2-1 细胞结构模式图

1. 细胞膜

细胞膜（cell membrane）是围在细胞外表面的一层薄膜，厚6～9nm，它在维持细胞形态、构成细胞屏障、进行细胞内外物质交换方面，以及在细胞粘连、细胞识别和细胞运动方面起着决定性作用。细胞膜与细胞内的膜系统有着共同的结构与化学组成，统称为**生物膜**（biomembrane）或**单位膜**（unit membrane）。生物膜的化学成分主要是脂类（磷脂是其主要成分）、蛋白质及糖类。

对生物膜结构的认识现在比较公认的理论是S.L.Singer和G.Nicolson于1972年提出的**流动镶嵌模型**（fluid mosaic model），该理论认为磷脂分子排成脂质双层，构成生物膜的基架，亲水性的磷脂头端朝向膜的内外两侧，疏水性的尾部相对（图2-2）。膜蛋白主要为球蛋白，有的深埋于膜内，有的部分埋于膜内，一端或两端露出膜外；有的附着在细胞膜内表面。膜蛋白是细胞功能的主要承担者，有些是酶，有些是参与物质转运的载体或通道，有些是参与信息感受与传递的受体，有些是在相邻细胞间或细胞与细胞外基质间起粘接作用的连接蛋白。膜糖类主要以糖蛋白和糖脂形式存于细胞膜外表面，对细胞膜起保护作用，还与细胞粘连、细胞识别有密切关系。流动镶嵌模型提出细胞膜具有流动性，膜蛋白与膜脂均可侧向运动。在流动镶嵌模型基础上发展起来的"晶格镶嵌模型"和"板块镶嵌模型"理论，进一步提出膜各部分流动性是不均匀的，生物膜中的脂质等可进行可逆的无序（液态）和有序（晶态）的相变。膜的流动性为细胞膜的物质转运和传递信号提供了结构基础，并使膜能够承受较大的张力，利于膜损伤处的自动融合与修复，还使细胞个体具有变形能力。

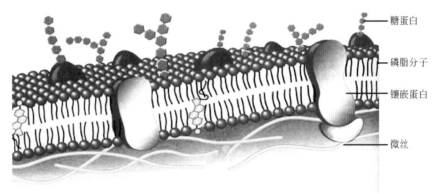

糖蛋白

磷脂分子

镶嵌蛋白

微丝

图2-2　细胞膜流动镶嵌模型

2. 细胞器

（1）**内质网**（endoplasmic reticulum，ER）　是由一层单位膜围成的内腔相通的管状、泡状和囊状膜性管道系统。根据内质网膜表面有无核糖体，可将内质网分为**粗面内质网**（rough endoplasmic reticulum，RER）和**滑面内质网**（smoth endoplasmic reticulum，SER）两类。前者表面呈扁平囊状，排列较整齐，膜外表面附着大量的核糖体，其功能主要是合成蛋白质，包括蛋白类或多肽类激素、分泌酶、细胞外基质蛋白、细胞内酶、各种膜蛋白等；后者是相通的小泡和小管，并与高尔基复合体相连，功能主要是合成类固醇激素，参与糖原、脂质分解代谢、贮存，转运某些离子，合成膜脂并转运到其他部位生物膜等。

（2）**高尔基复合体**（Golgi complex，GC）　是由单位膜构成的囊泡系统，由扁平囊、小泡、大泡组成。扁平囊平行排列整齐地堆叠在一起，构成高尔基复合体的主体结构。主要功能有两个方面：一是对粗面内质网合成的蛋白质进行加工（如糖基化），使其成为功能蛋白质；二是对内质网合成的蛋白、脂类及内吞物进行分类、包装并运输至细胞内特定部位或分泌到细胞外。

（3）**线粒体**（mitochondrion）　光镜下线粒体呈线状、粒状或杆状。电镜下可见线粒体是两层单位膜套叠而成的封闭性囊状结构。内膜向内室突起折叠形成嵴，内膜的内室面上有许多排列规则的带柄的球形小体，称基粒（basal granule）。线粒体内有140多种酶分布，是糖类、脂肪和氨基酸最终氧化释放能量并合成ATP的场所。

（4）**溶酶体与过氧化物酶体**　**溶酶体**（lysosome）是由一层单位膜围成的内含多种水解酶的囊泡结构，在清除细胞内无用的生物大分子、衰老的细胞器以及吞噬体、胞饮体等方面起关键作用。**过氧化物酶体**（peroxisome）是富含过氧化物酶、过氧化氢酶和多种氧化酶的膜性小体，能氧化酚、甲酸、乙醛、己醇等有毒物质。

（5）**核糖体**（ribosome）　核糖体是非膜性细胞器，它是由rRNA和蛋白质共同构成的多酶复合体，是蛋白质合成的场所。有的核糖体分布于细胞基质中，称**游离核糖体**（free ribosome），有的附着在粗面内质网膜表面，称**附着核糖体**（fixed ribosome）。

3. 细胞核

细胞核（cell nucleus）由核膜、染色质、核仁等组成。它贮存遗传信息，进行DNA复制和RNA转录，是细胞遗传与代谢的调控中心。

核膜（karyolemma）位于核最外层，由两层单位膜构成；**染色质**（chromatin）由DNA、组蛋白、非组蛋白及少量RNA组成，在细胞分裂间期为线性结构，当细胞进入有丝分裂或减数分裂时染色质高度折叠盘曲而凝缩成条状、棒状结构，此时称染色体（chromosome）；**核仁**（nucleolus）是细胞核中匀质球形小体，化学组分主要是核酸和蛋白质，是细胞内合成rRNA、组装核糖核蛋白体亚基的部位。

4. 细胞骨架

细胞骨架（cytoskeleton）的狭义概念是指细胞质骨架，包括微丝、微管、中间纤维。

微丝（microfilament, MF）又称肌动蛋白纤维，由肌动蛋白（actin）组成，直径为5～7nm。如上皮细胞绒毛中的轴心微丝、肌细胞中的细肌丝等，起着维持细胞形态、加强细胞间黏着以及参与细胞收缩等作用。

微管（microtubule）是中空的圆筒状结构，直径为25nm，它是鞭毛、纤毛等运动器官和中心粒、基体的重要结构。微管有单管、二联管、三联管三种存在形式。

中间纤维（intermediate filament）是不同蛋白质成分构成的一类细丝结构，直径为10nm左右，如神经元中的神经原纤维。一般认为中间纤维除起支架作用外，还参与物质的定向运输。

二、细胞表面的特殊结构

在生物进化中，某些细胞的细胞膜产生了不同的特殊结构，以适应其功能。典型的特殊结构有微绒毛、纤毛、质膜内褶、基膜等。

1. 微绒毛

微绒毛（microvillus）存在于上皮细胞的游离面和某些游离细胞的表面，是一些指状的细胞质突起。每条微绒毛直径0.1μm，长0.5～1.5μm。光镜下看不清单个的微绒毛，小肠上皮细胞游离面的纹状缘，肾小管上皮细胞游离面的刷状缘都是密集排列的微绒毛形成的。微绒毛表面是细胞膜，中轴含有纵行微丝，微丝向下延伸，汇入细胞顶部由微丝平行排列形成的终末网（图2-3）。

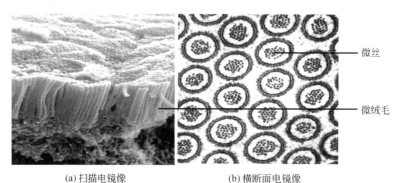

(a) 扫描电镜像　　　　　　　(b) 横断面电镜像

图2-3　微绒毛纵横切

2. 纤毛

纤毛（cilium）是上皮细胞游离面伸出的细长细胞质突起，长5～10μm，直径0.3～0.5μm，纤毛的根部都有一个基体。纤毛表面是细胞膜，细胞质内有纵向排列并连于基体的微管，9个二联管环形排列，圆心处有两条单管（图2-4）。纤毛内微管的相互滑动使纤毛朝向一个方向摆动。有的细胞有静纤毛，如睾丸输出管上皮细胞和听觉感受器毛细胞，静纤毛结构类似于微绒毛。

3. 质膜内褶

质膜内褶（plasma membrane infolding）多存在于上皮细胞基底面，是细胞膜向细胞质凹陷形成的褶状结构（图2-5），有效地扩大了细胞的表面积。

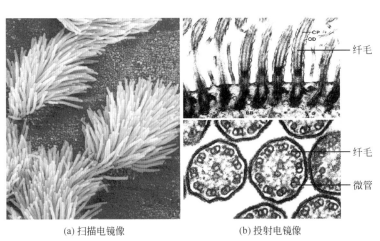

(a) 扫描电镜像　　(b) 投射电镜像

图2-4　纤毛

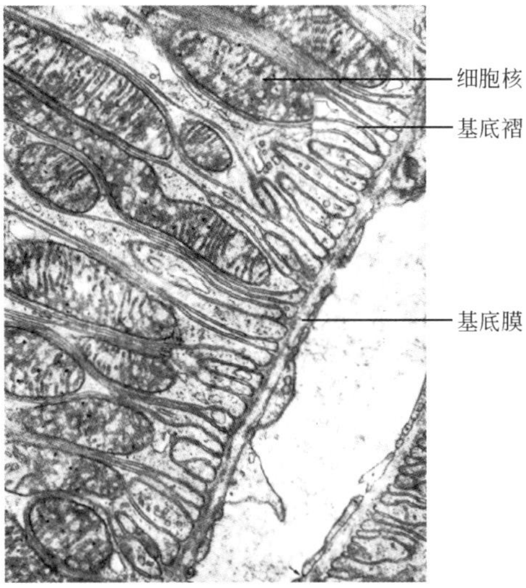

图2-5　质膜内褶与基底膜

4. 基膜

基膜（basal lamina）主要存在于上皮细胞与深部结缔组织之间（图2-5），还存在于肌细胞、脂肪细胞、外周神经纤维、某些外周神经元（如螺旋神经节神经元）表面等。基膜是一层以糖蛋白为主要成分的薄膜，厚度一般在50～300nm，有人把基膜归为细胞外基质部分。基膜对大分子物质和有形成分有屏障作用。

5. 细胞连接

细胞连接（cell junction）是广泛存在于细胞与细胞之间或细胞与基膜之间的连接结构，有以下几种形式。

（1）**紧密连接**（tight junction）　紧密连接是相邻细胞膜的外层呈间断融合，融合处相邻两细胞膜对应排列的镶嵌蛋白颗粒连接成网状焊接线，非融合处有10～15nm的窄隙（图2-6）。紧密连接能有效封闭细胞间隙，主要存在于上皮细胞的浅部和心肌细胞间。

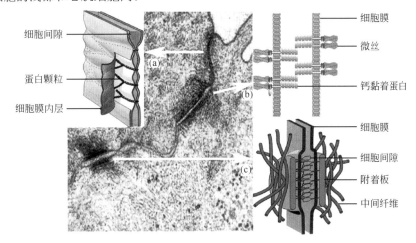

图2-6　上皮细胞之间的细胞连接

（a）紧密连接；（b）中间连接；（c）桥粒

（2）**中间连接**（intermediate junction）　相邻细胞膜之间有15～20nm的间隙，间隙内有黏着蛋白连接相邻的两细胞膜，在细胞膜胞质侧有薄层的致密物质，致密物上附着伸入细胞各处的微丝（图2-6）。中间连接主要存于上皮细胞浅部和心肌细胞间。

（3）**桥粒**（dosmosome）　桥粒是斑状的细胞连接，电镜下可见桥粒呈圆盘状，直径1μm左右，相邻细胞膜间有20～30nm的间隙，间隙内有低密度的丝状物和丝状物交织成的致密中间线，一些连于中间线的中间纤维跨过细胞膜进入两细胞内，细胞膜的胞质侧有电子密度较高的附着板，一些中间纤维附着在附着板上并伸入细胞质各处（图2-6）。桥粒是一种较牢固的细胞连接，广泛存在于各类细胞之间。在某些上皮细胞与基膜的相邻面上还可见半个桥粒的结构，称"**半桥粒**"（hemidesmosome）。半桥粒将上皮细胞铆定在基膜上。

（4）**缝隙连接**（gap junction）　缝隙连接是一种平板状连接，连接处相邻细胞膜之间的间隙2～3nm，规律分布着连接点，连接点是相邻细胞膜的镶嵌蛋白相互结合而成的连接小体，由6个亚单位构成，围成直径2nm跨越两细胞膜的亲水小管（图2-7）。亲水小管在Ca^{2+}或其他因素的作用下，可以开放与关闭，开放时可使相邻细胞交换某些小分子物质和离子，因此缝隙连接是电阻很低并能传递化学信息的细胞连接。

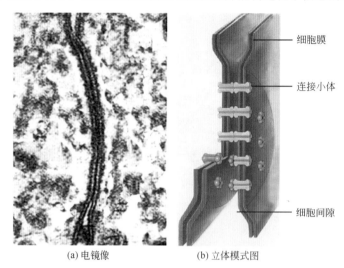

(a) 电镜像　　　　(b) 立体模式图

图2-7　缝隙连接

（5）**化学突触**（chemical synapse）　化学突触是神经元之间或神经元与其他细胞之间能通过化学物质传递信号的细胞连接，详见第五章第二节。

第二节 ▶ 基本组织

功能相同或相似的细胞通过它们之间的细胞间质结合在一起共同形成组织，这是组织的传统概念，实际上肌肉组织、某些上皮组织、神经组织中除了有相应的细胞和细胞间质外，还有其他成分，如肌肉组织中有少量的结缔组织成分和血管、神经等结构，在神经组织中也有结缔组织成分和血管等结构。

一、上皮组织

上皮组织（epithelial tissue）简称**上皮**（epithelium），由排列紧密、形态规则的上皮细胞和少量细胞间质组成。根据上皮的位置和功能的不同将上皮分为四种类型，即**被覆上皮、腺上皮、感觉上皮、生殖上皮**。感觉上皮是具有接受体内外物理或化学刺激功能的上皮，如螺旋器的感觉上皮；生殖上皮是产生生殖细胞的上皮，如生精小管的生精上皮。这里主要讨论被覆上皮与腺上皮。

（一）被覆上皮

被覆上皮（covering epithelium）广泛分布于体表和体内管、腔、囊器官或结构的内表面，具有保护、吸收、分泌、排泄等功能。结构特点主要有：①细胞排列紧密，细胞间质少；②上皮组织的细胞多呈明显的极性，朝向身体表面或体内管、腔、囊状器官或结构腔的一面称游离面，游离面常有纤毛、微绒毛等结构，与游离面相对的一面朝向结缔组织，称基底面，基底面常有质膜内褶和基底膜等结构；③上皮组织内一般无血管、淋巴管分布，而多富有感觉神经末梢，上皮的营养来自其深部的结缔组织。依据上皮细胞的形状与层数可将被覆上皮分为多种类型。

1.单层扁平上皮（simple squamous epithelium）

单层扁平上皮由单层扁平的上皮细胞组成。从表面观察，细胞呈多边形或不规则形，边缘多呈锯齿状或波浪形，与相邻细胞相互嵌合，细胞核椭圆形，位于中央（图2-8）。从垂直切面看，细胞核长椭圆形，胞质很少。形态学上常把分布于胸膜、腹膜（包括鞘膜）和浆膜性心包处的单层扁平上皮称为**间皮**（mesothelium），间皮与其深部的薄层结缔组织构成浆膜。衬于心、血管、淋巴管道腔面的单层扁平上皮称为**内皮**（endothelium）。单层扁平上皮还见于肺泡、肾小囊壁层、肾小管细段、鼓膜等处。

2.单层立方上皮（simple cuboidal epithelium）

单层立方上皮由单层近似立方形的上皮细胞组成。从表面看，细胞多呈六边形，从垂直切面上看，细胞近

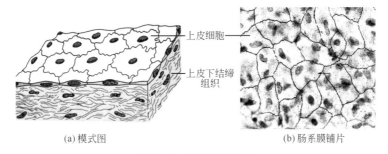

(a) 模式图　　　　　　　　　　(b) 肠系膜铺片

图2-8　单层扁平上皮

似方形，细胞核圆形居中（图2-9）。上皮细胞的游离面常有微绒毛，基底面常有质膜内褶等。这种上皮见于肾泌尿小管、视网膜色素细胞层、卵巢表面等。

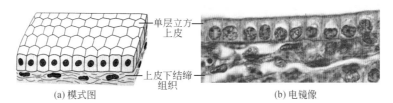

(a) 模式图　　　　　　　　　　(b) 电镜像

图2-9　单层立方上皮

3.单层柱状上皮（simple columnar epithelium）

单层柱状上皮由单层棱柱状细胞组成，从表面看，细胞多呈六边形，从垂直切面上看细胞呈柱状，核椭圆形，位于近基底部（图2-10）。上皮细胞的游离面常有微绒毛、纤毛等结构。柱状上皮细胞间常常夹有杯状细胞（见腺上皮）。这种上皮主要分布于胃、肠、胆囊、鼻旁窦、输卵管、子宫、细支气管等处。

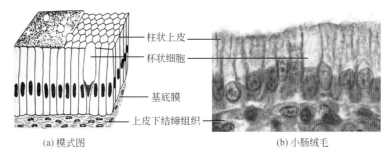

(a) 模式图　　　　　　　　　　(b) 小肠绒毛

图2-10　单层柱状上皮

4.假复层纤毛柱状上皮（pseudostratified ciliated columnar epithelium）

假复层纤毛柱状上皮由一层不同形状和高度的细胞组成。从垂直切面上看。锥体形细胞紧贴基膜，柱状细胞从基膜伸到表面，游离面常有微绒毛或纤毛，梭形细胞夹在柱状细胞与锥体形细胞之间（图2-11），上皮内还常有**杯状细胞**。假复层纤毛柱状上皮主要分布于呼吸道，上皮内杯状细胞分泌的黏液能黏附空气中的灰尘，柱状细胞纤毛的摆动将黏液送向咽部。这种上皮还见于附睾、输精管等处，这些部位的假复层纤毛柱状上皮内没有杯状细胞，纤毛为静纤毛。

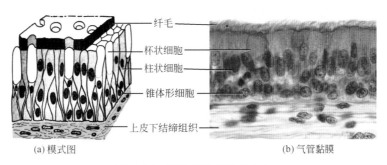

(a) 模式图　　　　　　　　　　(b) 气管黏膜

图2-11　假复层纤毛柱状上皮

5.变移上皮（transitional epithelium）

变移上皮分布于泌尿系统器官，上皮的厚度和上皮细胞的形态随着器官收缩与扩张而变化。器官扩张时，细胞层数较少（2～3层），收缩时细胞层数增多（5～8层）（图2-12）。电镜下可见，变移上皮的细胞均附着基膜上，因此属于单层上皮。伸至表面的细胞称**盖细胞**，该细胞胞体较大，常见双核，胞质丰富而浓缩，游离面细胞膜增厚，细胞间连接紧密。盖细胞具有防止水分渗透和尿素、无机盐扩散的作用。

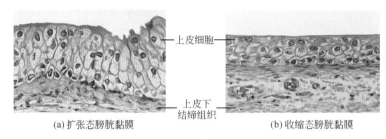

(a) 扩张态膀胱黏膜   (b) 收缩态膀胱黏膜

图2-12　变移上皮

6.复层扁平上皮（stratified squamous epithelium）

这种上皮由多层细胞组成，主要分布于常受摩擦的部位，如体表、口腔、咽、食管、肛门、阴道等部位。位于表层的细胞为扁平状，不断脱落。位于中层的细胞呈多边形，常见棘状胞质小突。位于基底部的细胞呈立方形或矮柱状，固定于基膜，胞质丰富，分裂性强。新生的细胞向浅层推进，在此过程中细胞器逐渐退化，胞质减少，而角蛋白（非角化上皮例外）逐渐增多，称为**角质化**（图2-13）。

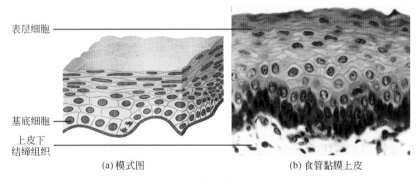

(a) 模式图   (b) 食管黏膜上皮

图2-13　复层扁平上皮

7.复层柱状上皮（stratified columnar epithelium）

这种上皮也由多层细胞组成，见于眼结膜和尿道海绵体部。表层细胞呈柱状，中层细胞多边形，基底层细胞矮柱状。

（二）腺上皮

以分泌功能为主的细胞称**腺细胞**（glandular cell），以腺细胞为主组成的上皮组织称**腺上皮**（glandular epithelium）。某些器官内的腺上皮、分散存在的腺细胞和以腺上皮为主构成的腺器官统称为**腺**。有的腺其分泌物直接或经导管排到体外（体表或器官腔内），这种腺称为**外分泌腺**；有的腺其分泌物释放入细胞间质并随血液到达全身，这种腺称为**内分泌腺**（见内分泌系统）。外分泌腺的分泌物有黏液和浆液两种，黏液的主要成分是糖蛋白，呈黏稠状，具有润滑和保护作用。分泌黏液的腺称**黏液腺**（mucous gland），黏液性腺细胞内含嗜碱性的黏原颗粒，在一般切片制作中，因黏原颗粒被溶解而呈泡沫状。浆液为稀薄而清明的液体，常富含酶蛋白，分泌浆液的腺称**浆液腺**（serous gland），浆液性腺细胞内含有丰富的嗜酸性酶原颗粒。有的腺由黏液性腺细胞与浆液性腺细胞组成，称**混合腺**（mixed gland）。

二、结缔组织

结缔组织（connective tissue）起源于胚胎时期中胚层的**间充质**（mesenchyme），由少量细胞和大量细胞间质构成。细胞种类多，形态多样，无极性地分散于细胞间质中。细胞间质分为基质和纤维两种成分。光镜下基质为无定形物质，纤维为细丝样结构。狭义的结缔组织即固有结缔组织，分为疏松结缔组织、致密结缔组织、网状结缔组织和脂肪组织。广义的结缔组织还包括液态的血液、淋巴，固态的软骨组织和骨组织。

（一）疏松结缔组织

疏松结缔组织（loose connective tissue）是一种柔软而又有弹性和韧性的结缔组织。结构特点是细胞少、种类多、基质多、纤维排列疏松（图2-14）。组织内多有丰富的血管、淋巴管道和神经。这种结缔组织分布最为广泛，存在于器官之间、组织之间以及细胞之间，起着连接、支持、营养、防御、保护和修复等功能。

1.细胞

（1）**成纤维细胞**（fibroblast） 这种细胞是合成基质与纤维的细胞。功能活跃时胞体多突起，呈星状，胞质丰富呈弱嗜碱性，核椭圆形，较大，核仁明显（图2-14、图2-15）。电镜下胞质富含粗面内质网，游离多核糖体和发达的高尔基复合体。功能不活跃时，胞体变小，呈长梭形，核小，细胞器退化。

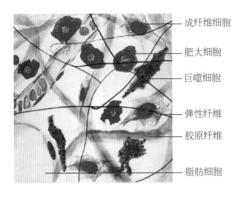

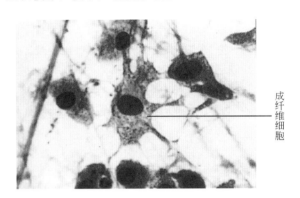

图2-14 疏松结缔组织模式图　　　　　　图2-15 成纤维细胞

（2）**巨噬细胞**（macrophage） 这种细胞由血液中的单核细胞进一步发育而来，胞体较大，一般为圆形或椭圆形，并有短突起，核小，胞质嗜酸性，功能活跃时常伸出较长的伪足。给机体注射台盼蓝（trypan blue）染料或墨汁时，巨噬细胞吞噬染料或墨汁后胞质内出现蓝色或黑色颗粒，在光镜下易于辨认。电镜下可见巨噬细胞内有发达的高尔基复合体和大量的溶酶体、吞噬体和胞饮体等（图2-14、图2-16）。

巨噬细胞具有趋化性定向移动和吞噬特性，能聚集到释放趋化因子部位，通过伸出伪足吞噬病原微生物、异物或衰老、伤亡的细胞。巨噬细胞还具有提呈抗原作用，其吞噬的抗原性物质在溶酶体分解时，抗原特征性分子基团（称抗原决定基，为短肽）被保留下来，抗原提呈分子（即MHC-Ⅱ类分子）与之结合形成抗原肽-MHC分子复合物后，被运输到细胞表面。当T淋巴细胞接触抗原肽后便被激活。

（3）**浆细胞**（plasma cell） 这种细胞是B淋巴细胞被抗原激活后，分裂增殖生成的，功能是产生免疫球蛋白（抗体）。浆细胞呈圆形或卵圆形，核较大，圆形，多偏居细胞一侧，染色质常粗块状，呈车轮状排列，胞质嗜碱性，核旁有一浅染色区。电镜下可见浆细胞有大量的粗面内质网、分散的核糖体和多核糖体，浅染色区有发达的高尔基复合体和中心粒（图2-17）。

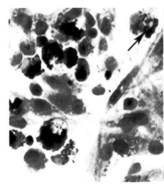
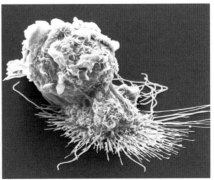

(a) 巨噬细胞（←）光镜像　　　　　　(b) 巨噬细胞电镜像

图2-16 巨噬细胞

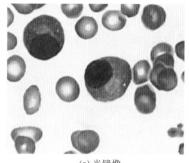
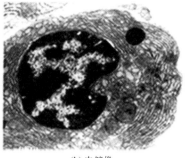

(a) 光镜像   (b) 电镜像

图2-17　浆细胞

（4）**肥大细胞**（mast cell）　是参与过敏反应的一种细胞，常成群地沿着小血管或小淋巴管分布，胞体较大，圆形或椭圆形，核较小而圆，胞质丰富充满嗜碱性颗粒（图2-18）。颗粒内含有**肝素**（heparin）、**组胺**（histamine）。嗜酸性粒细胞趋化因子，细胞质还可合成**白三烯**（leukotriene）等。组胺、白三烯能使支气管平滑肌收缩，微血管扩张而通透性增加。肝素具抗凝血作用。肥大细胞受过敏原刺激时释放出颗粒内的物质，可引起荨麻疹、支气管痉挛和黏膜水肿等过敏反应。

（5）**脂肪细胞**（fat cell）　为单泡脂肪细胞，见脂肪组织。

2. 纤维

纤维有三种，即胶原纤维、弹性纤维和网状纤维。

（1）**胶原纤维**（collagenous fiber）　纤维粗细差别较大，多分权并交织成网。新鲜时呈白色，有光泽，HE染色呈带状嗜酸性（图2-14），生化成分为Ⅰ型、Ⅱ型胶原蛋白。胶原纤维抗拉力强，使组织具有韧性。

（2）**弹性纤维**（elastic fiber）　数量较少，有弹性，排列散乱，交织成网。新鲜时呈黄色，HE染色嗜酸性（图2-14），生化成分为弹性蛋白。弹性纤维使组织具有弹性。

（3）**网状纤维**（reticular fiber）　纤维细，交织成网，HE染色不易着色，生化成分主要为Ⅲ型胶原蛋白，因表面被覆有蛋白多糖和糖蛋白而具有嗜银性。网状纤维除分布于结缔组织外，还分布于脂肪细胞、肌细胞、神经纤维、毛细血管的周围及基膜等处，起固定和连接作用。

3. 基质

基质（ground substance）是由生物大分子构成的无定形胶状物，有黏性，其成分主要为蛋白多糖和糖蛋白等。

（1）**蛋白多糖**（proteoglycan）　由蛋白质和大量多糖结合形成的生物大分子。透明质酸是黏多糖的主干，一些硫酸化多糖如硫酸软骨素、硫酸角质素等，与蛋白质结合成蛋白多糖亚单位，并结合于透明质酸长链上（图2-19）。大量的蛋白多糖聚合物形成有微小孔隙的分子筛，晶体物质可以通过，而大分子物质、细菌等则不能通过。某些细菌、癌细胞等能产生透明质酸酶，破坏基质的防御屏障，因而能在疏松结缔组织中扩散。

（2）**糖蛋白**（glycoprotein）　是以蛋白质为主要成分，附有多糖的生物大分子。糖蛋白使细胞之间、细胞与细胞间质之间相互黏附，并在细胞识别、迁移、增殖和伤口愈合中起重要作用。

（3）**组织液**（tissue fluid）　由毛细血管滤出的血浆小分子成分和细胞代谢产物等组成，如葡萄糖、氨基酸、激素、无机盐、尿素、水分等。组织液是细胞生存的环境。

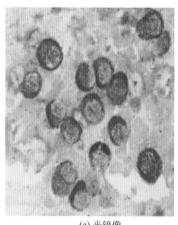
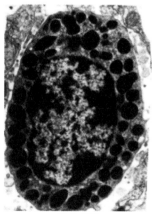
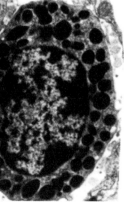
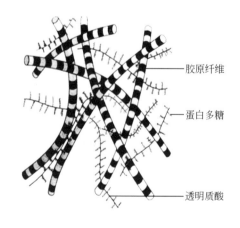

胶原纤维

蛋白多糖

透明质酸

(a) 光镜像   (b) 电镜像

图2-18　肥大细胞   图2-19　细胞外基质模式图

（二）致密结缔组织

致密结缔组织（dense connective tissue）是一种以纤维为主要成分的结缔组织，纤维排列紧密，基质和细胞较少，细胞主要为成纤维细胞。致密结缔组织主要分为两类。

1. 规则致密结缔组织

规则致密结缔组织（dense regular connective tissue）是肌腱的主要成分。纤维成分主要是胶原纤维，纤维平行排列成束。成纤维细胞在纤维间成行排列［图2-20（a）］。规则致密结缔组织在纤维长轴方向上有很强的抗拉性。

2. 不规则致密结缔组织

不规则致密结缔组织（dense irregular connective tissue）是真皮、硬脑膜、巩膜、某些器官被膜的主要成分。纤维成分主要是胶原纤维，交织成致密的板层结构［图2-20（b）］。不规则致密结缔组织在各个方向上均有很强的韧性。

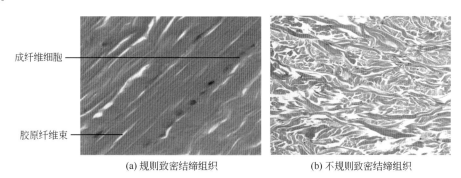

成纤维细胞

胶原纤维束

(a) 规则致密结缔组织　　　　　　　　(b) 不规则致密结缔组织

图2-20　致密结缔组织

（三）网状组织

网状组织（reticular tissue）主要分布于骨髓和淋巴组织，由网状细胞和网状纤维及其间基质构成。基质是流动的淋巴或组织液。网状纤维有分支并交织成网［图2-21（a）］。网状细胞多突起并相互连接成网［图2-21（b）］。网状结缔组织构成造血组织和淋巴组织的支架，为血细胞增殖、发育提供微环境。

（四）脂肪组织

脂肪组织（fatty tissue）是以脂肪细胞为主构成的组织。脂肪细胞群被疏松结缔组织分隔成许多小叶，脂肪细胞间也有少量的疏松结缔组织成分。依据脂肪细胞的结构和功能特征将脂肪组织分为**黄（白）色脂肪组织**和**棕色脂肪组织**。黄色脂肪组织呈淡黄色或白色，脂肪细胞［图2-22（a）］胞体较大，呈球形或因相互挤压而呈多边形，细胞质内有一个大脂滴，细胞质与细胞核被脂滴挤到细胞的周缘，此称**单泡性脂肪细胞**。这种脂肪组织广泛存在皮下、网膜、肾脂肪囊、黄骨髓、乳房等，具有贮存脂肪功能，并有保温、缓冲、支持等功能。棕色脂肪组织呈棕黄色，有丰富的毛细血管。脂肪细胞内有多个小脂滴，线粒体丰富，核位于中央，此称**多泡脂肪细胞**［图2-22（b）］。这种脂肪组织在新生儿和冬眠动物体内较多，能迅速氧化脂肪，为机体快速提供热量。

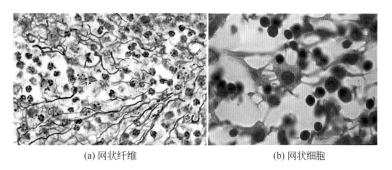

(a) 网状纤维　　　　　　　　　　(b) 网状细胞

图2-21　网状纤维与网状细胞

（五）软骨组织

软骨组织（cartilage tissue）由软骨细胞、基质和纤维组成。基质呈凝胶状态，软骨细胞包埋在基质中。成熟软骨细胞位于软骨深部，核小而圆，1～2个核仁，胞质弱嗜碱性。软骨组织内无血管、淋巴管。软骨组织分为三类。

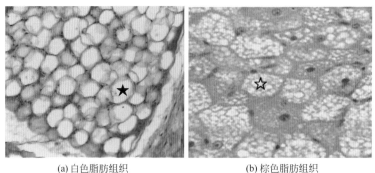

（a）白色脂肪组织　　　　　　　　　（b）棕色脂肪组织

图2-22　脂肪组织

★—单泡性脂肪细胞；☆—多泡性脂肪细胞

1.透明软骨

透明软骨（hyaline cartilage）呈半透明状，较脆，纤维为胶原纤维，较细，HE染色切片上不能分辨［图2-23（a）］。见于关节软骨、肋软骨、气管软骨等。

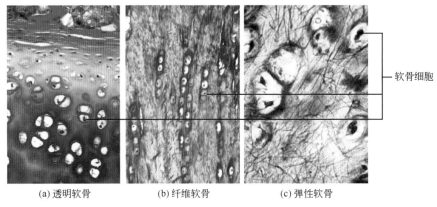

（a）透明软骨　　　　　　（b）纤维软骨　　　　　　（c）弹性软骨

图2-23　软骨组织

2.纤维软骨

纤维软骨（fibrous cartilage）呈不透明的乳白色，韧性强，纤维为胶原纤维，纤维束平行排列，软骨细胞夹在纤维束之间［图2-23（b）］。见于椎间盘、关节盘等。

3.弹性软骨

弹性软骨（elastic cartilage）呈不透明的黄色，具有较强的弹性。软骨内纤维为弹性纤维［图2-23（c）］。见于耳郭软骨、喉软骨等。

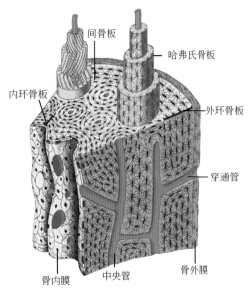

图2-24　长骨骨干骨组织立体模式图

（六）骨组织

骨组织（osseous tissue）由数种细胞和钙化的细胞间质（骨基质）构成，细胞主要是成骨细胞、骨细胞和破骨细胞等。

1.细胞间质

细胞间质分有机成分和无机成分，有机成分包括纤维和无定形基质。基质呈凝胶状，主要成分是蛋白多糖及其复合物，具有黏合作用，纤维为胶原纤维。无机成分是羟磷灰石结晶 $[Ca_{10}(PO_4)_6(HO)_2]$。细胞间质各种成分共同组成板状结构，称**骨板**（bone lamella）。在长骨的骨干和其他型骨的表层，骨板排列规则紧密，称**密质骨**（compact bone）（图2-24），而长骨骨干的内表层和两端骨骺的深部、短骨与不规则骨的深部、扁骨的板障，骨板排列不规则，形成针状、片状的**骨小梁**，骨小梁交错排列成海绵样结构，称**松质骨**（spongy bone）。

2.骨细胞（osteocyte）

由位于骨表面骨膜内的成骨细胞发育而来，分散存在于骨板之间，是具多突起的细胞，胞体所在的腔隙称**骨陷窝**（cartilage lacune），突起所在的腔隙称**骨小管**（bone canaliculus），相近骨细胞的突起以缝隙连接相连（图2-25），新生成的骨细胞能分泌骨的有机成分和使骨基质钙化，成熟骨细胞体积变小，细胞器减少。

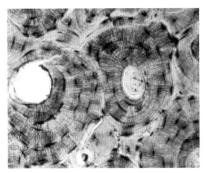
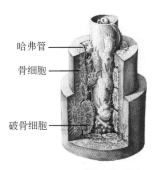

哈弗管
骨细胞
破骨细胞

(a) 长骨骨干切片　　　　　(b) 骨单位模式图

图2-25　骨细胞

3. 长骨的骨组织

（1）骨干的骨组织　骨密质是长骨骨干的主要成分，长骨骨髓腔面有薄层骨松质。骨密质的骨板分环骨板、骨单位（或哈弗单位）和间骨板（图2-24）。环骨板分布于骨干的外表面和近腔面。**骨单位**（osteon）位于内、外环骨板之间，呈圆筒状，与骨干长轴一致，每个骨单位长约3～5mm，粗细不等，中央有管称**中央管**（或哈弗管），数层骨板（哈弗骨板）以中央管为中心呈同心圆排列。**间骨板**（interstitial lamella）位于骨单位与骨单位之间，是骨改建过程中骨单位或环骨板未被吸收的残余部分。骨密质中还有横向穿行的管道称**穿通管**，穿通管与中央管相通，二者均含血管、神经和少量结缔组织。

（2）骨骺处的骨组织　骨松质是骨骺的主要结构成分，仅表面有骨密质。骨松质内骨小梁的排布完全符合机械力学原理，如股骨头中的骨小梁排列方向与承受的压力和张力曲线大体一致。

4. 骨的发生

骨来源于胚胎时期的间充质，骨的发生有两种方式，即**膜内成骨**（intramembranous ossification）与**软骨内成骨**（endochondral ossification）。膜内成骨是先由间充质分化成胚性结缔组织膜，而后膜内间充质细胞依次分化为骨祖细胞和成骨细胞，而成为骨膜。成骨细胞分泌类骨质，并被包埋其中，形成骨组织，本身成为骨细胞。新生成的骨组织表面仍不断有成骨细胞产生，骨组织则不断增生。大部分扁骨和不规则骨是以膜内成骨方式生成的。

软骨内成骨过程首先是在将发生骨的部位间充质依次分化出骨祖细胞、软骨细胞而成为软骨膜，软骨细胞分泌软骨基质形成与长骨形状相似的软骨雏形。其次软骨雏形中段软骨膜分化形成骨膜，以膜内成骨方式产生骨组织，与此同时软骨组织深部崩溃溶解，骨膜中的血管和含有破骨细胞、成骨细胞的结缔组织进入其中，分解软骨组织，产生骨髓腔，建立骨组织。软骨组织的不断生长、溶解，骨组织不断增加，使骨增长，出生后骨干与骨骺之间仍留有一定的软骨，称**骺板**，骺板的继续增生和骨化使骨继续加长，直到成年。由此可见，软骨内成骨方式也包含着膜内成骨的过程。四肢骨、躯干骨和颅底骨主要是软骨内成骨生成的。

（七）血液

详见第七章血液。

三、肌组织

肌组织（muscle tissue）主要由肌细胞组成。肌细胞呈纤维形，故又称**肌纤维**（muscle fiber），其胞膜称**肌膜**（sarcolemma），胞质称**肌浆**（sarcoplasm）。肌组织内还有血管、淋巴管、神经等结构。依据肌纤维形态、功能和分布特征，可将肌组织分为骨骼肌、心肌、平滑肌三类。

1. 骨骼肌

骨骼肌（skeletal muscles）一般靠两端的肌腱附着在骨上，肌纤维与基膜间常见多突起的**肌卫星细胞**（muscle satellite cell）基膜外有薄层结缔组织成分，称**肌内膜**（endomysium）。数条或十数条肌纤维聚集成束，外包较厚

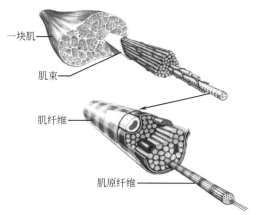

一块肌
肌束
肌纤维
肌原纤维

图2-26　肌的结构模式图

的结缔组织膜，称**肌束膜**（perimysium），几条肌束聚集成更大的肌束，其表面有更厚的肌束膜，每块肌表面的结缔组织属深筋膜，又称**肌外膜**（epimysium）（图2-26）。这些结缔组织对肌细胞有连接、支持、营养和保护作用。

（1）骨骼肌纤维的光镜结构　骨骼肌纤维呈长圆柱状，大小差别很大，有明暗相间的环纹，故又称**横纹肌**（striated muscle）。多核，一般几十至几百个，扁圆形，贴近肌膜。肌浆内含有大量与肌纤维长轴一致的细丝样结构，称**肌原纤维**（myofibril）。肌原纤维间还有大量的线粒体、糖原颗粒、肌红蛋白和特化的光面内质网（肌质网）。每条肌原纤维上有明暗相间的环纹，分别称明带（I带）与暗带（A带）。在暗带中间有相对明亮的区域称H带，在H带中央有着色深的中线，称M线，在明带中央有一条着色较深的细线称Z线，两条Z线之间的区域称一个肌节（myomere）。肌纤维的环纹是肌原纤维整齐排列的表现（图2-27、图2-28）。

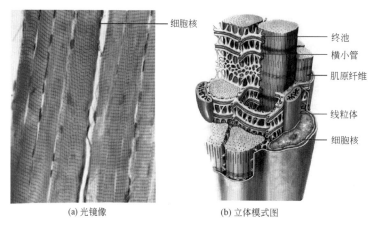

细胞核

终池
横小管
肌原纤维

线粒体

细胞核

(a) 光镜像　　　　　　　(b) 立体模式图

图2-27　骨骼肌纤维

（2）骨骼肌纤维的超微结构

① 肌原纤维。由粗、细两种肌丝构成，两种肌丝沿肌原纤维的长轴相互平行穿插排列。这种排列造成肌原纤维相间部位物质密度不同，而表现为明带、暗带及H带，M线与Z线是分别固定粗、细肌丝的大分子膜。粗、细肌丝排列是有规律的，从肌原纤维横断面上看，每条粗肌丝周围有6条细肌丝，每条细肌丝周围有3条粗肌丝（图2-28）。肌原纤维的分子组成见第三章第四节。

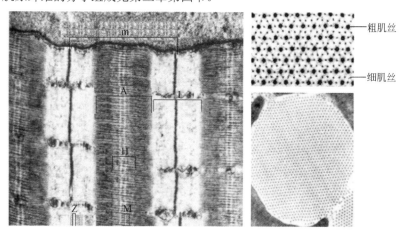

粗肌丝

细肌丝

图2-28　骨骼肌肌原纤维电镜像

m—肌小节；A—暗带；I—明带；H—H带；Z—Z线；M—M线

② **横小管**（transverse tubule）。电镜下可见，哺乳动物骨骼肌纤维的I带与A带交界处，肌膜向肌浆凹陷形成一些管状结构，走行方向与肌原纤维长轴垂直，并且相互吻合环绕在每条肌原纤维表面，称横小管（图2-27）。横小管能将细胞膜上的冲动传入肌纤维深部。

③ **肌质网**（sarcoplasmic reticulum）。是滑面内质网特化而成的微管网络结构，包绕在肌原纤维的表面，管的长径与肌原纤维一致，故又称**纵小管**（longitudinal tubule）。纵小管在靠近横小管处融合膨大成囊状，称**终池**（terminal cisterna），其内贮存着大量Ca^{2+}。横小管与其两侧的终池有功能上的联系，合称**三联体**（triad）（图2-27）。纵小管膜上有Ca^{2+}泵，能将肌浆中的Ca^{2+}转运到终池内贮存，终池膜上有Ca^{2+}通道，当横小管的冲动信息传递到终池后，终池Ca^{2+}通道开放释放Ca^{2+}进入肌浆。

2.心肌

心肌（cardiac muscle）分布于心壁和临近心脏的大血管壁上。

心肌纤维呈短柱状，分叉有不明显的环纹，并相互吻合成网状。单核，少数双核，核卵圆形。在HE染色的切片中，心肌细胞连接处有阶梯状粗线，称**闰盘**（intercalated disc）（图2-29）。电镜下可见，肌原纤维粗细不等，肌浆中有更丰富的线粒体、糖原颗粒；横小管较粗，位于Z线处，肌质网较稀疏，在横小管处并不形成终池，而是单管贴于横小管一侧，与横小管合称**二联体**（diad）（图2-30）。闰盘是两肌纤维膜接触处，两细胞膜彼此凹凸嵌合，具有紧密连接、中间连接、桥粒和缝隙连接。有一部分心肌特化为自律细胞，包括窦房结、房室结、节间束、房间束、房室束及其分支的细胞，这些心肌细胞内很少或没有肌原纤维，细胞失去了收缩能力，主要功能是自动产生冲动和传导冲动。

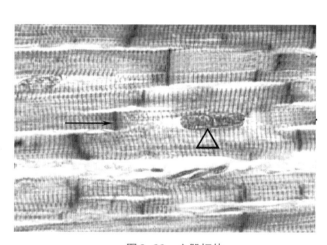

图2-29　心肌切片

→—闰盘；△—细胞核

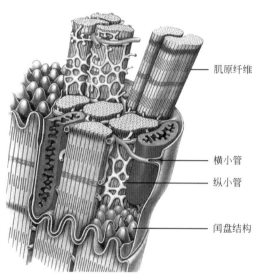

肌原纤维

横小管

纵小管

闰盘结构

图2-30　心肌肌管系统模式图

3.平滑肌

平滑肌（smooth muscle）广泛存在于消化道、呼吸道、泌尿道、生殖道、心脏、血管、淋巴管等中空性器官的管壁。

平滑肌纤维呈长梭形，无横纹，大小差别很大。单核，位于中央，呈椭圆形或杆状（图2-31）。肌浆丰富，细胞质内无肌原纤维，但有能使细胞收缩的粗、细肌丝。

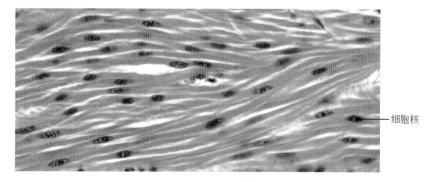

细胞核

图2-31　平滑肌

四、神经组织

神经组织（nervous tissue）主要由**神经细胞**和**神经胶质细胞**组成，神经细胞是神经系统结构和功能的基本单位，故称**神经元**（neuron），它们具有接受刺激、整合信息和传导信息的功能。机体内神经元数量至少有10^{11}个，其中大脑皮质内约有1.4×10^{10}个。神经胶质细胞数量是神经元的10倍以上，它们具有对神经元支持、保护、营养、修复、绝缘等功能。在外周神经系统的神经和神经节内还有少量的结缔组织成分和血管等，脑和脊髓内也有血管和脑膜等结构。

（一）神经元

1.神经元的形态结构

每个神经元均为有突起的细胞。突起分为**轴突**（axon）与**树突**（dendrite）两类。

（1）胞体　胞体形态多种多样，大小差异较大。一般细胞核较大，核仁明显，染色质丰富，胞质除含高尔基复合体、线粒体、滑面内质网等常规细胞器外，还有**尼氏体**（Nissl body）和**神经原纤维**（neurofibril）两种结构（图2-32）。尼氏体是一种嗜碱性颗粒状或块状物质，它由粗面内质网与游离核糖体共同形成。神经原纤维是具有嗜银性的网络细丝，构成细胞的骨架，并参与神经元内物质的运输。

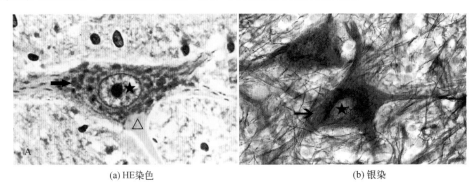

(a) HE染色　　　　　　　　　　(b) 银染

图2-32　神经元

★—神经元细胞核；△—轴突；→—神经原纤维；➡—尼氏体

（2）轴突　轴突一条，一般细长，始末端直径较均一，反表端分支，中段若有分支也较少，且垂直发出。轴突从胞体发出部位呈圆锥形，称**轴丘**（axon hillock）。轴突的终末与其他神经元或其他组织细胞的接触处常特化为足状膨大或串球状节段性膨大。轴突的功能主要是将胞体的神经信息传递给其他神经元，或传递给肌肉细胞、腺细胞。

（3）树突　树突一条或多条，中枢神经元的树突起始部短而粗，反复分支而逐渐变细，表面常有许多棘状突起，称**树突棘**（dendritic spine），是与其他神经元形成突触连接的部位。外周感觉神经元的树突较细长，仅末端分支终末特化，并常有结缔组织形成的被囊，是接受体内外环境变化的装置，称**感受器**（receptor）。树突的功能是接受体内外环境变化信息或其他神经元传来的信息，并整合成神经信息传向胞体。

2.神经元的分类

（1）依据神经元的功能分类

① **感觉神经元**（sensory neuron）。又称**传入神经元**（afferent neuron），胞体位于外周神经节，树突分布于其他组织中，树突终末形成感受器，其轴突进入中枢神经系统。

② **运动神经元**（motor neuron）。又称**传出神经元**（efferent neuron），胞体位于中枢和外周神经节内，其轴突终末与肌细胞、腺细胞接触形成效应器。这类神经元将中枢信息整合成冲动传向肌肉、腺体，支配、调节它们的活动。

③ **中间神经元**（intermediary neuron）。又称**联络神经元**（association neuron），主要分布于中枢，位于感觉神经元与运动神经元之间，起到传递、整合信息的作用。

（2）依据神经元的突起数量分类

① **多极神经元**（multipolar neuron）。有一条轴突和两条或两条以上的树突［图2-33（a）］。这类神经元大部分存在于中枢神经内，少量存在于外周自主神经节。

② **双极神经元**（bipolar neuron）。有一条轴突和一条树突［图2-33（b）］。主要存在于脑神经节和视网膜、嗅黏膜等处，多属于感觉神经元。

③ **假单极神经元**（pseudounipolar neuron）。胞体上发出一条突起，在不远处呈"T"形分出两支，一支进入中枢神经（脊髓或脑干），为轴突；另一支分布到其他组织，为树突［图2-33（c）］。主要存在于外周神经节，属于感觉神经元。

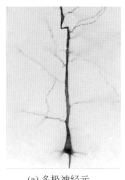
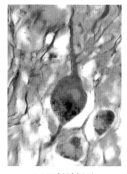
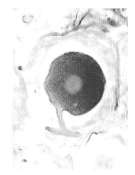

(a) 多极神经元
（大脑皮质锥体细胞）

(b) 双极神经元

(c) 假单极神经元
（脊神经节神经元）

图2-33 神经元的类型

（二）神经胶质细胞

1.中枢神经胶质细胞

中枢的神经胶质细胞多是有突起的细胞，共有4种。

（1）**星形胶质细胞**（astrocyte） 细胞较大，突起多，核圆形。胞突向四周呈放射状伸展，并反复分支，突起末端膨大，称**脚板**（end feet），脚板在脑和脊髓表面彼此连接贴在软脑（或脊）膜内表面，形成一层胶质界面；脚板贴在毛细血管的表面，形成血-脑屏障的关键结构基础。在脑和脊髓白质的星形胶质细胞突起细长，光滑分支少，称为**纤维性星形胶质细胞**（fibrous astrocyte）（图2-34）；而分布于脑和脊髓灰质的星形胶质细胞，胞突粗短，分支多，表面粗糙，称**原浆性星形胶质细胞**（protoplasmic astrocyte）（图2-35）。星形胶质细胞可能参与神经元营养物质和代谢废物的转运作用。近年来研究表明星形胶质细胞能合成与分泌**神经营养因子**（neurotrophic factor），维持神经元的生存和正常生理活动。

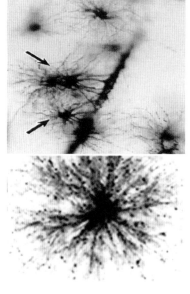
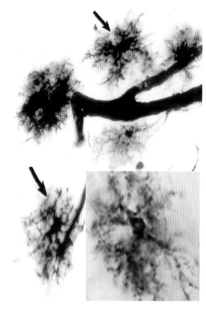

图2-34 纤维性星形胶质细胞

图2-35 原浆性星形胶质细胞

（2）**少突胶质细胞**（oligodendrocyte） 胞体较小，核圆形（图2-36）。胞突少且扩展呈扁平膜状包卷神经元轴突而形成髓鞘（见有髓神经纤维部分）。

（3）**小胶质细胞**（microgliacyte） 细胞最小，细长或椭圆。胞质内有大量的溶酶体。胞突细长，表面可形成许多小棘（图2-37）。小胶质细胞具吞噬功能，一般认为它来源于单核细胞，当中枢神经系统损伤时，变为巨噬细胞，吞噬细胞碎屑及变性的髓鞘等。

（4）**室管膜细胞**（ependymal cell） 细胞呈立方形或柱状，单层覆盖于脑室和脊髓中央管腔面，形成室管膜，是脑脊液与脑、脊髓组织间屏障的结构基础。

2.周围神经系统的神经胶质细胞

周围神经系统的神经胶质细胞有两种，即神经膜细胞和卫星细胞，分别位于神经元胞突和胞体的表面。

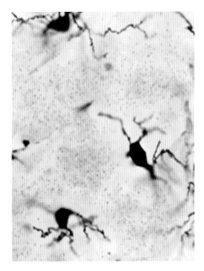
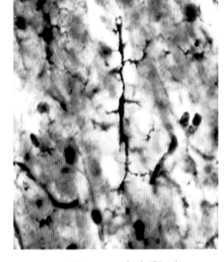

| 图2-36　少突胶质细胞 | 图2-37　小胶质细胞 |

（1）**神经膜细胞**（lemmocyte）　细胞包围在神经元胞突的表面，构成髓鞘（见有髓神经纤维）。这种胶质细胞也能合成与分泌神经营养因子，在神经纤维再生中起诱导作用。

（2）**卫星细胞**（satellite cell）　细胞位于外周神经节内，包裹在神经元胞体表面，单层排列，细胞扁平或立方形，核圆形或卵圆形。细胞外有基膜。

（三）突触

详见第五章。

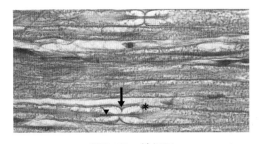

图2-38　神经干

*—髓鞘；↓—郎飞结；▼—神经元突起

（四）神经纤维

神经纤维（nerve fiber）是神经元的长突起与包被其外表面的神经胶质细胞共同构成的细丝样结构。在光镜下可见，有的神经纤维表现为在神经元突起的外面有较厚的鞘膜结构，这称为**有髓神经纤维**（myelinated nerve fibers）；而突起的外面没有鞘膜结构的，称为**无髓神经纤维**（nonmyelinated nerve fiber）（图2-38）。

1.有髓神经纤维

在HE染色切片中，周围神经系统的有髓神经纤维，细而着色深，由三种结构成分组成，自内向外依次是神经元胞突、髓鞘和神经膜。髓鞘是呈节段性的絮状结构，节段之间缩窄的部位称**郎飞结**（Ranvier node），相邻郎飞结之间的神经纤维段称**结间体**（internode）。电镜下可见，髓鞘是神经膜细胞的膜状胞突卷绕神经元胞突形成的呈同心圆排列的板层结构。神经膜细胞的细胞核位于髓鞘的外缘，核周有少量的胞质，外层的细胞膜与附着其外面的基膜共同构成神经膜（图2-39）。

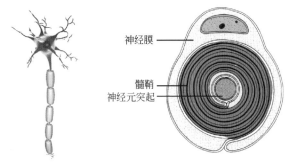
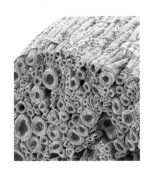

神经膜
髓鞘
神经元突起

(a) 有髓神经纤维模式图　(b) 有髓神经纤维横断面结构模式图　(c) 有髓神经纤维扫描电镜像

图2-39　外周神经有髓神经纤维

中枢内形成髓鞘的细胞是少突胶质细胞，少突胶质细胞的每个扁平突起包卷一段神经元轴突，形成一个结间体（图2-40）。

2.无髓神经纤维

电镜下可见，周围神经系统无髓神经纤维由神经元胞突和包在其表面的神经膜构成。神经膜由神经膜细胞构成，神经膜细胞表面有许多凹沟，这些凹沟内完全或不完全包埋着多条神经元胞突，因此一个神经膜细胞参与形成多条无髓神经纤维的神经膜（图2-41）。中枢的无髓神经纤维是裸露走行的。

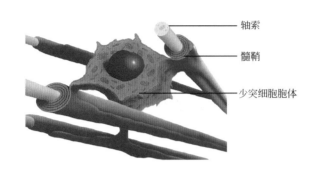

轴索
髓鞘
少突细胞胞体

图2-40　中枢有髓神经纤维立体模式图

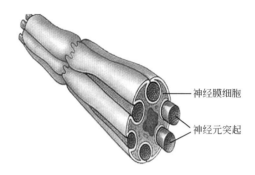

神经膜细胞
神经元突起

图2-41　外周无髓神经纤维

（五）神经末梢

感觉神经元的树突终末和运动神经元的轴突终末，分布于各种组织或器官内，分别称**感觉神经末梢**（sensory nerve ending）和**运动神经末梢**（motor nerve ending）。

1.感觉神经末梢

感觉神经元的树突终末或游离或与其他组织共同构成一定的装置，接受机体内外环境变化信息，统称**感受器**。依据感觉神经末梢是否包被结缔组织囊可分为以下两类。

（1）**游离神经末梢**（free nerve ending）神经纤维终末处反复分支，并最后失去髓鞘和神经膜，分布于表皮、角膜、黏膜、浆膜（图2-42）和各类固有结缔组织，感受痛、冷、热、轻触和压觉等刺激。

（2）**被囊神经末梢**（encapsulated nerve ending）神经纤维终末处包被一个结缔组织囊。神经纤维终末失去髓鞘后进入结缔组织被囊内，分支或不分支穿行于一些特化细胞间。常见有以下几种。

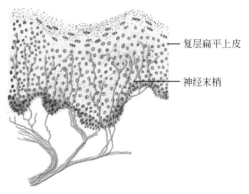

复层扁平上皮
神经末梢

图2-42　游离神经末梢模式图

① **环层小体**（lamellar corpuscle）。多卵圆形，被囊内有许多层同心圆排列的扁平细胞，中央为一均质状的圆柱体，神经末梢不分支穿行于圆柱体内（图2-43）。环层小体广泛分布于皮下组织、腹膜、韧带、关节囊、骨膜处，是感受较强应力刺激产生压觉或振动觉的感受器。

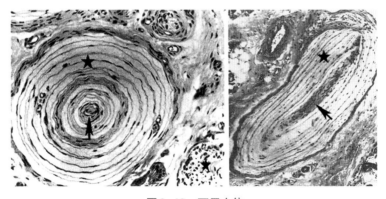

图2-43　环层小体

★—同心圆排列的扁平细胞；→—神经末梢

② **触觉小体**（tactile corpuscle）。又称Missner小体，分布于皮肤真皮乳头处，卵圆形，被囊内有许多横列

的扁平细胞，神经末梢盘曲在扁平细胞之间（图2-44）。触觉小体是感受应力刺激产生触觉的感受器。

③ **肌梭**（muscle spindle）。位于骨骼肌内，呈细长梭形，表面有结缔组织被囊，被囊两端连于肌肉两端的肌腱，内有数条细小的肌纤维，称梭内肌纤维。梭内肌纤维的肌原纤维较少，胞核集中在梭内肌纤维的中段。有两种感觉神经纤维失去髓鞘后进入肌梭，一种较粗，末梢呈螺旋状缠绕在梭内肌纤维的中段；另一种较细，呈花枝状附在近中段处。梭内肌纤维上还有躯体运动神经末梢分布（图2-45）。肌梭主要感受肌肉长度的变化。

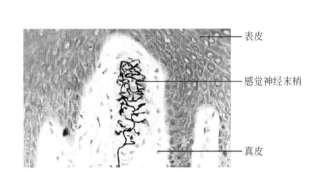

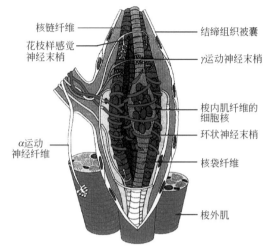

图2-44　触觉小体　　　　　　　　　　　图2-45　肌梭模式图

2.运动神经末梢

运动神经元的轴突终末与其所支配的肌肉或腺构成**效应器**（effector）。依据其分布差别分为躯体运动神经末梢和内脏运动神经末梢。

（1）**躯体运动神经末梢**（somatic motor nerve ending）指分布于骨骼肌内的运动神经末梢，支配骨骼肌收缩完成躯体运动。脊髓或脑干处的躯体运动神经元，其轴突随脊神经或脑神经到达骨骼肌，近终末处呈爪样分支，并失去髓鞘，每一分支末端膨大镶嵌在肌纤维表面的凹槽内，表面覆盖一层神经胶质细胞，表现为板状隆起，此称为**运动终板**（moter end plate）（图2-46）。电镜下可见运动终板的结构是化学突触连接结构，被认为是神经元与骨骼肌之间的突触连接（见第三章）。

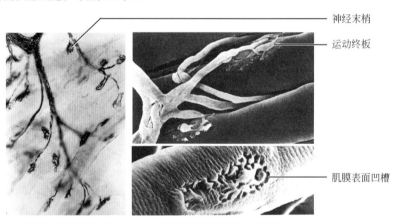

(a) 躯体运动神经末梢装片　　　　(b) 躯体运动神经末梢电镜像

图2-46　躯体运动神经末梢

（2）**内脏运动神经末梢**（visceral motor nerve ending）是指自主神经节后神经元的轴突终末，分布于心、血管、内脏器官中平滑肌、心肌、腺上皮组织等。神经末梢处有串珠状膨大，称**膨体**（varicosity），并穿行在平滑肌纤维、心肌纤维或腺细胞之间，与心肌、平滑肌或腺细胞形成非典型化学突触连接。近年来研究表明膨体和效应细胞之间的间隙在20nm以上，甚至可达数微米，相对应的部位没有突触后膜的特化结构，故称此种形式的突触为**远距离突触**（distant synapse）或**非向性突触**（nondirectinal）。

复习思考题

1.名词解释：器官、组织、系统、内皮、间皮、细胞连接、微绒毛、内分泌腺、骨板、三联体、闰盘、神经纤维、神经末梢、肌梭。

2.简述内质网、高尔基复合体、线粒体、溶酶体和过氧化物酶体的结构与功能。

3.上皮组织有哪些结构特点?

4.各类被覆上皮分布如何?

5.腺上皮是如何分类的?

6.简述结缔组织的结构特点及各类固有结缔组织的分布。

7.疏松结缔组织中各种细胞的特征和功能如何?

8.疏松结缔组织的基质与纤维各有何结构特征?

9.简述骨松质与骨密质的结构与分布特点。

10.简述网状结缔组织的结构与分布特点。

11.心肌纤维与骨骼肌相比较有哪些结构特征?

12.神经细胞有哪些形态结构特征?

13.神经细胞是如何分类的? 各类神经细胞的分布如何?

14.简述神经纤维的结构。

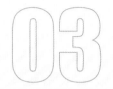

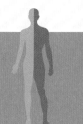

Chapter

第三章

细胞的基本功能

第一节 ▶ 细胞膜的物质转运

细胞是生物体结构和功能的基本单位，机体所有的生理功能，都以细胞及其代谢为基础。细胞与其生活环境之间的屏障是细胞膜，细胞膜把细胞内容物与其环境隔开，使细胞内化学组成保持相对稳定。细胞在新陈代谢过程中，要从细胞外摄取所需物质，同时又要将某些物质排向细胞外。各种物质进出细胞都要经过细胞膜，因此细胞膜必须有一定的通透性。细胞膜的基架是脂质双分子层，脂溶性的小分子物质可以通过细胞膜，而水溶性物质则不能直接通过细胞膜，它们必须借助细胞膜上某些物质的帮助才能通过，其中细胞膜结构中具有特殊功能的蛋白质起着关键作用。进出细胞的物质种类繁多，理化性质各异，它们进出细胞的方式也不同。细胞膜转运物质的方式可归纳为以下几种。

一、自由扩散

所谓自由扩散是指脂溶性物质分子遵循单纯的物理学原理，从浓度高的细胞膜一侧向浓度低的一侧扩散，也称为**单纯扩散**（simplex diffusion）。能够通过细胞膜进行单纯扩散的物质并不多，主要是脂溶性的小分子物质，如氧气、二氧化碳、一氧化氮等，不带电荷的极性小分子，如水、尿素、甘油、酒精，在实验中也能通过人工脂分子双层，但速度较慢，现发现水、尿素、类固醇激素等物质的跨膜转运都有膜蛋白帮助形式，这大大提高了扩散的速度。

扩散量可用通量表示，指某物质在每秒钟内通过每平方厘米假想平面的物质的量（mol 或 mmol），决定扩散量的因素是膜两侧该物质的浓度梯度和细胞膜对该物质的通透性。

自由扩散消耗的能量来自细胞膜两侧物质浓度梯度（即扩散势能），并不消耗细胞本身的能量。

二、易化扩散

带电离子和分子量稍大的水溶性分子，如葡萄糖、氨基酸、核苷酸、K^+、Na^+、Ca^{2+} 等，在膜蛋白的介导下顺浓梯度通过细胞膜，称之为**易化扩散**（facilitated diffusion）。易化扩散有两个显著特点：①物质顺浓度梯度或电位梯度移动，扩散的动力来自膜两侧该物质的浓度梯度与电位梯度（电势能），细胞本身不消耗能量；②物质转运必须在膜蛋白的协助下进行。

根据易化扩散中参与的膜蛋白不同，易化扩散至少可分为两种类型。

1. 以载体介导的易化扩散

葡萄糖、氨基酸、核苷酸顺浓度梯度进入腺细胞、肌细胞、结缔组织的细胞、神经组织的细胞等就属于这种形式。载体是细胞膜上的镶嵌蛋白质，在这种蛋白质分子上，有与被运输物质结合的特异位点，在膜的被转运物质高浓度侧，载体与被转运物质结合，而后通过分子构型改变将被转运物质移向膜的低浓度侧，在低浓度侧与被运输物质分离，如此反复进行（图3-1）。

载体易化扩散具有以下特性。①结构特异性，即一种载体只选择性地与某种具有特定结构的分子结合。以葡萄糖为例，右旋葡萄糖的跨膜通量超过左旋葡萄糖，木糖不能被运载。②饱和现象。被转运物质浓度超过一定限度时，扩散通量不再增加，保持恒定。这是由于载体蛋白质分子的数目和/或与物质结合位点的数目是有限的。③竞争性抑制。一个载体可以运载A和B两种物质，而且物质通过细胞膜的总量又是一定的，那么A物质扩散量增加，B物质的扩散量必然会减少，这是因为量多的A物质占据了更多的载体。

2.以通道介导的易化扩散

一些离子，如K^+、Na^+、Ca^{2+}等顺着浓度梯度通过细胞膜，即属于这种类型。通道是镶嵌在细胞膜内的一种蛋白质，称通道蛋白质，简称**通道**（channel）。通道蛋白质具有不同的功能状态，如在一定条件下通道蛋白内部结构的变化，使通道出现了允许某种离子顺浓度梯度移动的水孔道，称为通道"开放"，也可称膜对该种离子的通透性增加。反之，当通道内部结构无水孔道时，则不允许该种离子通过，即通道"关闭"，也可称膜对该种离子的通透性降低或不通透（图3-2）。根据引起通道开关的条件不同，将通道分为化学门控通道、电压门控通道和机械门控通道三类。

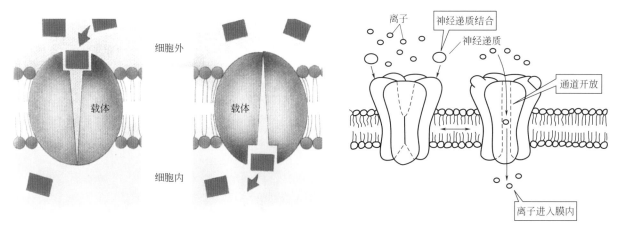

图3-1　载体介导的易化扩散示意图　　　　图3-2　离子通道蛋白质的分子组成模式图

（1）**化学门控通道**（chemically-gated channel）　是受体耦联的离子通道，由特定化学物质控制通道的开闭。主要分布在神经-肌肉接头处的肌细胞终板膜和神经细胞突触连接处的突触后膜。通道蛋白的分子中存在能与某化学信号物质（配体）特异性结合的受体，当受体结合相应的配体后，就会引起通道蛋白构型发生改变，通道开放，允许带电离子通过，带电离子的移动会改变细胞的跨膜电位，进而引起细胞功能状态发生改变。例如，在神经-肌肉接头信息传递中，当神经冲动到达神经末梢处时，神经末梢释放一定数量的乙酰胆碱（acetylcholine，Ach）分子，后者同肌细胞的终板膜处的受体结合，引起终板膜受体耦联的离子通道开放，造成相应的离子跨膜扩散，从而产生跨膜电位变化，最后引起整个肌细胞的兴奋和收缩。

化学门控通道接受配体后造成的离子扩散实际上是一种跨膜的信号转导形式，即将配体携带的生物信息转导至细胞内。神经递质都是通过这种方式调节细胞活动的。

（2）**电压门控通道**（voltage-gated channel）　是指细胞膜跨膜电位差控制开闭的通道，主要分布在神经和肌肉细胞。通道蛋白分子中存在着对跨膜电位改变敏感的结构或亚单位。目前发现有三种Na^+、五种K^+、三种Ca^{2+}通道属于电压门控通道。当跨膜电位达到一定状态时，通道开放，造成相应离子跨膜扩散，引起细胞跨膜电位变化，最终细胞功能状态发生改变。

电压门控通道有三种功能状态，即激活状态、失活状态和备用状态。激活状态即在膜两侧电位差达一定数值时被激活，而呈开放状态，此时允许离子通过；失活状态由激活状态变化而来，离子通道关闭，此时细胞即使受到刺激，离子通道也不能被激活，且不同的通道其失活原因也有所不同，有的是膜电位变化到一定程度造成的，有的是开放一定时间后自动关闭的；备用状态由失活状态转变而来，离子通道呈关闭状态，但在膜两侧电位差达一定数值时，可以被激活而转变为激活状态。

激活状态-失活状态-备用状态-激活状态依次转化形成循环。有的电压门控通道只有激活状态和备用状态，如神经、肌肉细胞膜上的一种K^+通道。

（3）**机械门控通道**（mechanically-gated channel）　这种通道的开关决定于机械刺激，如内耳听觉感受器毛细胞膜上的某些离子通道。

单纯扩散和易化扩散的共同特点是：物质分子或离子都是顺浓度梯度和/或顺电位梯度移动；物质转运所需能量来自细胞膜两侧被转运物质所具有的势能，不消耗细胞能量，这样的转运方式又统称为**被动转运**（passive transport）。

三、主动转运

主动转运（active transport）是指通过细胞代谢供给能量，细胞膜将物质分子或离子从浓度低的一侧向浓度高的一侧转运的过程。可通过细胞膜主动转运的物质有 Na^+、K^+、Ca^{2+}、H^+、I^-、Cl^- 等。其中最重要而且研究较充分的是 Na^+、K^+ 的主动转运。

很早以前就知道，所有动物和人体细胞内、外液中的各种离子浓度是不同的，例如哺乳动物的神经细胞和骨骼肌细胞，正常时细胞内 K^+ 浓度大约为细胞外的30多倍，细胞外 Na^+ 浓度大约为细胞内的12倍。这种浓度梯度是由细胞膜上普遍存在的一种称为**钠钾泵**的膜蛋白（简称钠泵）活动造成的。钠泵的作用是：在细胞代谢供能的情况下逆浓度梯度将细胞内的 Na^+ 移出膜外，同时将细胞外的 K^+ 移入膜内，以形成和保持 Na^+、K^+ 在膜两侧的不均衡分布。

现已证明，钠泵就是镶嵌在膜脂质双分子层中的一种膜蛋白质。这种蛋白质不仅有转运物质的载体，而且具有三磷酸腺苷酶的活性，当它被激活时可以分解三磷酸腺苷（ATP）释放能量，并利用释放的能量进行 Na^+、K^+ 的主动转运。它的酶活性可被细胞内 Na^+ 的增加和细胞外 K^+ 的增加所激活，并受 Mg^{2+} 浓度的调控，泵出 Na^+ 和泵入 K^+ 两个过程是"耦联"在一起的。因此，钠泵又被称为 **Na^+-K^+ 依赖式 ATP 酶**，在一般生理情况下，分解1分子ATP，可以使3个 Na^+ 移出膜外，同时有2个 K^+ 移入膜内。

钠泵广泛存在于各种细胞膜上。据估计，一般细胞大约把它代谢所获能量的20%～30%用于钠泵的转运活动。钠泵活动重要的意义在于它建立起一种势能贮备，供细胞的其他耗能过程利用；维持细胞正常的渗透压与形态以及正常生理活动，例如 Na^+、K^+ 在膜两侧的不均匀分布，是神经、肌肉等组织产生兴奋性的基础。

主动转运是人体最重要的物质转运形式，除上述的钠泵以外，还有钙泵、氢泵、氯泵、碘泵等，分别与 Ca^{2+}、H^+、Cl^- 和 I^- 转运有关。

消化道和肾小管的吸收细胞对葡萄糖、氨基酸的吸收也是消耗细胞能量的主动过程，可逆着浓度差进行，但它们在主动吸收过程中所需要的能量并不是由其载体直接分解ATP而获得的（图3-3），而是由 Na^+ 泵活动形成 Na^+ 扩散势能贮备的。如肠吸收细胞的基底面存在着钠泵，钠泵消耗ATP将细胞内 Na^+ 主动转运到细胞间隙，使细胞内 Na^+ 浓度低于肠腔，即形成 Na^+ 由肠腔向细胞内扩散的势能贮备。在肠吸收细胞的肠腔面存在着能同时转运 Na^+ 和葡萄糖的载体，载体在肠腔面结合 Na^+ 和葡萄糖后，顺着 Na^+ 浓度梯度将 Na^+ 和葡萄糖转运到细胞内。可见肠吸收细胞吸收葡萄糖的过程是钠泵活动后继发性的转运活动，葡萄糖跨膜转运需要的能量最终来自细胞的代谢能量，生理学上称为**继发性主动转运**（secondary active transport）。

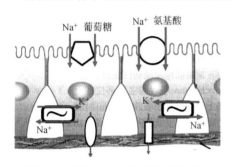

图3-3　继发性主动转运机制示意图

四、入胞与出胞

膜蛋白可以介导水溶性小分子通过细胞膜，但它却不能转运大分子，如蛋白质、多聚核苷酸等。这些大分子物质乃至物质团块需要借助于细胞膜的"运动"，以**出胞**或**入胞**的方式完成跨膜转运。出胞与入胞需要细胞提供能量，故也是一种主动转运形式。

1.入胞

入胞（endocytosis）是指细胞外大分子物质或物质团块（可能是细菌、病毒、异物或大分子营养物质）进入细胞的过程（图3-4）。首先细胞膜对细胞外的某物质进行"辨认"，接着与该物质相接触的细胞膜内陷，包围该物质，形成膜泡结构；或者伸出伪足包围该物质，然后伪足互相接触、融合并内陷，形成膜泡结构。膜泡最后与细胞膜连接处断裂而进入细胞内。如物质是固体，上述过程叫**吞噬**或**胞吞**；如物质是液体，上述过程叫**胞饮**或**吞饮**。吞噬作用主要是消灭进入体内的异物，清除入侵的病菌和体内衰老细胞残体（如巨噬细胞、单核细胞等的吞噬活动）；胞饮作用主要发生在小肠上皮细胞、黏液细胞、毛细血管内皮细胞、肾血管上皮细胞等处。一些特殊物质进入细胞，还要通过被转运物质与

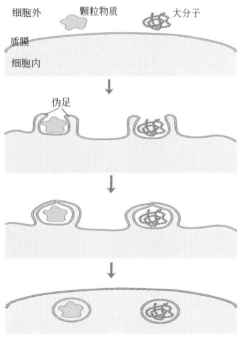

图3-4　入胞示意图

膜表面的特殊受体蛋白质相互作用才能进行，称为受体介导入胞。

2.出胞

出胞（exocytosis）又称胞吐，是指某些大分子物质由细胞排出的过程，这主要见于细胞的分泌活动。如内分泌细胞分泌激素，外分泌腺分泌酶原颗粒或黏液以及轴突末梢释放神经递质等。其分泌过程大致是：细胞内包含分泌物的囊泡向细胞膜移动，然后囊泡膜与细胞膜接触，继而互相融合，最后在融合处破裂，囊泡内的分泌物被吐出细胞外。一些未能消化的残渣也是以胞吐形式排出细胞的。

第二节 ▶ 神经、肌肉细胞上冲动信号的产生与传导

一、刺激与兴奋

当环境变化时，机体内细胞、组织、器官或整体的活动状态将发生相应的变化，这种变化称**反应**（response）。引起反应的环境理化因素变化称为**刺激**（stimulation）。反应有两种情况：一是慢反应，如骨髓造血组织受到某种化学刺激后，某种血细胞生成加快，但这种加快是相对缓慢的过程；二是快反应，如神经、肌肉细胞受到刺激时发生的反应很迅速，从刺激到出现效应以毫秒计。

神经、肌肉组织受到刺激而发生反应时，细胞膜上会产生一种快速的，可沿细胞膜不衰减传导的电位波动，这种电位波动被形象地称为**冲动**（impulse）。生理学上将神经、肌肉细胞因刺激而生产冲动的反应称为神经、肌肉细胞的**兴奋**（excitation），并相应地将神经、肌肉组织称为可**兴奋组织**（excitable tissue），将可兴奋细胞产生冲动的容易程度称为神经、肌肉细胞的**兴奋性**（excitability）。兴奋性低则表示细胞相对不容易产生冲动（兴奋），即需要受到较强刺激才能产生兴奋，相反，兴奋性高则表示细胞相对容易产生冲动（兴奋）。生理学上还常把细胞兴奋性降低的变化称为细胞的**抑制**。

二、神经、肌肉细胞的跨膜电位

19世纪中叶，Du Bois-Reymond等用灵敏电位计记录到神经或肌肉完整部位与损伤面存在着电位差，当时形象地称其为**损伤电位**，自此进入了电生理学研究的实质阶段。1939年A.E.Hodgkin和A.T.Huxley发明了玻璃微电极，H.J.Kartis和K.S.Cole发明了金属微电极后，可将探测电极插入细胞内部记录细胞内电位及其变化。

图3-5所示的是一个记录细胞生物电现象的示意图，示波器的两个探测电极均放在安静可兴奋细胞表面时，两电极间没有电位差。一探测电极放在细胞表面，并对地保持零电位作为参考电极，另一个探测电极连接一个微电极，由细胞表面刺穿细胞膜插入细胞内。当微电极进入细胞内的瞬间，示波器上将显示一个突然的电位跃变，这表明细胞内外存在着电位差。膜内电位比膜外电位低，即膜内带负电，膜外带正电。枪乌贼巨大神经纤维静息时膜内外电位差为70mV，记为-70mV，此值表示以细胞外电位为参考零电位时，细胞内的电位值。这种在细胞未受到刺激时（即静息状态），存在于细胞内外的电位差称**静息电位**（resting potential，RP），哺乳动物神经、肌肉细胞的静息电位一般为-90 ～ -70mV，生理学将细胞静息时膜两侧的内负外正状态称为膜的**极化状态**（polarization）；当静息电位的数值向膜内负值加大的方向变化时，称为膜的**超级化**（hyperpolarization）；相反，如果膜内电位向负值减少的方向变化，称为**去极化**或**除极**（depolarization）；细胞发生去极化后再恢复到静息电位水平的变化，则称为**复极化**（repolarization）。

当神经纤维或肌细胞受刺激而产生冲动时，还可在静息电位的基础上记录到一个具有"全或无"性质并能沿细胞膜不衰减传播的跨膜电位波动，称为**动作电位**（action potential，AP）。当神经纤维或肌细胞受到一次刺激而兴奋时，将会看到原来存在的膜内负电位迅速消失，继而变为正电位（即高于膜外电位），达+20 ～ +40mV，即跨膜电位由原来的-90 ～ -70mV迅速变到+20 ～ +40mV，在示波器上呈现一个上升的陡直曲线。而后膜内电位又迅速回降，恢复到原来的静息电位水平，即由+20 ～ +40mV回位到-90 ～ -70mV，在示波器上呈现一个下降的曲线（图3-5）。由此可见细胞受到刺激而兴奋时，表现为在静息电位的基础上发生膜两侧电位的快速

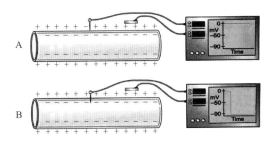

A: 两探查电极均放于细胞外，两电极间无电位差
B: 一探查电极插入细胞内，两电极间出现电位差

图3-5 膜电位记录示意图

倒转和复原的电位波动，这就是动作电位，在示波器上表现为一尖锋的曲线，故又称**锋电位**（spike potential）。锋电位的下降相终末处还有一些小的缓慢电位波动，统称为**后电位**（after potential），分为负后电位与正后电位两部分，而后才真正恢复到静息电位。

三、神经、肌肉细胞跨膜电位产生的机理

1949年Hodgkin和Katz根据微电极记录跨膜电位的研究结果创建了**离子学说**（ionic theory），解释跨膜电位产生机理。该学说认为跨膜电位的产生决定于细胞膜半透性特征和细胞内外存在的离子分布不平衡。

1.静息状态下细胞内外离子分布

哺乳动物神经、肌肉细胞静息时细胞内外离子的分布特点是：细胞内K^+浓度一般是细胞外液的30倍左右；细胞内带负电荷的生物大分子A（A^-，主要是蛋白质）是细胞外液的10倍左右；细胞外液中Na^+浓度是细胞内液的12倍左右；细胞外液中Cl^-浓度是细胞内液的30倍左右（表3-1）。在这种情况下，K^+和A^-有向膜外扩散的趋势，而Na^+和Cl^-有向膜内扩散的趋势。

表3-1 神经和肌肉细胞内、外某些离子的浓度

细 胞	细胞内液浓度／（mmol/L）			细胞外液浓度／（mmol/L）		
	Na^+	K^+	Cl^-	Na^+	K^+	Cl^-
枪乌贼巨轴突	50	400	110	460	10	540
蛙神经和肌肉	15	120	3	120	2.5	120
哺乳动物神经	10	140	4	130	5	120
哺乳动物肌肉	10	140		150	4	140

2.静息电位产生机制

细胞静息状态是细胞动作电位复极化转化而来的，静息电位产生的机制包含动作电位下降相形成的机制。当细胞膜处于动作电位下降相时，细胞膜上电压门控式K^+通道呈开放状态，对K^+有很大的通透性，而对Na^+和Cl^-的通透性很小，对生物大分子A^-几乎没有通透性。K^+在浓度梯度造成的扩散力作用下，顺着浓度梯度由细胞内扩散到细胞外。这就造成了膜外电位升高、膜内电位降低，而最终达内负外正的极化状态。这种内负外正极化状态的电场力，是阻止K^+外移的力量，随着K^+外移的增加，阻止K^+外移的电场力也增大。当促使K^+外移的扩散力和阻止K^+外移的电场力达到平衡时，经膜的K^+净通量为零。此时，膜两侧的电位差就稳定在某一数值不变，这时膜内外电位差就是静息电位。可见静息电位是K^+的平衡电位。细胞静息期电压门控式K^+通道关闭，而另一种非门控式K^+通道维持开放状态，这种通道的开放是维持静息电位的基础。非门控式K^+通道与动作电位复极化过程中开放的电压门控式通道不同，它是持续开放的，它维持细胞膜具有中等程度的K^+透性。

3.动作电位产生机制

当细胞受到刺激而兴奋时，首先是细胞受刺激部位一些Na^+通道开放，一部分Na^+顺着浓度梯度扩散到细胞内，这使细胞内电位升高，即细胞去极化，当去极化达一定界限时（一般是达-70～-50mV），激活了受刺激部位细胞膜上的全部Na^+电压门控通道同时开放，使大量的Na^+顺着浓度梯度（开始也顺着电位梯度）由细胞外向细胞内扩散，造成细胞快速去极化，当膜内电位超过膜外时，内正外负电位梯度形成的电场力则成为Na^+进一步扩散的阻力。当Na^+向细胞内扩散形成的跨膜电位接近Na^+的平衡电位时，Na^+通道关闭，这个过程形成锋电位的上升相。而几乎同时细胞膜的电压门控式K^+通道全面开放，结果大量K^+顺着浓度梯度（开始也顺着电位梯度）向细胞外迅速扩散，将正电荷带到细胞外，使细胞内电位降低，即形成复极化，直至达到原静息电位水平，这个过程形成锋电位的下降相。

每次动作电位的发生，由细胞外扩散进入细胞内的Na^+量很少，由细胞内扩散到细胞外的K^+量也很少，也就是说即使细胞连续兴奋多次，也不可能明显改变细胞内外的离子分布状态，因此细胞可以连续地发生动作电位。细胞膜两侧K^+、Na^+浓度不均衡分布是靠Na^+泵活动维持的。

动作电位具**"全或无"**（all or none）现象。动作电位的幅度与刺激强度无关，增加刺激强度，动作电位

的幅度并不增加，只要产生动作电位，动作电位幅度就达到最大。

4.兴奋的引起与阈电位

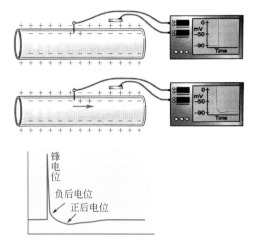

图3-6　动作电位的记录

（1）**阈电位**（threshold potential）　当细胞受刺激时，首先会引起受刺激部位出现一次小幅度的去极化，这称为**局部反应**（local response）或**局部电位**（local potential）。局部电位是因为受刺激部位少量Na^+通道开放，少量Na^+顺着浓度梯度和电位梯度由细胞外向细胞内扩散造成的。局部电位有三个特征。①等级性，其去极化幅度与刺激强度呈正相关，刺激强度越大局部电位就越大。②衰减性，其去极化幅度随传布距离延长而下降，把局部电位随传播距离增加而衰减的现象称**电紧张性扩布**。③总和现象，在同一细胞的相近部位，因同时受到刺激而引起的多个局部电位可叠加在一起，形成一个更大程度的去极化，这称为空间性总和。在细胞膜同一部位先后受到刺激而引起的多个局部电位也可叠加在一起，形成一个更大幅度的去极化，这称为时间性总和。

当去极化达到某一临界值时，引起细胞膜上大量Na^+电压门控通道开放，触发动作电位的产生。这种能触发动作电位的临界跨膜电位称为阈电位。从静息电位去极化达到阈电位是产生动作电位的必要条件。阈电位的数值约比静息电位的绝对值一般小$10\sim20mV$（图3-6）。

决定细胞兴奋性高低的因素有两个方面：一是细胞静息电位和阈电位的差值，差值愈大，细胞愈不容易产生动作电位，兴奋性愈低，差值愈小，细胞愈容易产生动作电位，兴奋性愈高；二是Na^+通道所处的功能状态，只有处于备用状态时，细胞才有兴奋性。

（2）**阈强度**（threshold intensity）　在实验中常用的刺激是电刺激，由实验证明，使用的电刺激必须在三个方面达到一定数值才能引起组织兴奋，即刺激强度、刺激时间和刺激强度相对时间的变化率。由于在实际应用时绝大多数应用直流电刺激，因此不用考虑强度相对时间的变化率。引起兴奋的最小时间与最小强度之间存在着反向关系，即刺激强度越小，则引起兴奋的最小时间越长，相反，刺激时间越短，引起兴奋的最小强度越大，固定刺激时间引起兴奋的最小刺激强度称**阈强度**，生理学上常用阈强度作为细胞兴奋性的指标。在同一刺激时间下，阈强度越大，则表示细胞的兴奋性越低，相反，阈强度越小，则表明细胞的兴奋性越高。完全可以理解，所谓的阈强度实际上是固定刺激时间情况下，引起细胞去极化达阈电位的刺激强度。达阈强度的刺激（**阈刺激**）和大于阈强度的刺激（**阈上刺激**）均可使细胞膜产生的局部电位达阈电位而引起细胞兴奋。低于阈强度的刺激（**阈下刺激**）只能引起细胞产生较小的局部电位。

四、细胞兴奋性的变化规律

不同组织兴奋性不同，同一组织在不同生理情况下兴奋性也不同，细胞在产生兴奋的当时和以后的短时间内，细胞的兴奋性将经历一系列有序的变化，然后恢复正常，分为以下几个阶段。

①绝对不应期。细胞在接受一次阈上刺激而兴奋的同时或短时间内，任何强大的刺激都不能使其再次兴奋，这段时间叫绝对不应期。在绝对不应期内，Na^+通道处于失活状态，兴奋性缺失，无论给予多强的刺激通道都不能开放。

②相对不应期。绝对不应期后的一段时间内，阈上刺激才能引起细胞产生兴奋，这一时期叫相对不应期。相对不应期内Na^+通道正在复活，只有一部分Na^+通道处于备用状态，细胞兴奋性逐渐恢复。

③超常期。在相对不应期之后的一般时间内，阈下刺激就可引起细胞产生兴奋，这一时期叫超常期，这一时期Na^+通道已处于备用状态，并且跨膜电位水平接近阈电位。

④低常期。在超常期之后的较长时间内，阈上刺激才能引起细胞兴奋，这一时期叫低常期，这一时期Na^+通道处于备用状态，但跨膜电位远离阈电位。

低常期后，通道处于备用状态，跨膜电位恢复到正常静息电位水平，兴奋性恢复正常。

五、兴奋在同一细胞上的传导

动作电位一旦在细胞膜的某一点产生，就会迅速沿着细胞膜向周围传播，使整个神经纤维或整个肌细胞的细胞膜都产生一次动作电位。这种动作电位在同一细胞上的传播称为**兴奋传导**。

1.无髓神经纤维的动作电位传播

无髓神经纤维某处产生动作电位时，兴奋部与其邻近未兴奋部之间产生电位差，从而造成兴奋部与其临近部之间电荷移动，即形成**局部电流**（local current），局部电流的结果使兴奋部的邻近部去极化（局部反应），去极化达到阈电位时便引发动作电位。这一过程依次循环下去，便形成动作电位依次向周围传播，直到全部细胞膜都产生一次动作电位，称为**局部电流式传导**。

2.有髓神经纤维的动作电位传播

有髓神经纤维传导速度远远大于无髓神经纤维。有髓神经纤维的神经元胞突外包有节段性的髓鞘，髓鞘的电阻大，基本不导电。郎飞结处髓鞘中断，神经元胞突膜与细胞外液接触，具有产生动作电位的能力，当一处郎飞结产生动作电位时，该郎飞结便与其邻近的郎飞结间产生局部电流，使其邻近的郎飞结去极化达阈电位而兴奋。因此有髓神经纤维上的动作电位传播，是兴奋郎飞结与未兴奋郎飞结之间的局部电流传导，此称为**跳跃式传导**（saltatory conduction）（图3-7）。

动作电位在神经纤维上的传导是依细胞膜上动作电位的顺序发生的。因动作电位具有"全或无"性质，因此其传导具有不衰减的特征，即不因传导距离增加而减弱。

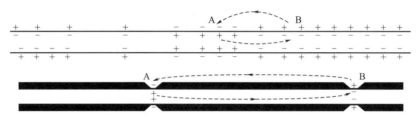

图3-7 局部电流学说模式图

离子学说的创立与发展

英国神经生理学家Hodgkin与Huxley在1939年首次成功地将他们刚刚发明的玻璃微电极（尖端为0.1mm）无损伤地插入枪乌贼的巨大轴突内直接而准确地测量了跨膜电位。

1949年Hodgkin和Katz在研究中发现，在枪乌贼巨大神经纤维内充入一定浓度的KCl溶液也能够记录到静息电位，并且改变细胞内、外K^+浓度，则可以改变细胞的静息电位值；除去细胞外液中的Na^+就不能产生动作电位，降低细胞外液Na^+浓度，则去极化的速度和动作电位的振幅都会降低。基于这些发现，Hodgkin和Katz在膜学说的基础上创立了离子学说。该学说认为跨膜电位的产生与变化，是细胞内外离子分布不平衡和细胞膜在受刺激时膜对离子透性变化造成的。当细胞受刺激时，细胞膜对Na^+通透性增加，Na^+顺浓度梯度由细胞外扩散到细胞内形成细胞去极化，当去极化达反极化一定程度后，细胞膜透性改变，对Na^+透性降低，而对K^+透性增高，K^+顺浓度梯度由细胞内扩散到细胞外形成复极化。

1951年R.D.Keynes以枪乌贼巨大神经纤维为材料，利用放射性Na^+和K^+研究了Na^+与K^+的跨膜移动，并测量静息状态和受刺激时Na^+、K^+的跨膜流量，为离子学说进一步提供了佐证。

1952年Hodgkin和Huxley设计了电压钳法，进一步研究了枪乌贼巨大神经纤维的离子运动，并用氯化胆碱代替细胞外液中NaCl进行实验，进一步证明动作电位的去极化相是Na^+内流形成的。Hodgkin与Huxley因为以上里程碑式的成果获得了1963年的诺贝尔生理学或医学奖。

自1975年B.Hille提出Na+通道模型后，更多的实验说明细胞内外离子的跨膜扩散是通过离子通道完成的。1976年Erwin Neher和Bert Sakmann创建了膜片钳（patch clamp）方法，使生理学家能够记录到单个通道离子流的电信号。1980年F.Sigworth和E.Neher用膜片钳方法记录到通过被去极化所激活的单个Na+通道的电流，表明Na+通道的突然开放和关闭是离子扩散特征的基础。

第三节 ▶ 神经-肌肉接头的信号传递

人体各种形式的运动，主要是靠肌细胞的收缩活动来完成的。骨骼肌是体内最多的组织，约占体重的

40%。在骨和关节的配合下，通过骨骼肌的收缩和舒张，能够完成人和高等动物的各种躯体运动。每条骨骼肌纤维都只能接受一个运动神经元轴突末梢的支配，并且只有在支配它们的神经纤维有神经冲动传来时，才能进行收缩。因此，人体所有的骨骼肌活动，是在中枢神经系统的控制下完成的。运动神经纤维的冲动信号传递给骨骼肌纤维是通过**神经-肌肉接头**（neuromuscular junction）完成的。

一、神经–肌肉接头的结构

电镜下可见神经-肌肉接头的结构很相似于化学突触结构，故被认为是神经元与骨骼肌之间的突触连接。其结构分为**突触前部**、**突触间隙**、**突触后部**三部分（图3-8）。突触前部为膨大的轴突终末，内有约30万个直径约50nm的突触小泡，每个小泡内含有5000～10000个乙酰胆碱（ACh）分子，与肌膜相对的膜称**突触前膜**（presynaptic membrane），较厚，有Ca^{2+}通道；突触后部主要是与突触前膜相对的特化肌膜，称**突触后膜**（postsynaptic membrane），又称**终板膜**（end-plate membrane），突触后膜表面凹陷成浅槽，将突触前部嵌入浅槽内。突触后膜有很多质膜内褶，使其表面积增大。突触后膜上有带ACh受体的化学门控通道和分解Ach的胆碱酯酶；突触前膜与突触后膜之间有窄隙，一般20～50nm，称**突触间隙**，这是一个特殊的微环境，内含高浓度的Ca^{2+}。

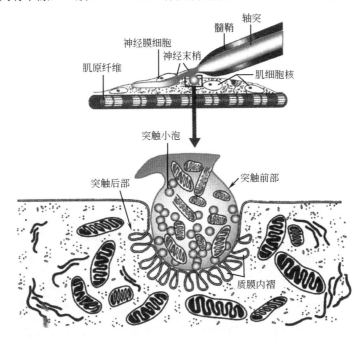

图3-8　神经–肌肉接头超微结构模式图

二、兴奋在神经–肌肉接头处传递的过程

当躯体运动神经纤维有动作电位传到突触前部时，引起突触前膜上的电压依赖性钙离子通道开放，Ca^{2+}从突触间隙扩散进入突触前部，促使突触前部内含有ACh的突触小泡向突触前膜移动，当突触小泡到达突触前膜后，突触小泡膜与突触前膜融合，继而破裂，将ACh释放到突触间隙。据推算，一次动作电位到达，能使200～300个突触小泡的内容物排放到突触间隙。ACh与突触后膜上的特异性的ACh受体结合，引起突触后膜上的化学门控式的Na^+通道开放，使Na^+内流，结果使突触后膜去极化。这一电位变化称为**终板电位**。终板电位的产生，造成突触后膜与其两侧一般肌膜间产生局部电流，使其两侧一般肌膜去极化，当去极化达到肌细胞的阈电位时，引发肌膜产生动作电位，而后动作电位沿肌膜传播到整条肌纤维，最终引起肌纤维收缩。

研究表明，突触后膜上的胆碱酯酶能在2ms内将前膜释放的ACh全部水解而失去作用，使它不至于持续作用于终板膜而使骨骼肌细胞连续兴奋，结果神经与肌纤维动作电位的发生比例为1：1。

三、神经–肌肉接头处兴奋传递的特点

1.单向传递

在神经-肌肉接头处的兴奋传递是单向的，兴奋只能由运动神经末梢传向肌细胞，这是由神经-肌接头的特

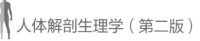

殊结构决定的。

2.时间延搁

兴奋通过一个神经-肌接头至少需要0.5～1.0ms，主要是由于递质的释放、扩散及其与受体结合而发挥作用，均需要消耗一定的时间。

3.易受药物和其他环境因素的影响

细胞外液的酸碱度、温度的改变以及药物或其他体液性物质的作用都可以影响神经-肌接头处的兴奋传递。美洲箭毒和α-银环蛇毒可与Ach竞争受体，因而能阻断神经-肌肉接头处的兴奋传递。有机磷农药能抑制胆碱酯酶的活性，使胆碱酯酶不能清除ACh，造成ACh在运动终板堆积，导致持续产生终板电位而引起肌肉震颤等症状。

第四节 ▶ 肌细胞的收缩

20世纪50年代初期，Huxley等人提出了肌细胞收缩机制-滑行学说。认为肌肉的缩短是由于肌小节中细肌丝在粗肌丝之间滑行造成的。近年来，肌丝滑行的机制已基本上从肌丝的分子结构水平得到阐明。

一、粗、细肌丝的分子结构

粗肌丝主要由肌球蛋白组成，肌球蛋白分子形似豆芽状（图3-9），有一个长的杆和一个头部，200～300个肌球蛋白分子组成一条粗肌丝。其杆部朝向M线，整齐排列聚合成束，头部则规律地由粗肌丝表面伸出而突向细肌丝，称为**横桥**（cross bridge）。

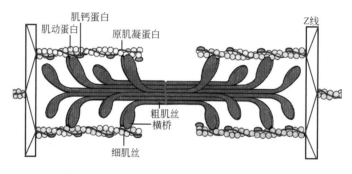

图3-9 粗细肌丝分子组成及位置关系模式图

横桥的主要特性有二：①横桥在一定条件下可以和细肌丝上的肌动蛋白分子呈可逆性的结合，并能在与细肌丝结合后向M线方向摆动；②横桥具有ATP酶活性，当横桥与细肌丝接合后，ATP酶被激活，分解ATP而获得能量，作为横桥摆动作功的能量来源。

细肌丝由肌动蛋白、原肌球蛋白和肌钙蛋白组成，肌动蛋白分子的单体呈球形，单体分子相互连接成串珠状，两条分子链再聚合成双螺旋链，形成细肌丝的主干。在肌动蛋白上有能与横桥可逆性结合的位点。原肌球蛋白也呈双螺旋结构，它们贴附于肌动蛋白双螺旋链的浅沟内，安静时，正好位于肌动蛋白和横桥之间，阻碍了两者的相互结合，见图3-9。肌钙蛋白的分子呈球形，含有三个亚单位，其中一个是Ca^{2+}结合亚单位，与Ca^{2+}亲和力很高，一个亚单位结合于原肌球蛋白上。当肌浆中Ca^{2+}浓度升高时，Ca^{2+}与肌钙蛋白结合，引起肌钙蛋白分子的构象改变，肌钙蛋白构象的改变将会进一步引起原肌球蛋白构型改变与位移，从而使横桥得以与肌动蛋白结合，引发肌肉收缩。

二、骨骼肌的收缩过程

1.肌肉收缩的肌丝滑行理论

当肌浆中Ca^{2+}浓度升高时，Ca^{2+}与肌钙蛋白结合，引起肌钙蛋白构象改变，后者进一步引起原肌球蛋白变构位移，暴露肌动蛋白上的结合位点，使横桥得以与肌动蛋白结合，横桥上的ATP酶被激活，水解ATP，其释放的化学能引起横桥头部向M线方向摆动，即将细肌丝向粗肌丝中央M线方向拖动，而表现为肌小节缩短。接着横桥头部与肌动蛋白分离而自身复位，而又与肌动蛋白下一个位点结合，再分解1分子ATP，产生新一次摆动，使肌小节进一步缩短。经过横桥与肌动蛋白的结合、摆动、解离和再结合、再摆动，构成了横桥的循环过程，细肌丝不断向M线方向滑行，表现为肌肉收缩。

当肌浆中的Ca^{2+}浓度下降到10^{-7}mol时，Ca^{2+}与肌钙蛋白分离，原肌球蛋白复位后重新覆盖肌动蛋白上的结合位点，横桥与细肌丝脱离，肌纤维靠本身的弹性而恢复原长度，即形成肌肉舒张。

2.兴奋–收缩耦联

以肌膜的电变化为特征的兴奋过程和以肌丝滑行为基础的收缩过程之间的中介过程称为**兴奋-收缩耦联**（excitation contraction coupling）。Ca^{2+}是重要的耦联物，在耦联过程中起到关键作用。兴奋-收缩耦联包括以下三个步骤。①肌细胞膜的兴奋沿横小管传向肌细胞深部达三联管。②横小管将信息转导给终池。关于三联管信号转导的机制还不很清楚，现多认为当动作电位经横小管传至肌细胞深处时，激活了横小管的L型Ca^{2+}通道，L型Ca^{2+}通道通过变构效应，引起终池膜的另一种Ca^{2+}通道开放。也有人认为三联管的信号转导与磷脂酰肌醇（IP_3）浓度增加有关，IP_3激活了终池膜上的Ca^{2+}通道。③纵小管释放与回收Ca^{2+}，终池膜钙离子通道开放使终池贮存的Ca^{2+}顺浓度梯度扩散进入肌浆，当肌浆中Ca^{2+}浓度升高（可由安静时的10^{-7}M升高到10^{-5}M）时，Ca^{2+}与肌钙蛋白结合，进而触发肌肉收缩。而当Ca^{2+}浓度升高触发肌丝滑行的同时，也激活了位于肌质网上的钙泵，纵小管又把Ca^{2+}迅速回收，使肌浆中Ca^{2+}回降，结果横桥与细肌丝及时脱离，肌细胞由收缩转为舒张（图3-10）。

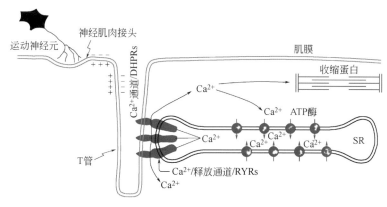

图3-10　兴奋–收缩耦联示意图

三、骨骼肌收缩的外部表现

（一）骨骼肌收缩形式

1.等长收缩与等张收缩

（1）**等长收缩**（isometric contraction）　指肌肉收缩时只有张力增加，而肌肉长度不变的肌肉收缩形式。等长收缩时，肌肉的张力可以达到最大，但未发生位移，此时，肌肉虽未做功，却消耗许多能量。在固定姿势时的肌肉收缩均属于等长收缩。

（2）**等张收缩**（isotonic contraction）　指肌肉收缩时只有长度的缩短而张力基本不变的肌肉收缩形式。人体四肢的运动一般情况下属于等张收缩。

正常情况下等长收缩与等张收缩能互相转化，大多数的肌肉收缩是等长收缩与等张收缩的混合形式。

2.单收缩与强直收缩

（1）**单收缩**（single twitch）　指肌肉受到短暂刺激产生的一次收缩。不同的细胞所产生的单收缩所持续的时间不同，但收缩曲线大致相同，包括潜伏期、缩短期和舒张期三个时相（图3-11）。其中潜伏期是神经冲动传导、传递和兴奋-收缩耦联等一系列活动所用时间。

（2）**强直收缩**　一连串频率较低的单个刺激作用于肌肉，可产生一连串的单收缩。如果刺激频率较高，前一收缩的舒张尚未完成，下一次收缩便已开始，每次收缩的缩短期都出现在前一收缩的舒张过程中，这称为**不完全强直收缩**（incomplete tetanus）。如果刺激频率再增加，每次收缩的缩短期均出现在

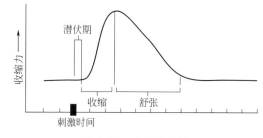

图3-11　单收缩曲线

前一收缩的缩短期结束之前，每次收缩的时相完全融合，称为**完全强直收缩**（complete tetanus）（图3-12）。

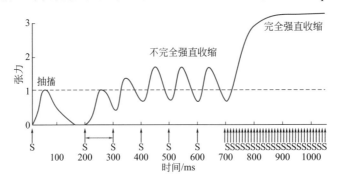

图3-12 肌肉复合收缩曲线

在生理条件下，支配骨骼肌的传出神经总是传出连续的冲动，所以骨骼肌的收缩都是强直收缩。

（二）肌肉初长度与收缩强度的关系

肌肉初长度即肌肉收缩前的长度，当其他条件相同时，将不同肌肉初长度下肌肉收缩产生的张力绘制成坐标时，得到长度-张力曲线（图3-13）。从图上可以看出，在初长度增加的前期，随初长度增加，肌肉收缩产生的张力增加，达一定限度后，再增加初长度，肌肉收缩产生的张力反而下降。使肌肉收缩产生最大张力的肌肉初长度称为**最适初长度**（optimal intial length）。肌肉初长度之所以决定肌肉收缩张力，是由不同初长度下肌纤维内粗细肌丝接合点多少不同造成的。

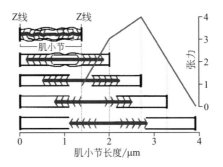

图3-13 肌肉初长度与肌肉收缩强度的关系

（三）肌肉收缩的总和

一个运动神经元和它所支配的全部骨骼肌纤维组成的结构和功能单位，称为一个**运动单位**（motor unit），一块肌肉是由许多运动单位组成的，一块肌肉收缩的强度与参与收缩的运动单位数呈正相关。骨骼肌通过收缩的总和可以快速调节收缩的强度，总和的发生是在神经系统的调节下完成的，它有两种形式：运动单位数量的总和以及频率效应的总和。

*滑行学说的创立与实验依据

H.E.Huxley和A.F.Huxley于1954年分别独立地提出了肌肉收缩的肌丝滑行学说。肌丝滑行学说的主要观点如下。肌肉的缩短或伸长是肌小节中粗肌丝和细肌丝相互滑行的表现，而肌丝本身结构和长度不变。当肌肉缩短时，由Z线发出的细肌丝沿着粗肌丝向暗带中央滑动，结果相邻的各Z线都相互靠近，肌小节长度变短，从而出现了整个肌肉缩短。提出此理论的依据主要是在干涉显微镜下观察的结果：①肌肉缩短后，A带不变，I带明显缩短，由于肌节两端的细肌丝在肌节中相接触，H带消失；②当肌肉拉长时，细肌丝沿粗肌丝向A带外侧滑动，故I带和H带均加宽。

这一学说创立后获得了许多实验结果的支持，主要有：①通过电子显微镜照片观察表明，肌纤维被拉伸后，A带长度不变，H带随肌肉的拉伸而增大，其增值与肌小节增值相同；②X衍射法研究表明肌细胞收缩时收缩蛋白化学构型不变，横桥粗肌丝长度不变；③研究肌小节中粗、细肌丝排列的位置表明，I带横切面由细肌丝构成，呈六角形排列，H带横切面由粗肌丝构成，呈三角形排列，而且研究结果显示每一条细肌丝由三根粗肌丝围绕，每一根粗肌丝由六根细肌丝围绕，这种结构有利于粗、细肌丝的相互滑行。

复习思考题

1.名词解释：易化扩散、离子通道、刺激、兴奋性、阈强度、局部电位、阈下总和、阈电位、静息电位、动作电位、局部电流式传导、神经-肌肉接头、终板电位、强直收缩、最适初长度、运动单位。

2.通道扩散有何特点？通道有哪些类型？

3.激素和神经递质是如何通过膜受体完成跨膜信号转导的？

4.离子学说是如何解释静息电位和动作电位产生机理的？

5.简述神经-肌肉接头的结构。

6.运动神经元上的冲动是如何传递到骨骼肌细胞上的？

7.滑行学说是如何解释肌肉收缩的？

8.简述骨骼肌的兴奋-收缩耦联机制。

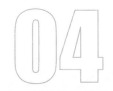

Chapter

第四章

骨骼与骨骼肌

　　运动系统由骨、骨连结和骨骼肌三部分组成。骨骼是指骨通过骨连结构成的人体支架（图4-1），对人体起支持、保护作用，并参与躯体运动。骨骼肌跨过关节，附着在形成关节两骨的骨面上。在神经系统的支配下，肌肉收缩，以跨过的关节为支点，牵引骨位移，而产生各种运动。

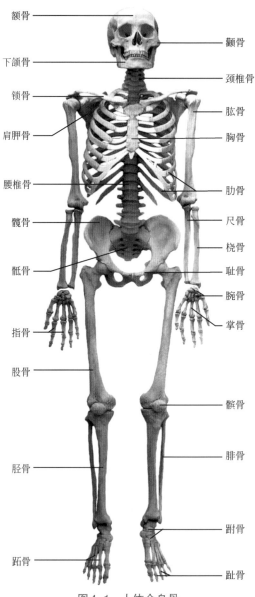

　　额骨　　　　　　　　　　　　颧骨
　　下颌骨　　　　　　　　　　　颈椎骨
　　锁骨　　　　　　　　　　　　肱骨
　　肩胛骨　　　　　　　　　　　胸骨
　　腰椎骨　　　　　　　　　　　肋骨
　　髋骨　　　　　　　　　　　　尺骨
　　骶骨　　　　　　　　　　　　桡骨
　　　　　　　　　　　　　　　　耻骨
　　指骨　　　　　　　　　　　　腕骨
　　股骨　　　　　　　　　　　　掌骨
　　胫骨　　　　　　　　　　　　髌骨
　　跖骨　　　　　　　　　　　　腓骨
　　　　　　　　　　　　　　　　跗骨
　　　　　　　　　　　　　　　　趾骨

图4-1　人体全身骨

第一节 ▶ 骨骼

一、骨的形态与构造

1.骨的形态

成人骨（bone）共有206块，约占体重的20%。按照形态不同，全身骨可分为长骨、短骨、扁骨和不规则骨四类（图4-2）。

（1）**长骨**（long bone）　呈管状，分布于四肢，如上肢的肱骨和下肢的股骨等。骨的两端膨大称**骺**，中部称**骨干**，其内有空腔称**骨髓腔**。

（2）**短骨**（short bone）　近立方形，主要分布于手和足的近侧部。

（3）**扁骨**（flat bone）　呈板状，构成颅腔、胸腔、盆腔的壁，对其内部器官起保护作用。

（4）**不规则骨**（irregular bone）　形状不规则，主要分布于躯干、颅底和面部。

2.骨的构造

骨由骨膜、骨质和骨髓（图4-3）三部分构成。

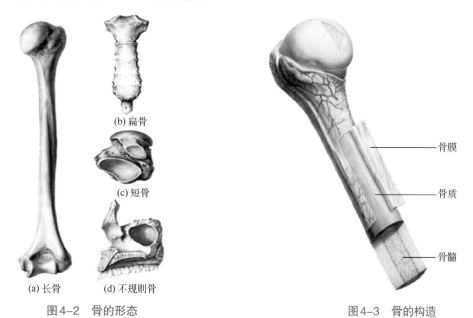

(b) 扁骨

(c) 短骨

(a) 长骨　　(d) 不规则骨

图4-2　骨的形态

骨膜

骨质

骨髓

图4-3　骨的构造

（1）**骨质**（bony substance）　是骨的实质，分为**骨密质**（compact bone）和**骨松质**（spongy bone）。骨密质主要分布于骨的浅层和长骨骨干，由紧密排列成层的骨板构成，致密坚硬，抗压力极强。骨松质主要分布于长骨两端和短骨、扁骨、不规则骨的深部，呈海绵状，由大量相互交错排列的骨小梁构成。骨小梁的排列方向与骨所承受力的方向一致。

（2）**骨膜**（periosteum）　分骨外膜与骨内膜，**骨外膜**覆盖于骨的表面，为一层致密结缔组织，薄而坚韧，富有血管、淋巴管和神经，对骨的营养、生长和感觉具有重要作用。**骨内膜**分布于长骨骨髓腔面和骨松质骨小梁表面。

（3）**骨髓**（bone marrow）　分布于长骨骨髓腔和骨松质的骨小梁之间，成人总量约1500mL，占体重的4%～5%，可分为红骨髓和黄骨髓。**红骨髓**呈红色，人体内的红细胞和大部分白细胞是由红骨髓产生的，因此，它是重要的造血组织。再生障碍性贫血就是红骨髓造血功能损害的结果。胎儿和婴幼儿的骨髓都是红骨髓，成年人长骨骨髓腔内的红骨髓被脂肪组织替代，而成为**黄骨髓**，黄骨髓已不具备造血功能。但当大量失血时，它仍可能转化为红骨髓进行造血。一般5～7岁时开始出现黄骨髓，到成人时，红骨髓和黄骨髓约各占一半。

二、骨连结

骨与骨之间的连接装置称**骨连结**（articulation），按连结形式及连结组织不同，分为**直接连结**和**间接连结**。

1. 直接连结

直接连结是两骨之间借致密结缔组织或软骨相连接，其间无间隙，两骨不能相对活动或仅能有微小活动，**又分为纤维连结和软骨连结。**

（1）**纤维连结**　两骨之间借致密结缔组织直接相连。如果两骨间距较宽，连结两骨的致密结缔组织较长，则称韧带连结。如果两骨间距很窄，之间只有薄层致密结缔组织，则称**缝**。韧带连结可有较小的活动性，而缝则几乎不能活动。

（2）**软骨连结**　两骨之间借软骨组织直接相连。有些软骨连结可有较小的活动性，如椎体之间的椎间盘；有些则不能活动，如耻骨联合处的耻骨间盘。

2. 间接连结

间接连结又称**关节**（articulation），是相邻两骨借结缔组织囊相连形成的骨连结，囊内两骨间有潜在腔隙和滑液，使两骨具有较大的活动性。

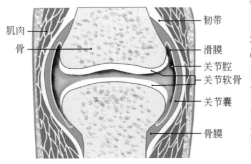

图4-4　关节的基本结构

（1）**关节的基本结构**　每个关节都有**关节面**（articular surface）、**关节囊**（articular capsule）、**关节腔**（articular cavity）三种基本结构（图4-4）。

①关节面。是构成关节各骨的相对接触面。往往是一骨的关节面隆凸，称**关节头**；另一骨的关节面凹陷，称**关节窝**。两关节面的一凸一凹增加了关节的牢固性。关节面上覆盖一层透明软骨，表面光滑又有弹性，可减轻运动时关节面之间的摩擦，缓冲运动时的冲击和震荡。

②关节囊。为结缔组织膜构成的囊，两端附着于两关节面周缘的骨面上，分内、外两层。外层为**纤维膜**，由致密结缔组织构成，厚而坚韧；内层为**滑膜**，由疏松结缔组织构成，薄而柔软，内面光滑，能分泌滑液。

③关节腔。是关节软骨与关节囊滑膜层围成的密闭潜在腔隙。关节腔内含少量滑液，有润滑关节、减少摩擦的作用。同时，腔内为负压，对维持关节稳定起一定的作用。

（2）**关节的辅助结构**　某些关节除具备上述结构外，还常有**韧带**（ligaments）、**关节盘**（articular disc）和**关节唇**（articular labrum）等辅助结构。韧带是位于关节囊周围或关节囊中的致密结缔组织束，可增强关节的稳固性；关节盘由纤维软骨构成，位于关节面之间，中央薄、边缘厚，可增加关节窝的深度，使关节更吻合，从而增加关节的稳固性，同时还可缓冲关节面间的冲撞；关节唇是附着在关节窝周缘的纤维软骨环，能加深关节窝的深度，从而增加关节的稳固性。

（3）**关节的运动**　关节的运动形式主要有以下几种。

①**屈**和**伸**。指骨沿关节的冠状轴进行的运动。两骨夹角变小的运动为屈，角度变大的运动为伸。

②**内收**与**外展**。指骨绕关节矢状轴进行的运动，骨向正中矢状面靠近的运动称内收，远离正中矢状面的运动称外展。

③**旋转**。指骨绕垂直轴或自身纵轴的运动。骨的前面转向内侧的运动称**旋内**，转向外侧的运动称**旋外**，在前臂旋内又称**旋前**，旋外又称**旋后**。

④**环转**。指骨的近侧端在原位转动而远侧端做圆周运动，实际上是屈、伸、内收、外展四种动作的复合运动形式。

三、人体骨骼的组成

全身骨按其所在部位可分为颅骨、躯干骨和四肢骨。

（一）颅骨及其骨连结

成人颅由23块**颅骨**（cranial bones）组成（图4-5），另外有3对听小骨位于颞骨内（见第五章第二节）。除下颌骨和舌骨外，各颅骨直接骨连结相互连成一个整体。

1. 颅骨

按颅骨所在的位置，分脑颅骨和面颅骨。

（1）**脑颅骨**（cerebral cranium）　脑颅骨共8块，围成颅腔，容纳脑。脑颅骨包括颅顶和颅底两部分。

①颅顶。共6块，包括前方突出的一块**额骨**，头顶两侧各一块**顶骨**，后方突出的一块**枕骨**，两耳处各一块**颞骨**。

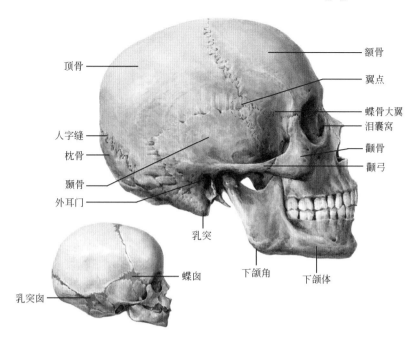

图4-5　颅的侧面观

② 颅底。如图4-6所示，颅底由前向后明显地分为3个窝。a.颅前窝，主要由额骨和筛骨构成，其正中有一向上的突起称鸡冠，其两侧的水平骨板称**筛板**，筛板上有许多小孔称**筛孔**。b.颅中窝，主要由蝶骨和颞骨（岩部）构成。蝶骨中部呈马鞍形的结构为**蝶鞍**，正中有一容纳垂体的**垂体窝**，垂体窝前方有视神经孔，垂体窝两侧由前向后依次有**眶上裂、圆孔、卵圆孔**和**棘孔**，颅中窝后缘是一个三棱锥状骨突，为颞骨岩部，颞骨岩部后面的中央有一孔，称**内耳门**，由此向后外通入内耳道。c.颅后窝，主要有枕骨和颞骨（岩部）构成。其位置最低。中央有**枕骨大孔**，向下与椎管相接。枕骨大孔的前外侧缘有通向颅外的短管，称**舌下神经管**。

（2）**面颅骨**（bones of facial cranium）　共15块（图4-7），构成面部支架，并围成眶、**骨性鼻腔**和**骨性口腔**。骨性口腔下方为一块下颌骨；上方为一对上颌骨；两上颌骨后方各有一块腭骨；两上颌骨上部中间有一对鼻骨；两上颌骨上方，眶的内侧壁各有一块泪骨；两上颌骨外上方各有一块颧骨；两上颌骨内侧，骨性鼻腔的外侧壁各附着一块下鼻甲骨；鼻中隔后部有一块犁骨；另有一块游离的舌骨。

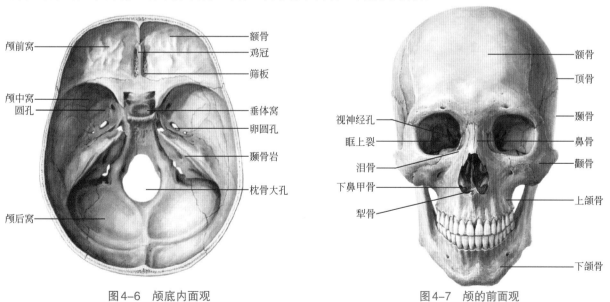

图4-6　颅底内面观　　　　　　　图4-7　颅的前面观

眶呈锥体形，尖朝向内后，有视神经管和眶上裂通颅腔。

骨性鼻腔由筛骨垂直板和犁骨构成的骨性鼻中隔分成左右两腔，每侧骨性鼻腔外侧壁有三个小骨片，称**鼻甲**，其中上鼻甲、中鼻甲各为筛骨的一部分，下鼻甲为一对下鼻甲骨（图4-8）。在鼻腔周围的颅骨内有一些与

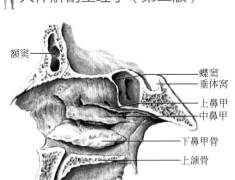

额窦

蝶窦
垂体窝
上鼻甲
中鼻甲

下鼻甲骨
上颌骨

图4-8　鼻腔外侧壁

鼻腔相通的含气腔，总称**鼻旁窦**（paranasal sinuses），包括额窦、上颌窦、筛窦和蝶窦各一对，其中筛窦由前、中、后三群相通的小房组成。

2.颅骨间的骨连结

（1）**颅骨间的直接骨连结**　颅顶各骨之间大多借缝相连，颅顶上有呈"工"字形的三条缝，即位于额骨与顶骨之间的称**冠状缝**；两顶骨之间的称**矢状缝**；顶骨与枕骨之间的称**人字缝**（图4-5）。颅底各骨之间为软骨连结。随着年龄的增长，软骨连结可转化成骨性结合。新生儿有许多颅骨尚未发育完全，各骨交接处的间隙很大，为结缔组织膜所填充，称**囟**（crania fontanelles），分别有前囟、后囟、蝶囟、乳突囟，均位于颅骨的交界处（图4-5）。前囟最大，在冠状缝与矢状缝的会合处，在出生后1～2岁时闭合，其余各囟都在出生后不久闭合。前囟闭合的早晚可作为婴儿发育的标志和颅内压力变化的测试窗口。

（2）**颞下颌关节**（articulatio temporomandibularis）　是颅骨中唯一的一对关节，由颞骨的下颌窝、关节结节与下颌骨的下颌头构成。关节囊前后松弛，外面有韧带加强，囊内有关节盘。两侧的下颌关节联合运动，可使下颌骨上提、下降和向前、后、侧方向运动。由于关节囊特别松弛，当张口过大时，下颌头有可能滑到关节结节前方，造成下颌关节脱位。

（二）躯干骨及其骨连结

1.躯干骨的组成

成人躯干骨由24块椎骨、1块骶骨、1块尾骨、12对肋骨和1块胸骨组成。

（1）**椎骨**（vertebrae）　在未成年前有33～34块，即颈椎7块、胸椎12块、腰椎5块、骶椎5块和尾椎4～5块。青春期后5块骶椎愈合成1块骶骨，在30～40岁尾椎愈合成1块尾骨。

① 椎骨的一般形态。椎骨分为前方的**椎体**和后方的**椎弓**两部分（图4-9）。椎体和椎弓共同围成**椎孔**。上下椎骨的椎孔连成**椎管**，其内容纳脊髓。椎弓在与椎体相连处较细窄，称**椎弓根**。上、下相邻椎骨的椎弓根围成**椎间孔**，脊神经和血管由此出入椎管。椎弓上有7个突起：上、下**关节突**各1对；1个**棘突**，伸向后方；1对**横突**，伸向两侧。

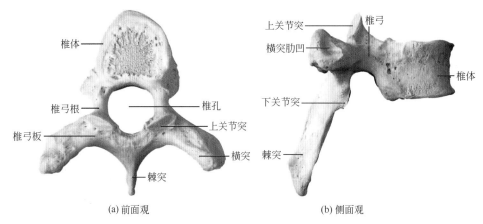

椎体
椎弓根
椎弓板
棘突
椎孔
上关节突
横突

上关节突
横突肋凹
下关节突
椎弓
椎体
棘突

(a) 前面观　　　　　　　(b) 侧面观

图4-9　胸椎的前面观与侧面观

② 各部椎骨的特点

a.**颈椎**。横突上各有一孔称横突孔，其中有椎动脉和椎静脉通过。颈椎椎体相对较小，椎孔相对较大，呈三角形，棘突末端分叉。第1颈椎，又称**寰椎**（图4-10），呈环形，没有椎体、棘突和关节突，而由前弓、后弓和两个侧块构成。上有关节面，与枕骨（枕骨髁）形成寰枕关节。此外，前弓的正中后面有一小关节面称**齿突凹**。第2颈椎又称**枢椎**（图4-10），在椎体上方伸出一个突起称**齿突**，与寰椎齿突凹形成关节。第7颈椎又称**隆椎**，它的棘突特别长，稍低头时，很容易在颈后正中线上看到和摸到。

b.**胸椎**。椎体两侧的上、下缘和横突末端前面均有小的关节面，称**肋凹**，与肋骨相关节。棘突细长并向后下方倾斜，椎体呈心形，椎孔相对较小，呈圆形（图4-9）。

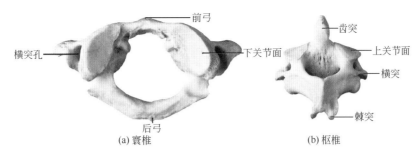

图4-10　寰椎与枢椎

c.腰椎。椎体最大，椎弓发达，椎孔较大近似三角形，棘突宽大，向后平伸。

d.骶骨（sacrum）。如图4-11所示，呈倒三角形，有一底一尖和前后两面。底朝上，其前缘中部略向前突出，称岬。前面凹陷，背面隆凸而粗糙。前面有4对**骶前孔**，背面有对应的4对**骶后孔**，骶神经和血管由此通过。骶骨内有纵行的骶管，它构成椎管的下部，下端有裂孔称**骶管裂孔**，第5对骶神经和一对尾神经由此出椎管。骶骨两侧有**耳状面**，与髂骨耳状面相关节。

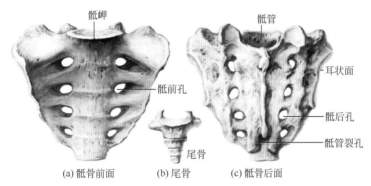

图4-11　骶骨与尾骨

（2）**肋**（ribs）　包括**肋骨**和**肋软骨**两部分。肋骨属于扁骨，分两端一体。肋骨的前端借肋软骨与胸骨相连；后端略膨大，称**肋头**，其上有关节面与胸椎体肋凹相关节，肋头外侧的狭窄部称**肋颈**，颈与体交接处有向后的隆起，称**肋结节**，有关节面与胸椎横突肋凹相关节；肋体下缘有一条浅沟，称**肋沟**，有肋间神经和血管通过。

（3）**胸骨**（sternum）　为长方形扁骨（图4-12），居于胸廓前面正中。自上而下可分为**胸骨柄**、**胸骨体**和**剑突**三部分。胸骨柄与胸骨体连接处微向前凸，称**胸骨角**，其两侧平对第二肋，是计数肋骨的体表标志。年幼时，剑突为软骨，25岁前，胸骨三部分仍呈分离状态，至少40岁时，胸骨的三部分才完全愈合。

2.躯干骨的连结

椎骨互相连结构成脊柱。胸椎、肋骨及胸骨互相连结，构成胸廓。

（1）**脊柱**　由26块椎骨及其骨连接构成。

① 椎骨间的连结。包括椎间盘、椎间关节和韧带。

a.椎间盘（intervertebral discs）。如图4-13所示，是连接相邻两个椎体的纤维软骨板，由中央的**髓核**和周边的**纤维环**两部分组成。髓核为柔软的胶状物。椎间盘既坚韧又富有弹性，除对椎体起连接作用外，还可缓冲震荡并保证脊柱能向各方向运动。当纤维环破裂时，髓核容易向后外侧突出，突入椎管或椎间孔，压迫脊髓或脊神经根而引起疼痛、麻木等症状，临床上称为椎间盘突出症。

b.**椎间关节**。由相邻椎骨的上、下关节突构成。另有**寰枕关节**、**寰枢关节**。

c.韧带连结。在椎体前、后面，椎弓前面，上下椎骨的横突之间、棘突之间均有韧带连结。

② 脊柱的整体观。从前面观察脊柱，可见椎体前面的前纵韧带纵贯脊柱全长，椎体自上而下逐渐增大。从侧面观察（图4-14），脊柱有4个生理性弯曲：**颈曲**、**腰曲**凸向前，**胸曲**和**骶曲**凸向后。颈曲和腰曲是生后发育过程中，随着婴儿抬头、站立而逐渐形成的。这四个弯曲可维持人体重心平衡，增加脊柱的弹性，减少走路与跳跃时对脑的震荡。胸曲和骶曲还可增大胸腔和盆腔的容积。

③ 脊柱的功能。脊柱是躯干的支柱，上承托颅，下连接下肢骨，具有支持和传递重力的作用；脊柱参与胸廓和骨盆的构成，具有支持和保护体腔内器官的作用；脊柱内椎管容纳和保护脊髓及脊神经根；脊柱

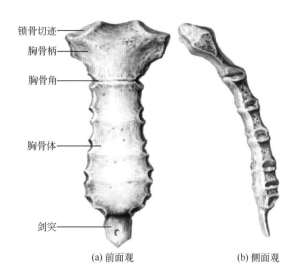

（a）前面观　　（b）侧面观

图4-12　胸骨的前面观与侧面观

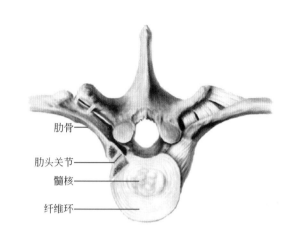

图4-13　椎间盘与肋椎关节

是躯干运动的中轴和枢纽，可作前屈、后伸、侧屈、旋转和环转等多种形式的运动。虽然相邻两个椎骨间的运动幅度有限，但是多个椎骨间的运动总合起来，整个脊柱的活动幅度便很大，尤其是颈部和腰部运动幅度最大。

（2）**胸廓**（thoracis cage）　是由12块胸椎、1块胸骨、12对肋及它们间的骨连结共同构成。胸廓呈前后略扁的圆锥形（图4-15），第1～7对肋前端通过肋软骨与胸骨相连。第8～10对肋的肋软骨依次与上位肋的肋软骨相连形成弓状结构，称**肋弓**。胸廓具有容纳并保护心、肺等器官的作用，并能参与呼吸运动。胸廓上的骨连接主要有**肋头关节**（图4-13）、**胸肋关节**等。

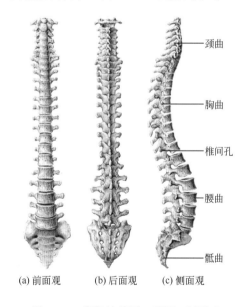

（a）前面观　　（b）后面观　　（c）侧面观

图4-14　脊柱的前面、后面、侧面观

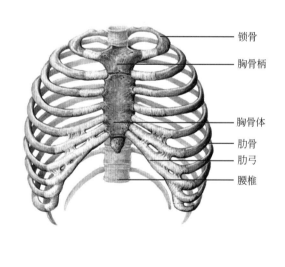

图4-15　胸廓前面观

（三）四肢骨及其骨连结

1.四肢骨

四肢骨包括上肢骨和下肢骨。在漫长的进化过程中，上肢骨变得较小，适合劳动，下肢骨变得粗大，适于支持躯体、行走和承载身体的重量。

（1）上肢骨　上肢骨包括上肢带骨和上肢游离骨。上肢带骨包括锁骨、肩胛骨各1块。上肢游离骨包括肱骨、桡骨、尺骨各1块和手部骨14块。

① **锁骨**（clavicle）。锁骨呈"S"形，分两端一体，内侧端有关节面与胸骨相关节，外侧端有关节面与肩胛骨的肩峰相关节。锁骨的外、中 1/3 交界处较细，骨折常发生于此处［图 4-16（a）］。锁骨是上肢骨中唯一与躯干骨构成关节的骨，它对固定上肢、支持肩胛骨、便于上肢灵活的运动起重要作用。

② **肩胛骨**（scapula）。如图 4-16（b）所示，位于胸廓后外侧上部，为三角形扁骨。其外侧角膨大，有梨形的关节面称**关节盂**。后面有一骨嵴称**肩胛冈**，肩胛冈的外侧端向外侧伸出，称**肩峰**，与锁骨外侧端相关节。上缘外侧有一指状突起称**喙突**。

③ **肱骨**（humerus）。如图 4-17 所示，位于上臂，是典型的长骨，分两端一体。其上端有朝向后上内的半球形关节面，称**肱骨头**，与肩胛骨的关节盂形成肩关节。上端向外侧的突起称**大结节**，肱骨体中上部前外侧有一粗糙面，称**三角肌粗隆**。肱骨的下端有两个关节面，内侧的形如滑车称**肱骨滑车**，外侧的呈球形称**肱骨小头**。

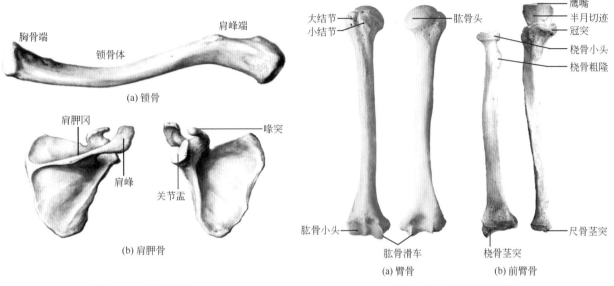

图 4-16 上肢带骨

图 4-17 臂骨与前臂骨

④ **桡骨**（radius）。如图 4-17 所示，位于前臂的外侧，其上端膨大称**桡骨头**，头上面有关节凹，它与肱骨小头形成肱桡关节。头的侧面有环状关节面，头的内下方有一隆起，称**桡骨粗隆**。下端有腕关节面。下端外侧向下突出称**桡骨茎突**，是重要的体表标志。

⑤ **尺骨**（ulna）。如图 4-17 所示，位于前臂的内侧。上端大，下端小，中部为尺骨体。上端有两个朝前的明显突起，上方较大称**鹰嘴**，是重要体表标志。下方较小称**冠突**，二者间为半月形关节面称**滑车切迹**，它与肱骨滑车形成肱尺关节。冠突外侧有关节面，称**尺骨桡切迹**，与桡骨头环状关节面形成桡尺近侧关节。尺骨下端有球形的尺骨头，其后内侧有向下的突起称**尺骨茎突**，是重要的体表标志。

⑥ **手骨**。如图 4-18 所示，由 8 块腕骨、5 块掌骨和 14 块指骨组成。

a. **腕骨**（carpal bones）。均属短骨，分近侧和远侧两列，由桡侧向尺侧近侧列依次为**手舟骨**、**月骨**、**三角骨**和**豌豆骨**，远侧列依次为**大多角骨**、**小多角骨**、**头状骨**和**钩骨**。儿童的腕骨在 10～13 岁才能完全骨化，因此，应注意儿童的书写量和劳动量。

b. **掌骨**（metacarpal bones）。共 5 块，从外侧向内侧依次排列为第 1～5 掌骨。

c. **指骨**（phalanges of fingers）。指骨属长骨，共 14 块。除拇指 2 节外，其余均为 3 节指骨。

（2）**下肢骨** 下肢骨也由下肢带骨和下肢游离骨组成。下肢带骨即髋骨。下肢游离骨包括股骨、髌骨、胫骨、腓骨各 1 块，足骨 14 块。

① **髋骨**（hip bone）。如图 4-19 所示，由**髂骨**、**耻骨**和**坐骨**愈合而成，一般在 15 岁前三骨之间以软骨结合，15 岁以后软骨逐渐骨化才融合为一体。三骨的融合处为一大而深的窝称**髋臼**。髋臼前下方有一大孔，称**闭孔**。

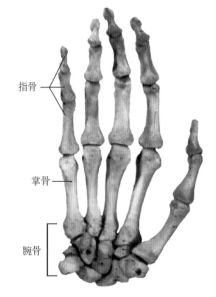

图 4-18 手骨

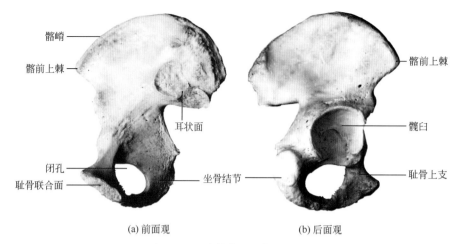

(a) 前面观　　　　　　　　　(b) 后面观

图4-19　髋骨前面观与后面观

髂骨分一体一翼，**髂骨体**构成髋臼后上部，髂骨上部称**髂骨翼**，其上缘称**髂嵴**，嵴的前端有一突起，称**髂前上棘**，髂翼前面下缘称**弓状线**。

耻骨分体、上支、下支三部分，**耻骨体**构成髋臼的前下部，耻骨体向前移行为**耻骨上支**，上支上缘锐利称**耻骨梳**，向前止于**耻骨结节**，耻骨上支前端弯曲向下移行为**耻骨下支**，移行处的内侧面称**耻骨联合面**，借软骨与对侧耻骨形成耻骨联合。

坐骨分体、支两部，**坐骨体**构成髋臼的后下部，坐骨体向下移行为**坐骨支**，移行处肥厚粗糙，称**坐骨结节**。

②　**股骨**（femur）。如图4-20所示，分两端一体。上端朝向内上方呈半球状，称**股骨头**，头下缩细部称**股骨颈**，颈体交接处有向外上突出的粗糙隆起，称**大转子**，向后内突出的隆起称**小转子**。股骨体后面有纵行的骨嵴，其上部称**臀肌粗隆**。股骨下端向两侧膨大分别称**内侧髁**和**外侧髁**，两髁下面均有关节面，两关节面前面连成**髌面**。两髁侧面上部各有一突起，称**内上髁**和**外上髁**。

③　**髌骨**（patella）。如图4-20所示，位于膝关节前方，略呈三角形，与股骨髌面相关节。

④　**胫骨**（tibia）。如图4-21所示，位于小腿内侧，有两端一体。上端粗大，有与股骨内、外侧髁相对应的**内侧髁**和**外侧髁**。外侧髁的后下方有一平滑的腓关节面。下端向内下方突出部分称**内踝**，是重要的体表标志。下端下面与内踝的外侧面有关节面。

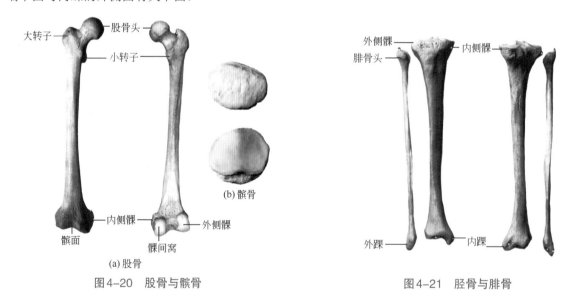

(a) 股骨　　　　　　　　　(b) 髌骨

图4-20　股骨与髌骨　　　　　　　　　　图4-21　胫骨与腓骨

⑤　**腓骨**（fibula）。如图4-21所示，位于小腿部的后外侧，细长，分两端一体。上端膨大称**腓骨头**，有关节面与胫骨腓关节面相关节。下端膨大称**外踝**。腓骨头和外踝都是重要的体表标志。

⑥　**足骨**。如图4-22所示，由7块跗骨、5块跖骨和14块趾骨组成。

a. **跗骨**（tarsal bones）。排成两列，近侧列由内前向外后依次为**足舟骨、距骨、跟骨**。距骨上面有滑车关节面，与胫骨下端形成踝关节。远侧列由内侧向外侧依次为**内侧楔骨、中间楔骨、外侧楔骨**和**骰骨**。

b. **跖骨**（metatarsal bones）。共5块。由内侧向外侧依次为第1～5跖骨。

c. **趾骨**（phalanges of toes）。跨趾为两节，其他各趾均为3节。

2.四肢的主要骨连结

（1）上肢骨的主要骨连结　上肢骨间的骨连结包括胸锁关节、肩锁关节、肩关节、肘关节、腕关节、腕骨间关节、腕掌关节、掌骨间关节、掌指关节、指骨间关节、前臂骨间膜等。

① **肩关节**（shoulder joint）。如图4-23所示，由肱骨头与肩胛骨的关节盂构成。关节头大，关节盂浅，关节囊薄而松弛，这使肩关节运动幅度大而灵活。肩关节三面被强大的肌肉包被，加上韧带的加固，保证了肩关节的牢固性。肩关节可以做前屈、后伸、内收、外展、旋内、旋外和环转运动。

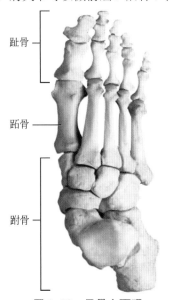

图4-22　足骨上面观

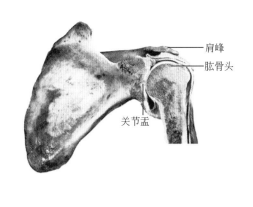

图4-23　肩关节剖面观

② **肘关节**（elbow joint）。如图4-24所示，由肱骨下端与尺骨、桡骨上端构成，是一个复合关节，一个关节囊内包被三个关节。a.**肱尺关节**：由肱骨滑车与尺骨的滑车切迹构成。b.**肱桡关节**：由肱骨小头与桡骨头关节凹构成。c.**桡尺近侧关节**：由桡骨头环状关节面与尺骨桡切迹构成。三个关节包在一个关节囊内。肘关节可做前屈、后伸、旋内、旋外运动。

③ **桡腕关节**（radiocarpal joint）。通常称腕关节。由桡骨的腕关节面、尺骨头下关节盘的下面与手舟骨、月骨、三角骨的近侧面共同组成。可做屈、伸、收、展和环转运动。

（2）下肢的主要骨连结　下肢的骨连结主要有骶髂关节、髋骨与脊柱骨间韧带、髋关节、膝关节、踝关节、跗骨间关节、跗跖关节、跖间关节、跖趾关节、趾骨间关节以及骨盆、足弓等结构。

① **骨盆**（pelvis）。如图4-25所示，指由两侧髋骨、骶骨、尾骨及它们间的骨连结组成的骨环。骨盆可由骶骨岬、弓状线、耻骨梳、耻骨结节、耻骨联合上缘构成的环形**界线**，分为上方的**大骨盆**和下方的**小骨盆**。小骨盆围成的腔称**盆腔**。耻骨联合下方两耻骨下支间的夹角称**耻骨下角**。骨盆具有保护内脏、传递重力的作用。女性骨盆宽短呈筒状，耻骨下角为90°～100°。男性骨盆高而窄，呈漏斗状，耻骨下角为70°～75°。

② **髋关节**（hip joint）。如图4-26所示，由髋臼与股骨头构成。髋臼深，有发达的关节唇，股骨头小，关节囊厚而坚韧，囊周围有强大的韧带加强，并有囊内韧带（**股骨头韧带**）。髋关节可做屈、伸、收、展、旋内、

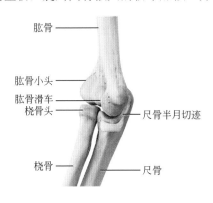

图4-24　肘关节

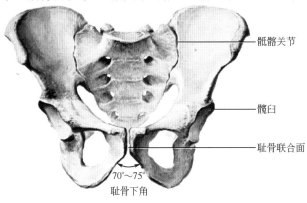

图4-25　男性骨盆上面观

旋外和环转运动。髋关节的结构特点决定了其运动幅度和灵活性远不及肩关节，但具有较大的稳固性，适应下肢负重行走的需要。

③ **膝关节**（knee joint）。如图4-27所示，是人体最大最复杂的关节。由股骨下端、胫骨上端和髌骨构成。关节囊薄而松弛，前面有髌韧带，两侧有副韧带加强，关节囊内有**前、后交叉韧带**限制胫骨前后移位，股骨与胫骨之间有一对关节盘，半月形，称**半月板**，具有加深关节窝，缓冲两骨冲撞的作用。膝关节主要完成屈、伸运动，在半屈位时还可做旋内与旋外运动。

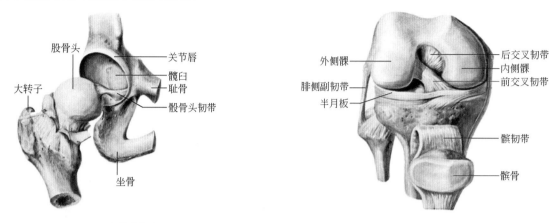

图4-26　髋关节解剖图　　　　　　　　　　图4-27　膝关节解剖图

④ **距小腿关节**（talocrural joint）。又称**踝关节**，由胫骨、腓骨下端与距骨滑车关节面构成。关节囊前、后部松弛，两侧有韧带加强。可作伸（背屈）、屈（跖屈）、内收、外展运动。

⑤ **足弓**（arches of foot）。如图4-28所示，是足骨借关节、韧带等连结而成的在纵和横的方向上形成凸向上的弓形结构。站立时，足仅以跟骨结节及第1、5跖骨前端三点着地，保证站立稳定。足弓增加了足的弹性，有利于行走和跳跃，并能缓冲震荡。如果足骨间韧带、肌和腱发育不良或损伤，便可造成足弓塌陷，影响正常功能。

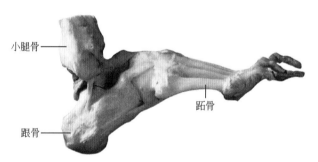

图4-28　足弓标本像

第二节 ▶ 骨骼肌

骨骼肌绝大多数附着于骨上，少部分附着于皮肤（称**皮肌**），受意识支配，故又称随意肌。全身骨骼肌约有600块，在成人约占体重的40%。每块肌都有一定的形态、位置和辅助结构，并有血管、神经分布，故每块肌都是一个器官。

一、骨骼肌的构造、形态与起止点

骨骼肌由两端的**肌腱**和中部的**肌腹**构成。肌腹主要由骨骼肌纤维构成，有收缩性。肌腱附着于邻近的两块或两块以上的骨面上，由致密结缔组织构成，抗拉力强。

骨骼肌的形态多种多样，根据其外形可分为长肌、短肌、扁肌和轮匝肌（图4-29）。**长肌**呈带状，主要分布于四肢，收缩时引起大幅度的运动，根据肌腹和肌腱的多少，长肌又分为多腹肌和多头肌；**短肌**短小，主要分布于躯干深部；**扁肌**宽阔，其肌腱呈膜状，称**腱膜**，分布于胸、腹壁及背部浅层，除能引起躯干运动外，还对内脏器官起保护和支持作用；**轮匝肌**位于孔裂的周围，收缩时引起孔裂的关闭。

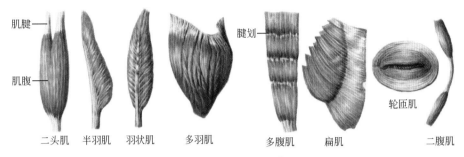

图4-29 肌的形态

肌肉一般跨过一个或多个关节，肌肉收缩时牵动所附着的骨产生运动。在运动过程中，相对固定的一端附着处称**起点**，通常指近躯干正中线或四肢近侧端的肌肉附着点；相对活动较大的一端附着点称**止点**。

肌肉的配布与关节的运动是密切相关的。在一运动轴的相对侧有两组作用相反的肌，这两组肌互称**拮抗肌**。人体的任何运动，都是有许多肌肉或肌群共同收缩的结果，在完成某一活动时，在运动轴的同一侧作用相同的肌，称**协同肌**。

二、骨骼肌的辅助结构

肌肉周围的结缔组织，特化成了肌肉的辅助结构，具有保持肌的形态、位置以及减少摩擦的功能。它们包括筋膜、滑膜囊、腱鞘等结构。

1.筋膜

筋膜（fascia）位于肌的表面，可分为浅筋膜和深筋膜。

（1）**浅筋膜** 浅筋膜位于真皮之下，又称皮下筋膜，包被身体各部，由疏松结缔组织构成，内含浅静脉、动脉、神经、淋巴管和脂肪组织等。浅筋膜具有维持体温和保护深部结构的作用。

（2）**深筋膜** 深筋膜又称固有筋膜，位于浅筋膜的深面，由致密结缔组织构成。它包裹肌、肌群、神经和血管，并附着于骨膜，构成肌间隔和血管、神经鞘。深筋膜分隔各肌，保证肌群或肌的单独收缩。

2.滑膜囊

滑膜囊（synovial bursa）是肌腱与骨面接触处的密闭结缔组织小囊，形扁壁薄，内含滑液，可减少骨与腱之间的摩擦。

3.腱鞘

腱鞘（tendinous sheath）是套在肌腱周围的双层鞘管，分布于腕、指、踝、趾处。鞘管的外层是纤维层、内层是滑膜层。滑膜层又分为内、外两层：内层紧贴腱，称脏层；外层附在纤维层的内面，称壁层。两层相互移行，其间含少量滑液，能减少腱与骨的摩擦。

三、人体主要骨骼肌及其作用

全身骨骼肌可分为头颈肌、躯干肌和四肢肌。

（一）头颈肌

1.头肌

头肌分为面肌和咀嚼肌两类，见图4-30。

面肌大都配布在口、眼、鼻周围，起自颅骨，止于面部皮肤，属于皮肌。收缩时可牵拉面部皮肤，改变口裂和睑裂的形状，做出喜、怒、哀、乐等各种表情，并参与语言和咀嚼等活动。主要有口周围肌（如口轮匝肌）、眼周围肌（如眼轮匝肌）、耳周围肌、颅顶肌等。

咀嚼肌包括**咬肌**、**颞肌**、**翼内肌**、**翼外肌**，都止于下颌骨，运动下颌关节，产生咀嚼运动，并协助说话。

2.颈肌

颈肌分为颈浅肌群、颈深肌群和舌骨上、下肌群。

胸锁乳突肌（sternocleidomastoid） 属于颈浅肌群，斜列于颈部两侧（图4-31）。起自胸骨柄前面和锁骨内侧段，止于颞骨乳突。单侧收缩，使头屈向同侧，面转向对侧；两侧收缩，头向后仰。

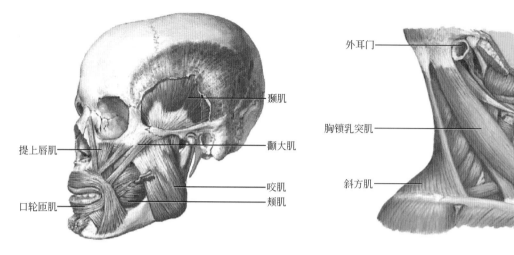

图4-30　头肌　　　　　　　　　　　　　图4-31　颈肌

（二）躯干肌

躯干肌可分为背肌、胸肌、膈和腹肌。

1.背肌

背肌分深浅两群，浅群都止于上肢，深群都位于脊柱的棘突两侧（图4-32）。

（1）斜方肌（trapezius）　位于项部和背部浅层，一侧呈三角形，两侧合起来为斜方形。起点从枕外隆凸向下达第12胸椎，肌束向外集中，止于肩胛冈、肩峰和锁骨外侧端，收缩时使肩胛骨向脊柱靠拢，上部肌束收缩上提肩胛骨，下部肌束收缩降肩胛骨。

（2）背阔肌（latissimus dorsi）　为全身最大的阔肌，位于背下部、腰部和胸侧壁浅层。起自第6胸椎以下的全部椎骨棘突和髂嵴后方。肌束向外上方集中，止于肱骨小结节。收缩时使臂内收、内旋和后伸，如背手姿势。

（3）竖脊肌（erector spinae）　位于棘突两侧，起于骶骨和髂骨背面，向上止于椎骨、肋骨，并达颞骨乳突。收缩时使脊柱后伸、仰头，在维持身体直立姿势中起重要作用。

2.胸肌

胸肌可分为胸上肢肌和胸固有肌，前者均止于上肢骨。

（1）胸大肌（pectoralis major）　此肌位于胸前壁的浅层，起自锁骨、胸骨和第1～6肋软骨，肌束向外汇集，止于肱骨大结节（图4-33）。收缩时使肩关节内收、内旋和前屈。

（2）肋间外肌（intercostales externi）　位于肋间隙（图4-34），起自上位肋骨下缘，肌束斜向前下，止于下位肋骨上缘。收缩时，向上提肋，使胸廓前后径扩大，引起吸气，是重要的吸气肌。

（3）肋间内肌（intercostales interni）　位于肋间外肌的深面（图4-34）。起自下位肋骨上缘，肌束行向前上方，止于上位肋骨下缘。收缩时，使肋下降，缩小胸廓，以助呼气。

3.膈

膈（diaphragm）为分隔胸、腹腔的一块阔肌（图4-35）。膈向上膨隆，呈穹隆状，周围部分为肌质，附着于胸廓下口周缘。肌纤维向中央移行为腱膜，称为**中心腱**。膈上有三个裂孔，脊柱前方有**主动脉裂孔**，主动脉和胸导管由此孔通过；主动脉裂孔的左前上方有**食管裂孔**，食管和迷走神经由此孔通过；中心腱处有**腔静脉孔**，下腔静脉由此孔通过。膈是主要的吸气肌，收缩时，膈穹隆下降，胸廓上下径扩大，引起吸气。

4.腹肌

腹肌即腹前壁、腹前外侧壁和大部分腹后壁处的肌（图4-36）。腹前壁有一对**腹直肌**，下起自耻骨联合和耻骨结节，上止于胸骨剑突和第5～7肋软骨。全长有3～4条腱划。腹直肌两侧有三层阔肌，由浅至深依次是**腹外斜肌**、**腹内斜肌**和**腹横肌**，它们起于腹壁周边的骨和筋膜，向前移行为腱膜，跨过腹直肌在腹前壁中线与对侧的腹壁肌腱膜愈合成**腹白线**。腹外斜肌下缘的腱膜连于髂前上棘与耻骨结节之间，向后折并加厚，称**腹股沟韧带**，腹股沟韧带内侧端上方与其他肌之间的裂隙称**腹股沟管**，男性有精索通过，女性有子宫圆韧带通过。

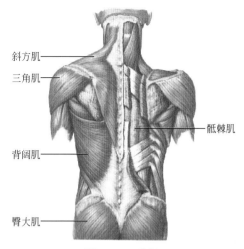

斜方肌
三角肌
骶棘肌
背阔肌
臀大肌

图4-32　背肌

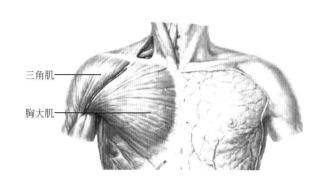

三角肌
胸大肌

图4-33　胸部浅层肌与浅筋膜

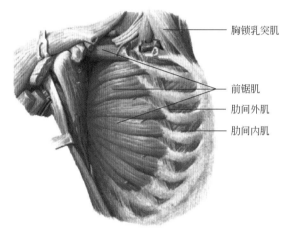

胸锁乳突肌
前锯肌
肋间外肌
肋间内肌

图4-34　胸固有肌

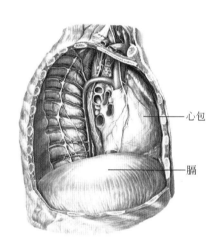

心包
膈

图4-35　膈的上面观

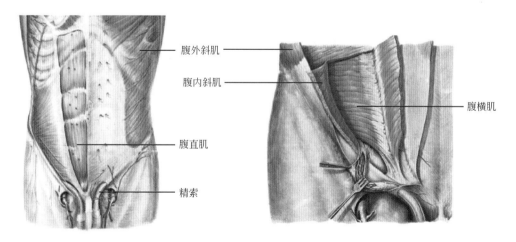

腹外斜肌
腹内斜肌
腹横肌
腹直肌
精索

图4-36　腹壁肌与腹股沟管

（三）四肢肌

人类上肢肌适应灵活的运动，肌形细巧，数目较多。下肢肌适应支撑和移动身体，强大有力，数目较少。

1.上肢肌

上肢肌包括上肢带肌、臂肌、前臂肌和手肌。

（1）上肢带肌　包围在肩关节周围，主要有三角肌（图4-37）。

三角肌（deltoid）起自锁骨外侧段、肩峰和肩胛冈，止于肱骨三角肌粗隆。收缩时使上臂外展，前部肌束收缩使上臂前屈和旋内，后部肌束收缩可使上臂后伸和旋外。

（2）臂肌　分前后两群，前群主要有肱二头肌，后群主要有肱三头肌（图4-37）。

① **肱二头肌**（biceps brachii）。起端有长短两个头，长头起自肩胛骨的关节盂上方，短头起自肩胛骨喙突。两头在臂下段合成一个肌腹，肌腱经肘关节前方，止于桡骨粗隆。收缩时，屈肘关节，并使前臂旋后，也可协助屈肩关节。

② **肱三头肌**（triceps brachii）。位于肱骨后方，起端有三个头，长头起自肩胛骨关节盂下方，内侧头和外侧头均起自肱骨背面，三个头会合后止于尺骨鹰嘴。收缩时，伸肘关节。

（3）前臂肌　分前后两群，前群为屈肘、屈腕、屈指和使前臂旋前的肌，后群为伸腕、伸指和使前臂旋后的肌。

（4）手肌　位于掌面，运动手指，完成屈、伸、收、展和拇指对掌运动。分外侧群、中间群和内侧群，外侧群主要运动拇指，在拇指侧形成隆起，称**鱼际**，内侧群在小指侧形成小隆起，称**小鱼际**。

2. 下肢肌

下肢肌包括髋肌、大腿肌、小腿肌、足肌。

（1）髋肌　分前、后两群，前群位于骨盆的内面，主要有髂腰肌，后群位于骨盆的外面，主要有臀大肌。

① **髂腰肌**（iliopsoas）。由腰大肌和髂肌组成，腰大肌起于腰椎，髂肌起于髂骨内面，二肌合并止于股骨小转子，收缩时屈髋。

② **臀大肌**（gluteus maximus）。起于骶骨、髂骨外面，止于股骨臀肌粗隆，收缩时伸髋和使股骨旋外。臀大肌在维持直立姿势中起重要作用。

（2）大腿肌　大腿肌分前群、内侧群和后群。前群主要有股四头肌和缝匠肌，后群主要有股二头肌、半腱肌和半膜肌，内侧群为使大腿内收的肌（图4-38）。

① **股四头肌**（quadriceps femoris）。此肌是人体中体积最大的肌。有四个头，分别起自髂前下棘、股骨上部外侧、股骨上部内侧和股骨前面。四个头向下合并后，移行为股四头肌腱，跨过髌骨延续为髌韧带，止于胫骨粗隆。收缩时伸小腿，屈大腿，对维持人体直立姿势起重要作用。

② **缝匠肌**（sartorius）。起于髂前上棘，止于胫骨上端内侧面，收缩时可屈髋、膝关节。

③ **股二头肌**（biceps femoris）。有长、短两个头，长头起自坐骨结节，短头起自股骨后面，两头会合后，止于腓骨头。收缩时，屈小腿、伸大腿以及拉小腿旋外。

④ **半腱肌**（semitendinosus）与**半膜肌**（semimembranosus）。二肌均起于坐骨结节，止于胫骨上端内侧，收缩时可伸大腿、屈小腿以及拉小腿旋内。

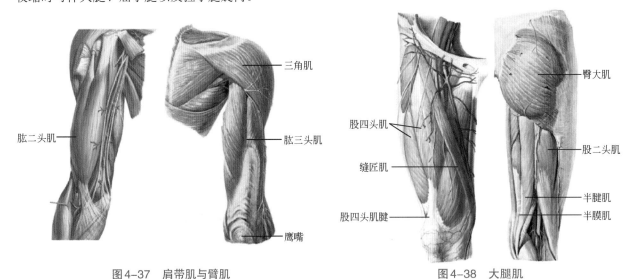

图4-37　肩带肌与臂肌　　　　　　　　　　　图4-38　大腿肌

（3）小腿肌　分前群、外侧群和内侧群（图4-39）。前群为伸踝（足背屈）、伸趾，外侧群为足外翻肌，后群主要有小腿三头肌。

小腿三头肌（triceps surae）由腓肠肌和比目鱼肌组成。腓肠肌以两个头起自股骨内上髁、外上髁。比目鱼肌在腓肠肌深面，起自胫骨、腓骨上端的后面。两肌在小腿中部结合，向下移行为跟腱，止于跟骨结节。收缩时，使足跖屈，另外腓肠肌还可屈膝关节。小腿三头肌对于走、跑和维持直立姿势起重要作用。

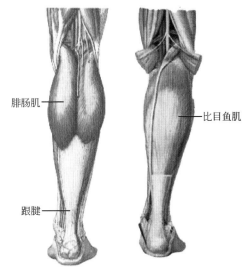

腓肠肌

比目鱼肌

跟腱

图4-39　小腿后群肌

青少年运动系统的特点及体育锻炼的作用

青少年时期是运动系统发展迅猛的时期。特别是青春期的发育是人一生中变化最大的时期，也是最关键时期。在骨骼方面，青少年骨骼软骨组织较多，骨富有弹性，但坚固性较差，容易弯曲变形。青春期长骨（上、下肢骨）长度与直径变化迅速，脊柱迅速增粗增长，软骨不断骨化；在骨连结方面，青少年关节韧带和关节囊伸展性大，柔韧性好，但牢固性较差，在活动中容易发生关节扭伤或脱位。青春期关节囊的厚度、关节韧带的粗度迅速增加，使关节牢固性迅速达到或接近成人水平；在肌肉发育方面，青少年肌肉有机成分相对较少，水分较多，伸展性好，富有弹性，但力量较弱，耐力差。青春期肌细胞迅速增粗，肌肉生长是体重迅速增加的主要来源，肌肉收缩的速度、力量、耐力、爆发力等迅速增加。

体育锻炼能使骨的血液供给得到改善，使骨的结构和性能发生良好的变化，骨的骨密质增厚，骨松质中骨小梁针对承受的压力与拉力排列更加整齐规律，骨表面的肌肉附着点更加粗壮，骨表面骨膜的成骨细胞活动更加活跃，骨的钙盐与胶原纤维成分更加合理，从而在抗折、抗弯、抗压和抗扭方面的性能迅速提高。

体育锻炼可提高关节的稳固性，又可提高关节的灵活性。一方面使关节囊增厚、关节韧带增粗，还可使关节周围的肌肉发达，结果关节稳固性提高；另一方面能使关节囊、韧带和关节周围肌肉的伸展性加大。

体育锻炼可以使肌纤维变粗，肌肉的体积增大，使肌肉显得发达、结实、健壮、匀称而有力，正常人肌肉占体重的35%～45%，而经常从事体力劳动和体育锻炼的人可占体重的45%～55%。从肌肉的化学成分看，体育锻炼能使肌肉中的肌球蛋白、肌动蛋白含量增加，这使肌肉收缩的化学成分基础增强。体育锻炼能使肌细胞中的肌糖原、肌红蛋白含量增加，这使肌肉在贮存能量和氧气的能力上大大提高，从而提高了肌细胞的收缩力量和耐力。同时体育锻炼也使细胞内ATP酶活性提高，从而提高了肌肉的爆发力。体育锻炼还能使肌肉中的毛细血管形态结构发生变化。有实验证明，长期锻炼的人，肌肉中毛细血管变粗，而出现囊泡状，这大大提高了肌肉的供血功能。

复习思考题

1.名词解释：骨骼、关节、筋膜、椎间盘、肋弓、胸骨角、鼻旁窦。
2.简述骨的构造。
3.从关节的基本构造和辅助结构说明关节的牢固性与灵活性的统一。
4.比较肩关节与髋关节的结构特征与功能特征。
5.简述骨盆、胸廓、脊柱、足弓的组成与功能。
6.在维持人体直立姿势中起重要作用的肌主要有哪些？
7.总结运动肩关节、肘关节、髋关节、膝关节的主要肌肉与它们的位置。

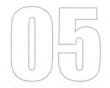

05

Chapter

第五章

神经系统对机体的调控

第一节 ▶ 概述

一、神经系统的组成

神经系统由**中枢神经系统**和**周围神经系统**两部分组成。中枢神经系统包括脑和脊髓，它们分别位于颅腔和椎管内。周围神经系统分布于全身并连于**脑**和**脊髓**，根据连接部位分为**脑神经**和**脊神经**。脑神经是指与脑相连接的神经，脊神经是指与脊髓相连接的神经（图5-1）。另根据周围神经系统的功能与分布，又将周围神经分为**躯体神经**与**内脏神经**，躯体神经指分布于皮肤、骨、关节、肌肉的神经；内脏神经指分布于心、血管与内脏器官等处的神经。躯体神经与内脏神经均包含传入神经成分和传出神经成分，其中内脏神经的传出成分又称**自主神经**（或植物性神经）。自主神经又根根结构与功能的不同分为**交感神经**与**副交感神经**。神经系统的分类如下所示。

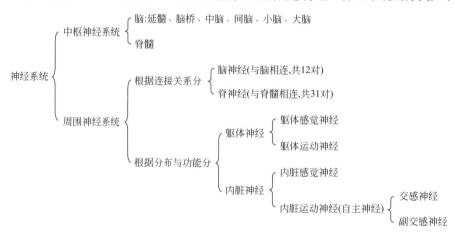

二、神经系统的功能

在人体生命活动的过程中，神经系统直接或间接地起着主导的调节作用，它既能保证各器官、系统间的活动协调一致，使机体成为一个完整、统一的整体，又能通过各种感受器感受体内、外环境的变化，并支配各种效应器对体内、外环境的变化做出适应性的反应，使机体适应多变的外界环境。人类由于生产劳动、语言功能的发展，促使人脑在结构和功能上发生了质的飞跃，使人具有了高级抽象思维能力。因此人类不仅能被动的适应环境，还能主动地认识环境和改造环境。

三、神经系统的常用术语

1.灰质

在中枢神经系统内，神经元的胞体及其树突聚集的部位，色泽灰暗，称为灰质（gray matter）。位于大脑和小脑表层的灰质，称为**大脑皮质**和**小脑皮质**。

2.白质

在中枢神经系统内神经元轴突集中的区域，因多数轴突具有髓鞘，色泽亮白，称为白质（white matter）。大脑和小脑内的白质位于皮质的深部，故又称**髓质**。

3.神经核

在中枢神经系统内，皮质以外功能相同的神经元胞体聚集在一起而形成的灰质团块称为神经核（nucleus）。

4.神经节

在周围神经系统中神经元胞体聚集的地方，形状略膨大，称为神经节（ganglion），如脑神经节、脊神经节。

5.纤维束

在中枢神经系统的白质内，起止、行程和功能相同的神经纤维聚集成束，称为纤维束（fasciculus）或传导束。

6.神经

在周围神经系统，神经纤维集合成粗细不等的集束，由不同数目的集束再集合成一起由结缔组织包裹，称为神经（nerves）。

7.网状结构

在中枢神经系统内的一些区域（多是白质与灰质交界处），神经纤维交织成网，一些小的神经核团和神经元胞体散在其中，称为网状结构（reticular formation）。

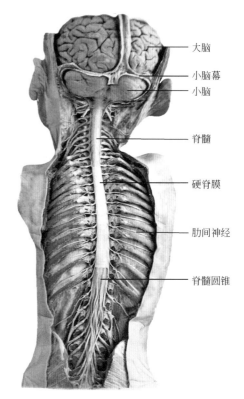

大脑
小脑幕
小脑
脊髓
硬脊膜
肋间神经
脊髓圆锥

图5-1　人的神经系统概况

第二节 ▶ 神经系统的结构

一、中枢神经系统

（一）脊髓

1.脊髓的位置和外形

脊髓（spinal cord）（图5-2）位于椎管内，上端与颅内的延髓相连，下端平齐第一腰椎体下缘。脊髓呈长圆柱状，前后稍偏，最宽处直径约为1cm，全长40～45cm，重量约35g。脊髓的末端变细，称为**脊髓圆锥**，自脊髓圆锥向下延续为细长的**终丝**，它已是无神经组织的结构，止于尾骨。临床上作腰椎穿刺或麻醉时，多在第3～4或第4～5腰椎之间进行，因为在此处穿刺不会损伤脊髓。

脊髓的全长粗细不等，在人类，有两个明显的膨大，平第5、6颈椎体水平有**颈膨大**；平第12胸椎体水平有**腰膨大**。膨大的形成与管理上、下肢的神经细胞及纤维增多有关。动物中，蛇无脊髓膨大，蝙蝠有发达的颈膨大，袋鼠有发达的腰膨大。

脊髓的前后面正中各有一条纵沟。前面的较深，叫**前正中裂**；后面的较浅，叫**后正中沟**。两沟将脊髓分成左右对称的两半。每侧半各有两条浅沟分别称**前外侧沟**和**后外侧沟**。自前外侧沟内发出脊神经的前根，由运动神经纤维组成。后外侧沟由脊神经的后根穿入。每条后根有一个膨大，称为**脊神经节**，内含假单极神经元，属于感觉神经元，其轴突组成脊神经后根，其树突随脊神经分布到躯干、四肢各处。

脊髓有明显的节段性。每一对脊神经前、后根的根丝所连的一段脊髓，称一个**脊髓节段**（segment）。脊神经共31对，因此脊髓可分为31节：8个颈节（C）、12个胸节（T）、5个腰节（L）、5个骶节（S）和1个尾节（Co）。胚胎时期，脊柱的生长速度比脊髓要快，因此脊髓与脊柱的长度并不相等，脊髓的节段与脊柱的节段也并不完全对应。了解某块椎骨平对某节脊髓的位置，在医学上有实用意义。如在创伤中，可凭借受伤的椎骨位置来推测可能受损的脊髓节段。

2.脊髓的内部结构

在脊髓的横切面上，可见中央部为灰质，周围部为白质（图5-3）。灰质中央有纵贯脊髓全长的**中央管**，内含脑脊液。不同节段脊髓的灰、白质形态略有不同，这是由于不同节段脊髓含有的神经元数量不同所致。脊髓

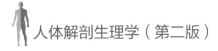

的颈部，灰质和白质都很发达。

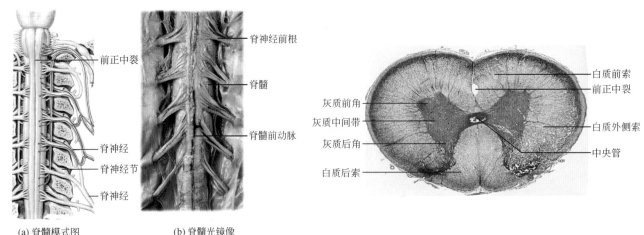

(a) 脊髓模式图　　(b) 脊髓光镜像
图5-2　脊髓与脊神经

图5-3　脊髓的内部结构

（1）灰质　呈"H"形或蝴蝶形，每一侧灰质向前突出的部分称**灰质前角**，向后突出的部分称**灰质后角**，前、后角之间的宽阔区域称为**中间带**，连接双侧灰质的部分称**灰质连合**。在脊髓的胸段和上腰段，中间带还有向外突出的侧角。脊髓的前角宽大，内有躯体运动神经元的胞体，其轴突贯穿白质经前外侧沟走出脊髓，参与组成脊神经前根，支配骨骼肌。颈部脊髓的前角特别发达，内有大量的运动神经元，这些运动神经元发出纤维支配上肢肌肉。脊髓的后角细窄，主要聚集着与传导感觉信息有关的联络神经元，接受由后根传入的躯体感觉和内脏感觉冲动，其中有接受躯干、四肢皮肤感受器传入冲动的神经核团，称**后角固有核**。脊髓的侧角为交感神经的低级中枢所在处，交感神经元的轴突加入前根，支配平滑肌、心肌和腺体。另外，骶髓2～4骶节相当于侧角的部位有**骶副交感核**，为副交感神经的低级中枢。

（2）白质　位于灰质的外周，以脊髓表面的沟裂为界，每侧半脊髓白质分为**前索**、**侧索**和**后索**三部分。

前索位于前外侧沟的内侧，主要由下行纤维束组成。在中央管前方，左右前索间有纤维横越，称**白质前连合**，两侧前索以白质前连合互相结合在一起；侧索位于脊髓的前外侧沟和后外侧沟之间，由上行和下行传导束组成；后索位于后外侧沟的内侧，主要由上行传导束组成。

在脊髓的白质内，重要的下行传导束主要是**皮质脊髓束**，亦称**锥体束**。皮质脊髓束从大脑皮质运动区发出，最终止于脊髓灰质前角运动神经元，主要功能是支配骨骼肌的随意运动。

在脊髓的白质内，重要的上行传导束主要有**脊髓丘脑束**、**薄束**与**楔束**等。脊髓丘脑束传导躯干和四肢的痛觉、温度觉和粗的触觉信息；薄束与楔束则传导躯干、四肢本体感觉（肌肉、肌腱、关节处感受器传入的感觉信息）和皮肤精细触觉信息。

3.脊髓的功能

脊髓是神经系统的重要组成部分，其活动受脑的控制，主要有传导功能和反射功能。

（1）传导功能　来自四肢和躯干的各种感觉冲动都需要通过脊髓的上行传导束传向脑，脑的信息通过脊髓的下行传导束和脊髓的运动神经元到达内脏器官和骨骼肌。

（2）反射功能　脊髓是一些反射活动的基本中枢，能完成许多反射活动，如牵张反射和排尿反射等。正常情况下，脊髓参与的反射活动都是在脑的控制和调节下完成的。

（二）脑

脑（brain）位于颅腔内，成人平均重量约1400g，分为大脑（端脑）、小脑、间脑、中脑、脑桥和延脑六部分，中脑、脑桥与延脑又合称脑干。

1.脑干

脑干（brain stem）位于大脑的下面，上接间脑，下连脊髓，背面与小脑连接，呈不规则的柱形。

（1）脑干的外部结构

① 延髓（medulla oblongata）。即延脑，长约3cm，是脊髓与脑的过渡部，上端与脑桥在腹面以横行的**延髓脑桥沟**分界，下端在枕骨大孔处接脊髓。

延髓腹侧面（图5-4）正中线上的纵裂称前正中裂，裂的两侧各有一条纵行隆起，称**锥体**，它由大脑皮质发出的锥体束构成。在锥体下端绝大多数纤维左右交叉下行，形成**锥体交叉**。在锥体外侧有卵圆形隆起称**橄榄**，两者之间有前外侧沟，舌下神经由此沟出脑，橄榄外侧有后外侧沟，沟中从上向下依次排列着舌咽神经、迷走神经和副神经的根丝。

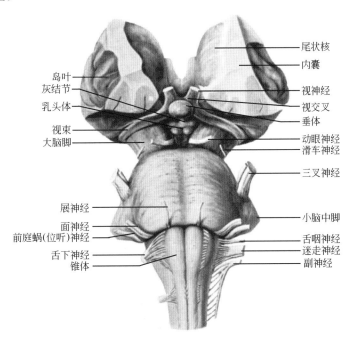

图5-4　脑干腹面观

延髓背侧面（图5-5）的下部形似脊髓。脊髓的薄束和楔束向上延伸，分别膨隆为**薄束结节**和**楔束结节**，其深面有薄束核和楔束核。楔束结节外上方有**小脑下脚**，为一粗大纤维束，向背侧斜行进入小脑。延髓背侧面上部中央管敞开，构成**菱形窝**的下半。

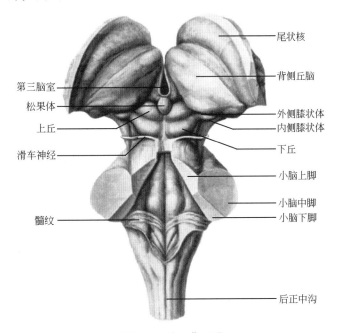

图5-5　脑干背面观

② **脑桥**（pons）。位于脑干的中部，其腹侧面膨隆称脑桥基底部，有大量横行纤维向两侧逐渐聚拢缩细连于小脑，称为**小脑中脚**。在基底部与小脑中脚交界处有粗大的三叉神经根。脑桥下缘借横行的延髓脑桥沟与延髓分界，沟内自内向外排列有展神经根、面神经根和位听神经根。

脑桥的背面为菱形窝的上半。左、右小脑上脚为菱形窝的上外侧界，两上脚间夹有薄层白质层，称**前髓帆**，参与构成第四脑室的顶，菱形窝、前髓帆、后髓帆等围成的腔隙为**第四脑室**。

③ **中脑**（mesencephalon）。腹侧面两侧有纵行纤维构成的粗大隆起，称**大脑脚**。两侧大脚之间为深陷的窝，称**脚间窝**，动眼神经自窝内发出。中脑背面有两对圆形隆起，前上方的一对较大，叫**上丘**，是视觉反射中枢，后下方的一对叫**下丘**，与听觉传导有关，上丘和下丘合称**四叠体**。

（2）脑干的内部结构　脑干的灰质以间断分布的神经核形式存在，白质分布在脑干的腹面和外侧面，纤维束走向复杂。灰质核团和特异长传导束以外的广泛区域，是散在神经元胞体、小神经核团和神经纤维交织在一起的结构，称**脑干网状结构**。

① 灰质。脑干的灰质分为脑神经核与非脑神经核两类。脑神经核是指与脑神经相连的神经核，非脑神经核是脑神经核以外其他功能各异的灰质核团的总称。

a.脑神经核。脑神经核可以粗分为脑神经感觉核和脑神经运动核。由于头部特殊感觉器（如位听器和味蕾）的出现以及鳃弓的演化，使与之相联系的脑神经核被划分为新的类别。脑神经核可以区分为6个核柱7种不同性质的核团。这些核团在脑干中规律地排列成纵行的功能柱（图5-6）。

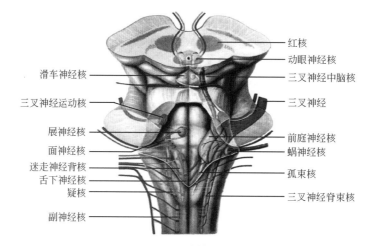

图5-6　脑神经核

躯体运动柱　位于第四脑室底的最内侧，邻近正中线，由**动眼神经核、滑车神经核、展神经核和舌下神经核**组成，支配肌节演化的骨骼肌，即舌肌和眼球外肌等。

一般内脏运动柱　位于躯体运动柱的外侧。由**动眼神经副核、上泌涎核、下泌涎核和迷走神经背核**组成，支配头、颈、胸、腹部器官的平滑肌、心肌和腺体。

特殊内脏运动柱　位于躯体运动柱腹外侧，包括**三叉神经运动核、面神经核、疑核和副神经核**。支配由鳃弓肌演化的骨骼肌，即咀嚼肌、面部表情肌、咽喉肌等。

一般内脏感觉与特殊内脏感觉柱　即**孤束核**，接受来自内脏和心血管的感觉信息。

一般躯体感觉柱　接受来自头面部皮肤与口、鼻腔黏膜与眼结膜等处的感觉信息。自上而下依次是**三叉神经中脑核、三叉神经脑桥核和三叉神经脊束核**，它们也统称为**三叉神经感觉核**。

特殊躯体感觉柱　接受来自内耳听觉和平衡觉感受器的传入信息，包括**蜗神经核**和**前庭神经核**。

b.非脑神经核。它们是脊髓、小脑和大脑之间信息传导中的中继核。

薄束核与楔束核　分别位于延髓中下部背侧薄束结节和楔束结节的深方，是薄束和楔束的终止处，由此二核发出的纤维呈弓形走向中央管的腹侧，在中线上左右交叉，称为**内侧丘系交叉**，交叉后的纤维在中线两侧折向上行，形成**内侧丘系**。薄束核与楔束核是躯干和四肢本体感觉和精细触觉传导路上的中继核团。

脑桥核　是散在的一些小核团，接受来自大脑皮质广泛区域的皮质脑桥纤维，发出大量的横行纤维，组成小脑中脚进入小脑。脑桥核是大脑皮质向小脑发送信息的重要中继站。

红核　位于中脑上丘高度，主要接受来自小脑和大脑皮质的传入纤维，红核的传出纤维主要走向脊髓，即**红核脊髓束**。红核的功能与躯体运动的控制密切相关。

黑质　位于整个中脑的脚底和被盖之间，主要由多巴胺能神经元组成。黑质也是参与躯体运动调节的重要中枢。

② 白质。包括重要的上、下行传导束。

a.**内侧丘系**。上行传导束。由薄束核、楔束核发出，上行止于背侧丘脑。

b.**三叉丘系**。上行传导束。来自三叉神经感觉核，传导牙齿、头面部皮肤、眼结膜和口、鼻腔黏膜等处的痛、温、触觉（包括精细触觉）信息，上行止于背侧丘脑。

c.**锥体束**。是从大脑皮质发出传导控制骨骼肌随意运动信息的下行传导束，包括皮质脊髓束和皮质核束。

皮质脊髓束下行止于脊髓灰质前角。皮质核束止于脑干的躯体运动核（包括特殊内脏运动核）。

（3）**脑干网状结构**　脑干网状结构在进化上属于古老的部分，网状结构内的神经元相对松散地排列形成界限不清的若干核团。网状结构内神经元的特点是其树突分支多而长。网状结构接受来自几乎所有感觉传导系统的信息，而网状结构的传出联系纤维则直接或间接地可达到中枢神经系统的各个部位。网状结构的功能也是多方面的，它涉及觉醒-睡眠的周期、脑和脊髓的运动控制以及各种内脏活动的调节。

2.小脑

（1）小脑的外部结构　小脑（cerebellum）位于颅后窝中，大脑枕叶的下方，脑桥与延髓的后方，借小脑脚与脑干相连。小脑由两侧隆起的**小脑半球**和中间缩窄的**小脑蚓**组成（图5-7、图5-8）。小脑半球表面布满沟裂，沟与沟之间隆起部分称**小脑回**。小脑半球上面前1/3有一深沟，称**原裂**，将小脑分为前叶与后叶。小脑半球下面靠近小脑蚓的椭圆形隆起部分，称**小脑扁桃体**，其位置恰好在枕骨大孔上方。

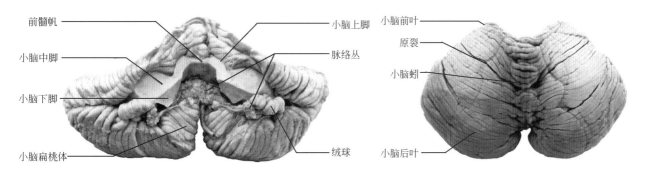

图5-7　小脑腹面　　　　　　　　图5-8　小脑背面

从小脑的系统发生和功能进化看，可把小脑从外形上分为三个主要部分。①古小脑（绒球小结叶）：由蚓部的小结和绒球组成，是小脑较原始的部分。②旧小脑：由原裂以前的**小脑半球前叶**与小脑腹面的蚓（除小结等）组成。③**新小脑**：主要是位于原裂以后的**小脑半球后叶**。

（2）小脑的内部结构　小脑表面为小脑皮质，深部为小脑髓质（图5-9）。在髓质内有灰质核团，称为**小脑中央核**。小脑皮质细胞构筑分三层，由表及里依次为分子层、梨状细胞层和颗粒层。小脑髓质主要由进入小脑的纤维、小脑核发出走向其他中枢的纤维及小脑皮质与小脑中央核之间的联络纤维组成。

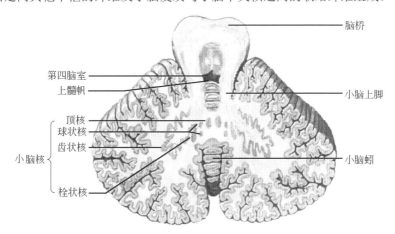

图5-9　小脑上脚水平切面图

3.间脑

间脑（diencephalon）位于大脑与中脑之间，大部分被大脑两侧半球所遮盖，间脑呈楔形，下部与中脑相连。间脑主要由背侧丘脑和下丘脑组成。

（1）**背侧丘脑**　是一对卵圆形灰质核团（图5-10），二者之间为**第三脑室**。丘脑被Y形的白质板（称**内髓板**）分隔成**前核、内侧核**和**外侧核**。前核与内脏活动有关，内侧核是躯体感觉和内脏感觉的整合中枢，并与网状结构关系密切，在维持和改变大脑皮质兴奋方面起重要作用。外侧核分上下两层，下层后部有腹后内侧核和**腹后外侧核**，它们是躯体感觉传导路的最后中继核，它们接受全身的深、浅感觉的上行传导束传导的信息，并发出丘脑皮质束将信息传到大脑皮质的特定部位。另外内髓板内还有一些小的核团，称为**板内核**。丘脑的前外

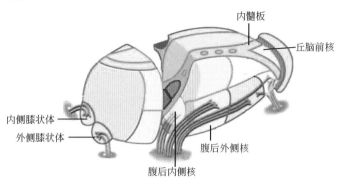

图5-10　丘脑结构

侧有薄层网状结构，称为**丘脑网状核**。

在两背侧丘脑的后方有两对突起，后下方一对称**内侧膝状体**，后外方一对称**外侧膝状体**，它们分别是听觉传导路、视觉传导路的最后中继站。它们发出纤维（听辐射和视辐射）投射到大脑皮质的特定部位。内侧膝状体、外侧膝状体又被称为后丘脑。两背侧丘脑的后上方即第三脑室的顶部周围，有松果体、缰三角等结构。

（2）**下丘脑**（hypothalamus）　位于丘脑的前下方，包括第三脑室侧壁下部和底的一些灰质核团。下丘脑的前下方有视神经会合而成的**视交叉**，后方有一对小突起，称为**乳头体**。视交叉与乳头体之间为**灰结节**，向下以漏斗连接**脑垂体**。脑垂体是一圆形小体，为重要的内分泌腺。通常将下丘脑由前向后分为3个区：视上区位于视交叉的上方；结节区位于漏斗的后方；乳头体区位于乳头体部。各区都包含许多核团。

下丘脑是神经内分泌的中心，它将神经调节和体液调节融为一体；下丘脑又是自主性神经的高级中枢，与内脏活动关系密切，对体温、摄食、生殖、水盐平衡和内分泌活动等进行广泛的调节。

4.大脑

大脑（cerebrum）又称端脑，主要由左、右**大脑半球**组成，两侧大脑半球之间的深裂称**大脑纵裂**，两侧大脑半球以被称为胼胝体的白质板相连接。大脑是中枢神经系统的最高级部分，在功能上控制和调节着所有皮质下中枢和周围神经的活动，并是产生意识和思维的器官。大脑半球表面为大脑皮质，深部为大脑髓质，在髓质中埋藏着一些灰质核团，称**基底神经核**，两大脑半球内部各有扁隙称**侧脑室**。

每侧大脑半球都有背外侧面（图5-11）、内侧面和底面。大脑半球的表面布满深浅不同的沟和裂，浅沟之间的隆起称为**脑回**。在大脑半球上有三条显著的沟，把大脑半球分为五个叶。

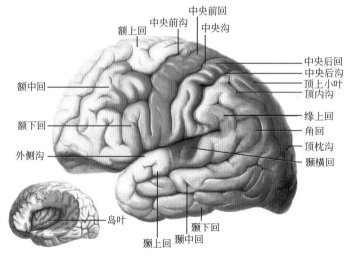

图5-11　大脑半球的背外侧面

外侧沟（lateral fissure）：在半球上外侧面，从前下斜向后上方，其以下的部分为**颞叶**。外侧沟深面有一个三角形皮质区，为**岛叶**。

中央沟（central sulcus）：位于半球的背外侧面，从半球上缘中间斜向前下方，下端接外侧沟。在外侧沟以上，中央沟以前为**额叶**，中央沟以后为**顶叶**。

顶枕沟（parietooccipital sulcus）：在半球内侧面后部，自前下斜向后上，转至背外侧面，是顶叶的后界，顶枕沟以后为**枕叶**。

（1）大脑半球各部的主要沟回　背外侧面的主要沟和回：在中央沟之前有中央前沟，中央沟与中央前沟之间为**中央前回**。中央前沟以前有两条前后走行的沟，将中央前回以前的部分分为额上、中、下回三部分。在中央沟之后有中央后沟，两者之间为**中央后回**。中央后回的后方，有包绕外侧裂后端的**缘上回**。缘上回后方有**角回**。隐藏在外侧沟深处下壁上有2～3个横走的短回，称**颞横回**。

内侧面的主要沟和回（图5-12）：顶枕沟后方有**距状沟**，距状沟向前连顶枕沟，向后达枕极附近。在胼胝体上方有与胼胝体平行的扣带沟。扣带沟与胼胝体之间称**扣带回**。中央前、后回自背外侧面延续到内侧面的部分称为**中央旁小叶**。位于颞叶内侧部的脑回称**海马旁回**。海马旁回向前弯成钩状称**钩**。扣带回、海马旁回及钩，它们呈半环形，位于大脑与间脑的边缘处，统称**边缘叶**。

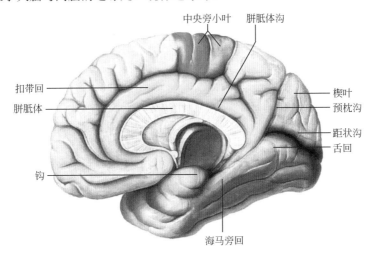

图5-12　大脑半球的内侧面

大脑半球底面（图5-13）：由前部的额叶，中部的颞叶，后部的枕叶构成。在额叶下面前内侧有一椭圆形的**嗅球**，嗅球连嗅神经，它的后端变细为**嗅束**。

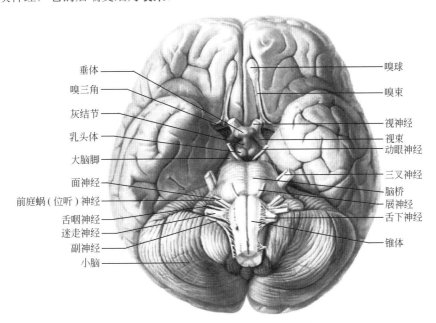

图5-13　大脑半球的底面

（2）大脑皮质的功能定位　不同部位的大脑皮质在功能上是有差别的，以管理感觉信息为主的区域称**感觉代表区**（简称**感觉区**），以管理运动为主的区域称**运动代表区**（简称**运动区**），感觉区与运动区以外的其他广大区域统称为**联络区**。必须明确，大脑皮质的各种功能都是感觉区、运动区和联络区共同参与完成的。主要功能区有以下几个。

a.**第一躯体运动区**。位于中央前回和中央旁小叶前部。此区管理对侧头面部、躯干、四肢骨骼肌的运动，也管理部分同侧头面部骨骼肌的运动。

b.**第一躯体感觉区**。位于中央后回和中央旁小叶后部。此区管理对侧头面部、躯干、四肢深、浅感觉信息。

c.**视区**。位于枕叶内侧面距状沟两侧。视区接受来自同侧眼球颞侧视网膜与对侧眼球鼻侧视网膜的信息。

d.**听区**。位于颞叶颞横回，可接受双侧耳传来的听觉信息。

e.**语言功能区**。

运动性语言中枢：位于额下回后部，又称**说话中枢**，此区损伤虽仍可发音，但失去了说话的能力。

听觉性语言中枢：位于缘上回，此区损伤，虽然听觉正常，但听不懂别人说话的意思。

视运动性语言中枢：位于额中回后部，又称**书写中枢**，此区损伤，虽然手的运动能力正常，但不能以书写的方式表达意愿。

视觉性语言中枢：位于角回，也称**阅读中枢**，此区损伤，虽然视觉正常，但不能理解文字的含义。

（3）大脑半球的内部结构

① **大脑皮质**（cerebral cortex）　大脑皮质是大脑表层的灰质，其厚度为1～4mm。大脑皮质神经元的分布具有相对分明的层次。在大脑半球外侧面的新皮层分化程度较高，依据神经元的形态与排列不同分为六层，由浅向深依次是：分子层、外颗粒层、外锥体细胞层、内颗粒层、内锥体细胞层、多形细胞层。大脑半球内侧面的古皮层分化较简单，一般只有三层，即分子层、锥体细胞层、多形细胞层。不同层次的神经元功能不同。

② **基底神经核**（basal ganglia）　有四对核团，包括**尾状核、豆状核、杏仁核和屏状核**（图5-14，图5-15）。其中尾状核、豆状核合称**纹状体**。尾状核呈弯曲状，在丘脑的前外、上外、后外侧方环绕丘脑，前端较粗称头部，后下部较细称尾部，头尾之间的大部分称体部；豆状核位于尾状核与丘脑的外侧，内部有两个白质层，将豆状核分为三部分，内侧两部分称**苍白球**，外侧部称**壳**。尾状核与壳核在种系发生上出现较晚，称为**新纹状体**；而苍白球在种系发生上出现较早，称为**旧纹状体**。纹状体是重要的皮质下躯体运动调节中枢，可能与肌张力调节和协调肌群活动有关。

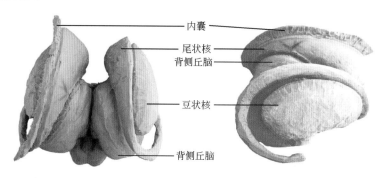

图5-14　基底神经核

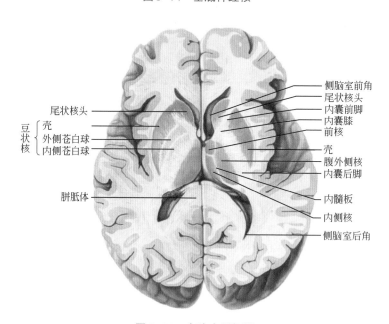

图5-15　大脑水平切面

③ 大脑髓质。可分为**联络纤维、连合纤维和投射纤维**（图5-16）。

联络纤维是大脑半球内的回与回之间、叶与叶之间的联系纤维。

连合纤维是两半球之间的联系纤维，主要结构有**胼胝体**，使两大脑半球在功能上成为一个整体。

投射纤维是联系大脑皮质与皮质下结构的上、下行纤维，投射纤维均走在背侧丘脑、尾状核与豆状核之间，在此集中成一宽厚的白质层，称**内囊**。在水平切面上，内囊呈"><"形，其中含有皮质脑干束、皮质脊髓

束、丘脑皮质束以及听觉辐射、视觉辐射等。内囊是大脑皮层与下级中枢联系的重要通路，当一侧内囊处出血，血块压迫内囊纤维束时，就会出现严重的功能障碍，如压迫皮质脊髓束及丘脑皮质束时，可引起对侧半身肢体运动障碍和对侧半身感觉障碍。

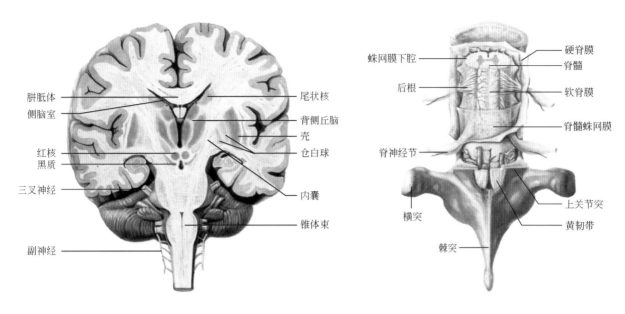

图5-16　大脑的联络纤维、连合纤维与投射纤维　　　　图5-17　脊髓的被膜

（三）脑脊膜、脑室、脑脊液和脑屏障

1.脑和脊髓的被膜

脑和脊髓的外面共包有三层被膜，由外向内依次为**硬膜**、**蛛网膜**和**软膜**。三层膜在脑和脊髓互相移行。在脊髓处分别称为**硬脊膜**、蛛网膜和**软脊膜**（图5-17）；在脑部分别称为**硬脑膜**、蛛网膜和**软脑膜**。

硬膜厚而坚韧，硬脑膜分成二层，有些部位两层间有静脉窦，称**硬脑膜静脉窦**，收集脑部的静脉血。在硬脊膜与椎管的内面骨膜之间存在着狭窄腔隙，称**硬膜外隙**，脊神经都需经硬膜外隙进入各椎间孔，临床上可进行腰椎穿刺向硬膜外隙内注入麻药麻醉脊神经根。

蛛网膜是一层无血管的透明薄膜。蛛网膜与软脑膜之间的腔隙称为**蛛网膜下腔**，腔中含有透明的脑脊液。在脊髓末端的蛛网膜下腔具有较大空间，称为**终池**。临床上常在此处通过腰椎穿刺抽取患者的脑脊液或向脑脊液内注入药物。蛛网膜在大脑纵裂处形成颗粒状突起并伸入硬脑膜静脉窦内，称**蛛网膜颗粒**。脑脊液主要经蛛网膜颗粒渗入到硬脑膜静脉窦内而进入血液循环。

软膜薄而富含血管，紧贴于脑和脊髓表面，并深入脑、脊髓表面的沟裂中。软脑膜及膜上的血管与室管膜上皮共同突向脑室形成**脉络丛**。脉络丛是产生脑脊液的结构。

2.脑室

脑室（brain ventricle）是脑内的腔隙，包括一对侧脑室、第三脑室和第四脑室，脑室中充满着脑脊液。

侧脑室：位于大脑半球内，左、右各一，延伸到半球的各个叶内，侧脑室可分为四部分。①中央部：位于顶叶内。②前角：最大，伸向额叶，顶壁是胼胝体，侧壁为尾状核。③后角：伸入枕叶内。④下角：最长，伸至颞叶内。两个侧脑室各自经左、右室间孔与第三脑室相通。

第三脑室：位于背侧丘脑及下丘脑之间，为一矢状裂隙。前上方经左、右室间孔与相应侧侧脑室相通，向后下经中脑水管与第四脑室相通。

第四脑室：位于延髓、脑桥与小脑之间。第四脑室的底即菱形窝，顶形如帐篷，朝向小脑，主要由前髓帆、后髓帆及后髓帆后方的脉络丛组织构成，脉络丛上有三个孔：位于近下角处正中的为正中孔，位于两个侧角附近的为外侧孔。它们皆与蛛网膜下腔相交通。第四脑室向上通中脑水管，向下通脊髓中央管。

3.脑脊液与脑脊液循环

脑脊液（cerebrospinal fluid, CSF）是无色透明的液体，存在于蛛网膜下腔、脑室和脊髓中央管内。脑脊液相当于脑与脊髓的组织液与淋巴液，有营养脑和脊髓的作用，并运走代谢产物。正常脑脊液具有相对稳定的压力，对维持颅内压的相对稳定起重要作用。

脑脊液主要由侧脑室和第三、四脑室内的脉络丛产生。由侧脑室产生的脑脊液，经左、右室间孔流入第三脑室，再向下流入中脑水管和第四脑室，然后经过第四脑室的正中孔和外侧孔流入蛛网膜下腔，再由蛛网膜颗粒渗入到硬脑膜静脉窦，进入血液循环（图5-18）。如果由于某种原因使脑脊液循环受阻时，将引起脑室积水。

4.脑屏障

脑脊液与脑组织液的化学成分基本相同，但与血浆差别较大，脑脊液的蛋白质含量极微（20～30mg/100mL），葡萄糖、胆固醇与钾离子浓度较血浆低，镁与氯离子浓度较血浆高。如果将少量台盼蓝注入小鼠静脉内，则见到所有的组织包括脉络丛都染上了蓝色，只有脑组织例外，这说明，似乎在毛细血管与脑组织周围间隙和脑脊液之间存在着物质交换的屏障，称为"脑屏障"，它能选择性地让某些物质透过，而对另一些物质却不易透过。脑屏障的存在可保证脑组织内环境的高度稳定性，以利于中枢神经系统的功能活动，同时阻止微生物、毒素等异物的入侵。

近年来通过应用组织化学、同位素示踪、荧光染料和电子显微镜等方法，对脑组织的结构以及对物质通过脑与血管间界面的弥散速度的研究等，进一步将脑屏障分成三个部分：①血-脑屏障；②血-脑脊液屏障；③脑脊液-脑屏障。

血-脑屏障由脑毛细血管内皮细胞、基膜和神经胶质膜构成。毛细血管内皮细胞之间呈紧密连接，不像其他组织毛细血管壁那样有较大的缝隙；毛细血管壁外表面积的85%都被神经胶质细胞的终足所包绕（图5-19）。

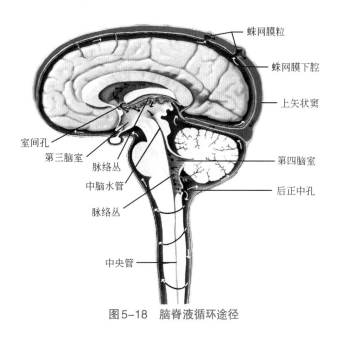

图5-18　脑脊液循环途径

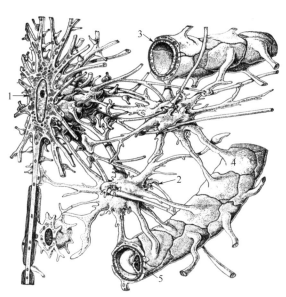

图5-19　血-脑屏障的形态学结构
1—神经元胞体；2—星形胶质细胞胞突；3—毛细血管；
4—星形胶质细胞胞突终足；5—毛细血管内皮细胞

二、周围神经系统

周围神经系统是指脑和脊髓以外的所有神经结构的总称，包括神经节、神经干、神经丛以及神经终末装置等。

（一）脊神经

脊神经（spinal nerve）（图5-20）共31对，包括颈神经8对，胸神经12对，腰神经5对，骶神经5对，尾神经1对。每对脊神经都是由脊神经前根和后根在椎间孔处合并而成。前根由脊髓前角运动神经元的轴突及中间带的交感或副交感神经元的轴突所组成，后根由脊神经节内的感觉神经元的轴突组成。脊神经是混合神经，含有四种不同性质的神经纤维。躯体感觉纤维，分布于躯干与四肢的皮肤、骨骼肌、腱、关节等处，将皮肤的浅部感觉和肌肉、关节的深感觉冲动传入中枢；内脏感觉纤维，分布于内脏、心、血管和腺体，将来自这些结构的感觉冲动传入中枢；躯体运动纤维，分布于躯干、四肢的骨骼肌，将中枢的运动信号传到肌肉，支配其运动。内脏运动纤维，分布于内脏、心、血管、腺体等处，支配平滑肌和心肌的运动及腺体的分泌。

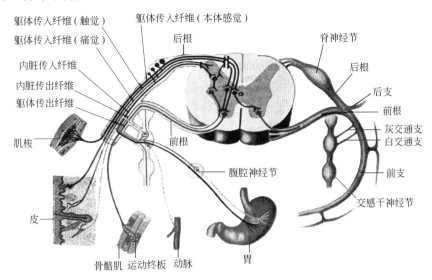

图5-20 脊神经的组成和分布模式图

脊神经出椎间孔后，分为前支、后支、交通支等。后支细小，属混合神经，分布到项、背、腰、臀部皮肤和项、背、腰、骶深部的肌肉；前支相对较粗大，属混合性神经，分布于颈、胸、腹、会阴和四肢的肌肉与皮肤，除胸神经前支外，其余脊神经前支在颈、腰、骶等处互相交织成**神经丛**，再由神经丛发出分支到肢体各部，神经丛包括**颈丛**、**臂丛**、**腰丛**和**骶丛**；**交通支**分白交通支与灰交通支，连于交感干。

1.颈丛

颈丛由第1～4颈神经的前支组成，位于胸锁乳突肌的深面，发出皮支与肌支。

（1）皮支 在胸锁乳突肌后缘中点处穿出，其分支主要分布至颈前部、肩部、胸上部以及头的后外侧部皮肤。

（2）肌支 支配部分颈肌、背肌和膈。主要分支是**膈神经**，为混合性神经。分布至膈、胸膜、心包和肝、胆表面腹膜。

2.臂丛

臂丛由第5～8颈神经的前支和第1胸神经前支的大部分组成。各神经在锁骨后方互相交织成丛，由锁骨下动脉后上方行至腋窝，并在腋窝处形成三束，围绕于腋动脉周围（图5-21）。主要分支有**尺神经**、**正中神经**、**桡神经**、**肌皮神经**、**腋神经**等，分布于上肢的皮肤与肌肉（图5-22）。

3.胸神经前支

胸神经前支共12对，第1～11对沿相应的肋骨下缘走行称**肋间神经**，第12对行于第12肋下，称**肋下神经**。胸神经前支除分布于肋间肌及胸壁皮肤外，下6对的胸神经前支还分布于腹壁肌和腹壁皮肤。胸神经前支发出的皮支在胸、腹壁皮肤的分布保留着明显的节段性，呈环带状分布，第2胸神经前支的分布相当胸骨角平面，第4胸神经前支的分布相当乳头平面，第6胸神经前支的分布相当剑突平面，第10胸神经前支的分布相当脐平面，第12胸神经前支的分布相当于腹股沟韧带中点平面。

4.腰丛

腰丛由第1～4腰神经前支组成，位于腰椎两侧腰大肌深面。其主要分支有股神经、闭孔神经等（图5-23）。

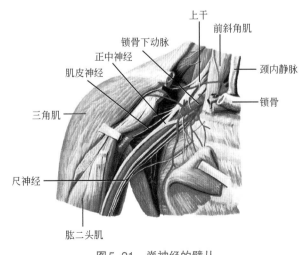

图5-21 脊神经的臂丛

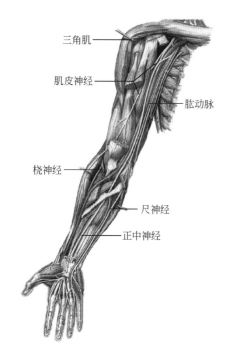

图5-22 上肢的神经

三角肌
肌皮神经
肱动脉
桡神经
尺神经
正中神经

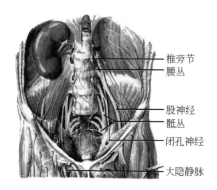

图5-23 腹后壁的神经

椎旁节
腰丛
股神经
骶丛
闭孔神经
大隐静脉

（1）**股神经** 是腰丛中最大的神经，肌支支配大腿前群肌（股四头肌），皮支分布到大腿前面、小腿内侧面以及足内侧缘的皮肤。

（2）**闭孔神经** 穿过闭孔肌支支配大腿内收肌群，皮支分布到大腿内侧面的皮肤。

5.骶丛

骶丛由第4腰神经前支的一部分、第5腰神经前支与全部骶神经、尾神经前支组成。位于骶骨前面（图5-23）。主要分支有坐骨神经、阴部神经等。

（1）**坐骨神经** 为全身最粗大的神经，总干位于臀大肌深面，经股骨上端内后方降至股骨后方，沿途分出肌支支配大腿后肌群。一般下行至腘窝上方分为**胫神经**和**腓总神经**。胫神经与胫后动脉伴行下降至足，沿途分支分布于小腿后群肌肉和足底肌肉以及小腿后面与足底的皮肤；腓总神经绕至小腿前面下行至足背，沿途分支分布至小腿前群肌和外侧群肌以及小腿外侧面和足背的皮肤（图5-24）。

（2）**阴部神经** 分布于会阴部肌肉及皮肤。

（二）脑神经

脑神经（cranial nerve）（图5-25）共有12对，经颅底的孔裂出颅腔，脑神经同脊神经一样，具有躯体运动纤维（包括支配由鳃弓肌演化来的骨骼肌的特殊内脏运动纤维）、躯体感觉纤维（包括分布于视器、位听器的特殊躯体感觉纤维）、内脏运动纤维和内脏感觉纤维（包括分布于味蕾与嗅器的特殊内脏感觉纤维）四种成分。脑神经用罗马数字编号。根据所含纤维性质将脑神经分为三类：一是感觉性脑神经，包括Ⅰ、Ⅱ、Ⅷ对脑神经；二是运动性脑神经，包括Ⅲ、Ⅳ、Ⅵ、Ⅺ、Ⅻ对脑神经；三是混合性脑神经，包括Ⅴ、Ⅶ、Ⅸ、Ⅹ对脑神经。

Ⅰ—嗅神经 起自鼻腔顶部嗅黏膜，向上穿筛孔，终于嗅球，完成嗅觉冲动的传入。

Ⅱ—视神经 起于视网膜，离开眼球后经视神经管入颅腔，终于外侧膝状体，完成视觉冲动的传入。

Ⅲ—动眼神经 起于动眼神经核和动眼神经副交感核，从中脑脚间窝发出，穿眶上裂入眶，躯体运动纤维支配五块眼球外肌，内脏运动纤维支配眼球上的部分平滑肌，参与眼的调节。

Ⅳ—滑车神经 起自滑车神经核，由中脑背侧下丘下方发出，绕大脑脚至腹侧，穿眶上裂入眶内，支配一块眼球外肌（上斜肌）。

Ⅴ—三叉神经 连于三叉神经感觉核与三叉神经运动核，在颞骨岩部尖端处有三叉神经节，从节上发出**眼神经、上颌神经、下颌神经**。躯体感觉纤维分布于头面部皮肤、口腔与鼻腔黏膜、牙、眼球与眼睑处结膜等，躯体运动纤维支配咀嚼肌。

Ⅵ—外展神经 起自外展神经核，在外展神经外侧出脑，经眶上裂入眶内，支配一块眼球外肌（外直肌）。

Ⅶ—面神经 连于脑桥的面神经核、孤束核和上泌涎核等，在外展神经外侧出脑，经内耳门穿颞骨出颅腔，呈放射状分布于头面部，躯体运动纤维支配表情肌，内脏感觉纤维分布到舌前2/3味觉感受器，内脏运动纤维支配颌下腺、舌下腺、泪腺分泌。

Ⅷ—位听神经 起自前庭神经核和蜗神经核，在面听神经与面神经同行入内耳门，分布到内耳＜前庭和耳蜗＞，传导听觉和位置觉冲动信号。

Ⅸ—舌咽神经 连于脑干的疑核、下泌涎核、孤束核等，在延髓后外侧沟上部发出经颈静脉孔出颅腔。内脏运动纤维支配腮腺，内脏感觉纤维分布于舌后1/3味蕾、咽部黏膜、颈动脉窦、颈动脉体等，躯体运动纤维支配咽肌。

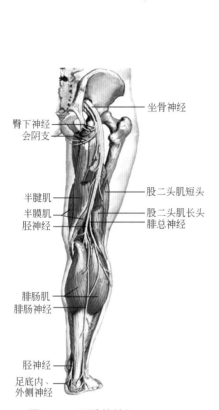

图5-24 下肢的神经

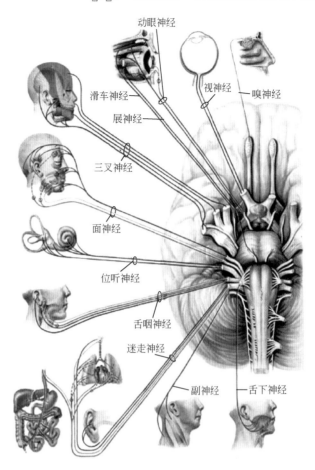

图5-25 脑神经

Ⅹ-**迷走神经** 连于疑核、迷走神经背核、孤束核等，在舌咽神经下方发出经颈静脉孔出颅腔。出颅后走在颈总动脉与颈内静脉之间的后方，经胸廓上口入胸腔，经过肺根的后面到达食管，而后沿食管下降，经膈的食管裂孔入腹腔达胃前、后面，胃小弯、肝和小肠等。沿途发出许多分支。内脏感觉纤维分布于颈、胸、腹部内脏器官与心、血管等，内脏运动纤维支配颈、胸、腹部的心肌、平滑肌和腺体，躯体运动纤维支配喉肌。

Ⅺ-**副神经** 起自副神经核，在迷走神经下方发出经颈静脉孔出颅腔，支配胸锁乳突肌和斜方肌。

Ⅻ-**舌下神经** 发自舌下神经核，在延髓前外侧沟发出经舌下神经管出颅腔，支配舌肌。

（三）自主神经系统

神经末梢分布于心肌、平滑肌和腺组织，调控心、血管、腺体和内脏活动的内脏运动神经，因在很大程度上不受意识支配，故称为**自主神经系统**（autonomic nervous system）或**植物性神经系统**（vegetative nervous system），见图5-26。

自主神经自低级中枢至效应器的神经通路由两级神经元组成，第一级神经元称**节前神经元**，位于脑干或脊髓内，是自主神经的低级中枢（基本中枢），它们发出的纤维称节前纤维，节前纤维随脊神经前根和脊神经出椎管，或随脑神经出颅腔，终于外周神经节，与第二级神经元形成突触联系。第二级神经元称**节后神经元**，位于外周神经节，它们发出的纤维称**节后纤维**，节后纤维神经末梢分布于效应器（图5-27、图5-28）。自主神经系统分为交感神经和副交感神经两部分。交感神经的节后纤维、副交感神经的节前纤维和内脏感觉神经纤维常常互相交织在一起形成神经丛。

1.交感神经

（1）低级中枢 交感神经的低级中枢位于脊髓第1～12胸节及第1～3腰节的侧角。

（2）外周神经节 有椎旁节和椎前节两类。

① **椎旁节**。位于椎骨的椎体两侧（图5-27），每侧约21～26个，上下椎旁节之间有节间纤维相连，形成两条链锁状结构，称**交感干**，两侧交感干通过尾骨前的一个神经节（称**奇神经节**）相连。交感干借交通支与脊神经相连。

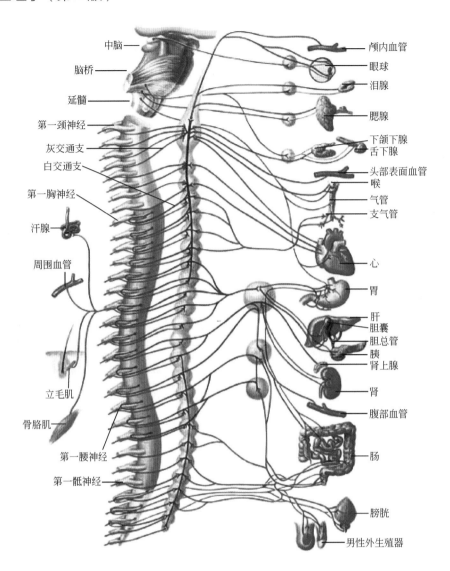

图 5-26　自主神经系统

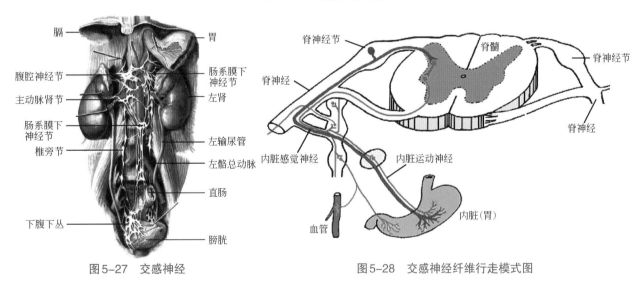

图 5-27　交感神经　　　　　　　　图 5-28　交感神经纤维行走模式图

②**椎前节**。位于脊柱前面，包括**腹腔神经节、主动脉肾神经节**各一对（图5-23），**肠系膜上神经节、肠系膜下神经节**各一个，它们分别位于同名动脉根部附近。

（3）节前纤维　交感神经节前纤维自脊髓灰质侧角发出后，经脊神经前根汇入脊神经，出椎间孔后离开脊神经组成白交通支进入交感干。节前纤维有三种去向。①终于相应节段的椎旁节。②在交感干中上行或下行一段后终于上方或下方的椎旁节。③穿出交感干，终于椎前节。

（4）节后纤维　交感神经节后纤维也有三个去向。①组成灰交通支返回脊神经，随脊神经分布。②攀附动脉走行，在动脉表面形成神经丛，随动脉分支分布。③直接走向器官。

2.副交感神经

（1）低级中枢　位于脑干副交感核（动眼神经副交感核、上泥核、下泥核、迷走神经背核）和骶髓2～4节段骶副交感核。

（2）外周神经节　节后纤维分布于头部的副交感神经节一般位于效应器官的旁边，节后纤维分布于躯干的副交感神经节位于效应器官的被膜下。

（3）节前纤维　起自脑干副交感核的节前纤维，随脑神经到达副交感神经节。起自骶髓副交感核的节前纤维随骶神经出骶管后，离开骶神经与盆部交感神经共同组成**盆丛**（腹下神经丛），由盆丛到达所支配器官被膜下的副交感神经节。

（4）节后纤维　因外周神经节在效应器官旁或被膜下，故节后纤维很短。

3.交感神经与副交感神经的比较

交感神经与副交感神经在结构、分布与功能上有以下几个方面的差别。①低级中枢位置不同。②外周神经节位置不同。③节前纤维、节后纤维长短不同，交感神经节前纤维短，节后纤维长，而副交感神经节前纤维长，节后纤维短。④分布范围不同，心脏和内脏器官均受交感神经与副交感神经双重支配，而动脉、汗腺、竖毛肌等一般只受交感神经支配，故交感神经比副交感神经分布广。⑤节前纤维与节后神经元的联系不同，交感神经一条节前纤维与许多个节后神经元形成突触联系，而副交感神经一条节前纤维与较少节后神经元形成突触联系，因此交感神经的活动多是大范围同时活动，而副交感神经的活动多以局部活动为主。⑥交感神经与副交感神经对同一器官的调节效应一般是相互拮抗的。

第三节 ▶ 神经系统活动的一般规律

一、神经元的功能

神经元的功能可以概括为四个方面。①接受信息功能，感觉神经元通过其树突终末形成的感受器接受体内、外环境变化的信息，多数神经元的胞体、树突、轴突也都能接受其他神经元传来的信息。②传导信息功能，神经元树突能将接收的信息传向胞体，轴突则将胞体的信息传向其终末，其中感觉神经元树突，各类神经元的轴突均多以神经冲动的形式远距离传导信息。③整合信息功能，神经元胞体、树突都有对接收的信息进行整合的功能。④传递信息功能，神经元多个部位均可与其他神经元形成突触联系，运动神经元轴突还可与肌细胞、腺细胞形成突触联系，神经元通过这些突触联系向其他细胞传递信息。另外某些神经还可通过分泌生物活性物质方式向其他细胞传递信息。

与神经元功能相关的神经元活动方式表现为两个方面。①膜电位波动，包括局部反应和神经冲动。局部反应是神经冲动产生的基础，是神经元接受信息的主要反应，也是传递信息、整合信息的基础。神经冲动可长距离不衰减地传导信息。②分泌活动，包括两种方式，一是分泌生物活性物质（如神经激素），这是远距离或较远距离传递信息的活动。二是在与其他神经元或肌细胞、腺细胞形成化学突触连接处分泌化学递质，这是通过细胞接触点向其他细胞传递信息的方式。

从功能学的角度看，每个神经元有四个功能部位。①胞体、树突和某些轴突终末的受体部分，存在神经递质的受体、能够接受神经递质，引起细胞膜产生局部反应。②产生冲动的部位，神经元轴突的起始处（轴丘），或感觉神经元树突接近终末处（如起始郎飞结处）是产生冲动的部位，在这里局部反应引起冲动。③传导冲动部位，即形成神经纤维的部分。④释放化学物质部位，主要是轴突终末释放化学递质，某些神经元胞体或轴突终末能释放生物活性物质（如神经激素）。

二、神经元间的信息传递

神经元间的信息传递主要通过化学突触的化学传递完成，除此之外还存着非突触化学传递的形式。

（一）突触的分类与结构

突触（synapse）是两个神经元之间相互接触处形成的特殊结构，是神经元间传递信息的部位。形成突触的

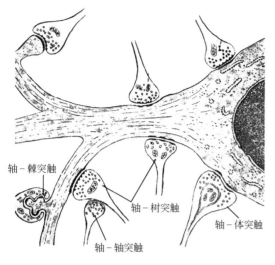

图5-29　突触的类型

两神经元中，传出信息的神经元被称为突触前神经元，接受信息的神经元被称为突触后神经元。

1.突触的分类

（1）根据突触形成部位分类　见图5-29。

① **轴-树型突触**。指一个神经元的轴突末梢与下一个神经元的树突形成突触。

② **轴-体型突触**。指一个神经元的轴突末梢与下一个神经元的胞体形成突触。

③ **轴-轴型突触**。指一个神经元的轴突末梢与下一个神经元的轴突末梢形成突触。

此外，在中枢神经系统中还存在有树-树型、体-体型、体-树型及树-体型等多种形式的突触联系。近年来还发现，同一个神经元的突起之间还能形成轴-树型或树-树型的自身突触。

（2）根据信息传递方式分类

① **化学性突触**。指依靠突触前神经元释放化学递质作为媒介来影响突触后神经元的突触。

② **电突触**。指依靠突触前神经元的生物电和离子交换直接传递信息来影响突触后神经元的突触。这种突触是神经元间的缝隙连接。

（3）根据对突触后神经元的影响分类

① **兴奋性突触**（excitatory synapse）。突触的信息传递使突触后神经元变得易于兴奋（即易化）。

② **抑制性突触**（inhibitory synapse）。突触的信息传递使突触后神经元产生抑制现象。

2.突触的结构

（1）化学性突触　突触由突触前部、突触间隙和突触后部三部分构成（图5-30）。突触前、后部彼此相对的细胞膜分别称**突触前膜**与**突触后膜**。在电子显微镜下可以观察到，突触前部为膨大的球状小体，故又称**突触小体**，突触处两神经元的细胞膜并不融合，而是有一定的间隙，宽200～500Å，称为**突触间隙**。突触前膜和突触后膜都要比一般的神经元细胞膜略厚，是特化的细胞膜。在突触小体内含有较多的线粒体和大量的囊泡，后者称**突触囊泡**。突触囊泡内含有**化学递质**（又叫**神经递质**）。突触后膜上有递质的受体，能与相应的递质特异性地结合。

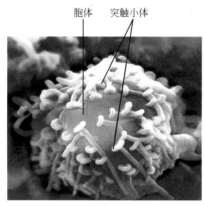

(a)突触扫描电镜像

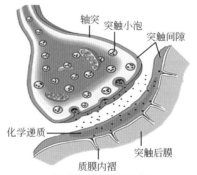

(b)突触超微结构模式图

图5-30　突触的结构

（2）电突触　电突触的结构基础是缝隙连接。在哺乳动物脑内发现的树-树、体-体突触都是电突触，由于缝隙连接可以使形成突触的两神经元互相交换离子，所以电突触电阻很低，一神经元的膜电位波动可以直接传递到另一神经元。电突触的功能可能是促进不同神经元产生同步性放电。电传递的速度快，几乎不存在潜伏期。

（二）化学性突触的信息传递

1.突触的信息传递过程

化学性突触信息传递的连续过程可分成以下五个过程。

① 神经冲动传到突触前部，突触前膜去极化，触发前膜中的 Ca^{2+} 通道开放，一定量的 Ca^{2+} 顺浓度差流入突触前部。

② 在 Ca^{2+} 的作用下一定数量的突触囊泡与突触前膜融合后破裂，将内含的化学递质释放到突触间隙。

③ 被释放的递质到达突触后膜，与位于后膜上的特异性受体结合，触发受体改变构型，导致突触后膜某些受体耦联离子通道开放。

④ 某些特定离子沿各自浓度梯度流入或流出突触后部，导致突触后膜产生电位波动，称**突触后电位**。这种离子流所造成的净电流如果使突触后膜出现去极化变化，则突触后神经元兴奋性提高，即易化，有可能使突触后神经元产生兴奋，称**兴奋性突触后电位**（EPSP）；如果这种离子流所造成的净电流使突触后膜出现超极化变化，则突触后神经元的兴奋性下降，即产生了抑制，称**抑制性突触后电位**（IPSP）。

⑤ 突触的传递发生效应以后，神经递质便迅速地被分解或被重吸收到突触前部，以保证传递效应的及时终止。

2. 突触传递的总和效应

中枢化学突触传递表现的特征与神经-肌肉接头的信息传递有许多相同之处，如单向传递、突触延搁、对内环境变化的敏感性和易疲劳性。与神经-肌肉接头的信息传递不同的是中枢化学突触的信息传递具有总和效应。

一个神经元或一个神经元的某个部分同时或短时间内连续接收到多个突触的信息传递，也或者在短时间内接收到同一个突触连续的信息传递，如果都是兴奋性突触，产生的都是兴奋性突触后电位，则这些兴奋性突触后电位会互相叠加，产生一个较大的兴奋性突触后电位；如果这些突触都是抑制性突触，产生的都是抑制性突触后电位，同样也互相叠加，产生一个较大的抑制性突触后电位；如果有些是兴奋性突触，产生兴奋性突触后电位，有些是抑制突触，产生抑制突触后电位，则兴奋性突触后电位与抑制性突触后电位互相抵消，突触后神经元电位变化的总趋势取决于这两种突触后电位的代数和，这种现象称为**突触传递的总和效应**。这个过程实际上是神经元对神经信息的整合过程。如果是神经元短时间内对同一突触连续信息传递的总和，称为**时间总和**。如果是对多个突触信息传递的总和，则称为**空间总和**。神经元对信息的整合是神经系统对信息整合的一个关键内容。

（三）非定向性突触传递

非定向性突触是在研究交感神经对平滑肌、心肌的支配方式时发现的。交感神经末梢处有串珠状膨体并穿行于平滑肌、心肌纤维之间，膨体内有神经递质。当神经冲动抵达膨体时，递质从膨体释放出来，通过弥散作用到达效应器细胞的受体，使效应器细胞产生效应。这种非定向性突触化学传递使交感神经的效应更加广泛，这与交感神经的功能特征是相适应的。越来越多的实验证明，中枢内单胺类神经纤维都是通过非定向性突触传递信息的，如一些5-羟色胺能纤维、黑质多巴胺能纤维、大脑皮质内去甲肾上腺素能纤维等。

非定向性突触化学传递与经典突触性化学传递相比，有下列几个特点：①不存在突触前部与突触后部对应性的特化结构。②不存在"一对一"的支配关系，即一个膨体能支配较多的效应器细胞。③膨体与效应细胞间的距离至少在200Å以上，距离大的可达几个微米。④递质的弥散距离大，因此传递花费的时间可大于1s。⑤递质弥散到效应细胞时，能否发生传递效应取决于效应细胞膜上有无相应的受体存在。

化学递质的发现与化学递质

1921年，德裔美国生理学家Otton Loewi发现，刺激迷走神经可以使搏动的心脏产生抑制效应，从被抑制的心脏中提取的灌流液也可以使正常搏动的心脏受到抑制。

Otton Loewi的实验是这样的，他先分离出支配蛙心的迷走神经，并制备了装有斯氏插管的离体蛙心。在插管内放入任氏液（一种两栖类动物生理代用液）使心脏搏动一段时间后取出插管中的任氏液保存，在插管中再加入新的任氏液，刺激迷走神经，结果蛙心的心率和振幅都有所下降，停止刺激，取出管中的任氏液保存。等到蛙心搏动恢复正常后依次加入第一和第二次保存的任氏液，结果加入第一次的任氏液时蛙心跳动正常，当加入第二次保存的任氏液时蛙心的心率和振幅就都有所降低。于是Otton Loewi认为一定是在刺激迷走神经时，迷走神经产生一种使心跳减缓的物质，称迷走神经物质，后来证明是乙酰胆碱（acetylcholine，ACH）。

现在已经被公认确定为化学递质的除乙酰胆碱外，还有儿茶酚胺类（包括去甲肾上腺素、肾上腺素和多巴胺）、5-羟色胺（5-HT）、氨基酸（包括谷氨酸、γ-氨基丁酸和甘氨酸）等。

作为一种确定的化学递质，需具备的基本条件如下。①生物合成，在神经末梢有合成递质的酶系统，在酶的作用下完成递质的合成过程。②囊泡储存，神经末梢内储存的递质集中在囊泡内，以防止被胞质内其他酶破坏。③释放，当神经冲动来临时，神经末梢内合成的递质就自突触前膜释放，进入突触间隙。④作用于受体，递质通过突触间隙，作用于突触后膜上的特异性受体，引起突触神经元或效应器膜的电位变化。⑤失活或移除，化学递质发挥效应后，其作用应迅速终止，才能保证突触传递的灵活性。作用的终止有不同的方式，如被酶所破坏（失活）、被突触前膜或后膜所摄取等。

三、反射活动的规律

（一）反射的概念及反射弧的组成

19世纪30年代，反射的概念已成为生理学的基本概念。对反射活动作出卓越贡献的科学家是英国的谢灵顿（C.S.Sherrington，1857—1952）和俄国的巴甫洛夫（Pavlov Ivan Petrovich，1849—1936）。

反射是指在中枢神经系统参与下机体对体内、外环境刺激所做出的规律性应答。反射的结构基础是**反射弧**，由5个部分组成，分别是感受器、传入神经、神经中枢、传出神经和效应器（图5-31）。当一定的刺激作用于感受器时，感受器便发生兴奋，并以神经冲动的方式经传入神经传向相应的神经中枢，通过中枢对信息的分析与综合，作出一定的反应。如果中枢发生兴奋，其冲动沿传出神经到达效应器，效应器便会发生反应（肌肉收缩、腺体分泌等）。如果中枢发生抑制，则中枢原有的传出冲动减少或停止。如果反射弧中任何一环被中断，反射活动将不能发生。在反射活动过程中，神经中枢的活动是关键，它决定了反射的性质、形式与强度。

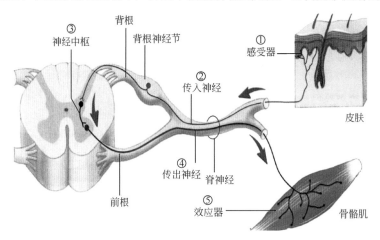

图5-31　反射弧的组成

神经中枢是指调节某一特定生理功能的中枢神经元群，如呼吸中枢、血管运动中枢等。参与某一反射活动的神经中枢也称为该反射的反射中枢。一般地说，简单的反射，其反射中枢的范围较窄，如膝跳反射的中枢在腰髓；而调节复杂生命活动的反射中枢，其范围则很广泛，如呼吸中枢分布于延髓、脑桥、下丘脑以至大脑皮质等部位。

神经中枢可人为地分成两部分：一是**基本中枢**（或称**低级中枢**），这部分中枢直接与感受器和效应器相联系，是完成反射活动的最基础结构；二是**调节性中枢**（或称**高级中枢**），是对基本中枢起调节作用的中枢，这部分中枢往往与更多的神经中枢有着广泛的联系。在没调节性中枢存在下，反射活动也能发生，但往往反射效应的质量较差，不能满足生理需要。而没有基本中枢的存在，反射活动根本不能发生。

有的反射弧没有外周感受器和传入神经，中枢某特殊部位（或结构）具有接受刺激作用，中枢直接接受刺激引起反射活动。有的反射弧没有传出神经，神经中枢的反射信息由神经元分泌的激素传送到效应器。有的反射弧其传出神经所连的效应器并不是产生最终反射效应的效应器，而是内分泌腺，中枢的传出冲动到达内分泌腺后，引起其分泌激素，该激素作用于其靶器官后才产生反射活动的最终效应。

（二）中枢神经元间的联系方式

中枢神经系统内神经元的数目巨大，神经元之间的联系非常复杂，神经元间的联系是中枢神经对信息分析、整合的基础。归纳起来它们的联系形式主要有以下几种，见图5-32。

1. 辐散

一个神经元的轴突可以通过分支与许多神经元建立突触联系，称为辐散［图5-32（a）］。传入神经元的纤维进入中枢后，主要以辐散形式与其神经元发生突触联系。这种联系方式可使一个神经元的兴奋引起许多神经元同时兴奋或抑制，形成兴奋或抑制的扩散。

2.聚合

一个神经元的胞体和树突表面与许多神经元形成突触联系，称为聚合［图5-32（b）］。传出神经元与其他神经元的突触联系，主要是聚合方式。这种联系方式可使许多神经元的兴奋或抑制作用聚合在一个神经元，使信息在一个神经元上得到整合。

3.链锁状与环状联系

中间神经元之间的联系复杂，形式多样，有的形成环状，有的呈链锁状［图5-32（c）］。在链锁状与环状联系中，辐散和聚合同时存在。兴奋通过链锁状联系，在空间上扩大其作用范围。兴奋通过环状联系时［图5-32（d）］，由于环路中神经元的性质不同而表现出不同的效应。如果环路中各神经元间的突触联系都是兴奋性突触，由于兴奋反复在环路中传导，导致兴奋活动时间延长。如果环路中存在抑制性中间神经元，则兴奋经过环状联系时将使原来的神经元活动减弱或及时终止。

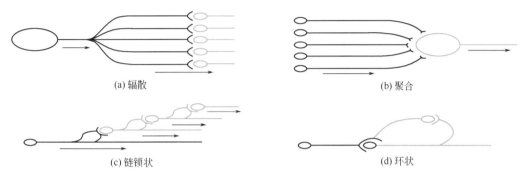

(a) 辐散　　　　　　　　　　　　　　　　(b) 聚合

(c) 链锁状　　　　　　　　　　　　　　　(d) 环状

图5-32　中枢神经元间的联系形式

（三）反射活动的协调

1.交互抑制

一个反射的兴奋过程会引起另一个反射活动的抑制，这种现象称交互抑制。例如，当一肢体的屈肌收缩时，该肢体的伸肌则松弛，这是由于同一刺激所引起的传入冲动一方面使屈肌中枢发生兴奋，另一方面则通过中间神经元抑制伸肌中枢（图5-33）。人行走时，左右腿交替行动，相应的中枢也存在着交互抑制的协调关系。

2.扩散

一个中枢兴奋增强时，兴奋会扩散到其他中枢，引起更广泛的反射效应。如脊蛙反射实验中，刺激蛙下肢趾端皮肤会引起屈踝反射，如果刺激强度增大，不仅引起屈踝反射，还会引起屈膝反射，甚至引起屈髋反射。

3.反馈调节

当一个反射发生时，反射效应会刺激新的感受器，传入信息会引起原反射效应的加强或减弱。例如，在排尿反射中，膀胱逼尿肌收缩，尿液经尿道排出，尿液刺激了尿道内的感受器，传入冲动使中枢兴奋加强，最终使膀胱逼尿肌的收缩进一步增强，直至尿液排

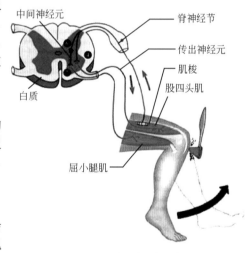

图5-33　交互抑制环路图

尽，这样的调节是正反馈调节；当血压升高时，可以通过刺激主动脉弓和颈动脉窦的压力感受器反射性地引起有关的传出神经元发放神经冲动，使心跳减慢和小血管舒张，于是血压就降低了，这样的反馈调节是负反馈。

第四节 ▶ 神经系统的感觉功能

当机体受到刺激时，感觉器将刺激信息转化为神经信息传入中枢，最后到达大脑皮质，这些信息在中枢内不同层次被分析、整合，最后产生相应的**感觉**（feeling）。感觉是客观事物在人脑的主观反映，感觉的产生带着人的主观色彩。关于感觉产生的机制目前还了解得太少，本节主要讨论感受器感受刺激的生理特征、感觉信

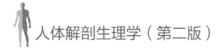

息的传入通路以及大脑皮质对感觉信息的管理特征。

一、感觉与感受器的分类

感觉的分类方法有多种，临床上根据参与产生感觉的感受器位置不同将感觉分为以下四种。①**特殊感觉**，参与产生感觉的感受器位于头面部的感觉器内。如视觉、听觉、嗅觉、味觉、位置觉等。②**皮肤感觉**，参与产生感觉的感受器位于皮肤。如皮肤触觉、压觉、痛觉、冷觉、温觉等。③**深部感觉**，又称**本体感觉**，参与产生感觉的感受器位于关节、肌肉、肌腱等，如肢体位置觉、肌肉负荷觉、深部压觉与痛觉等。④**内脏感觉**，参与产生感觉的感受器位于心血管与内脏。如内脏压觉、内脏痛觉等，饥饿、恶心感觉等也被归为此类。皮肤感觉与深部感觉又统称为**躯体感觉**。

感受器的分类法也有多种，比较常用的是根据感受器的位置分类与根据感受器接受刺激的性质分类。根据感受器的位置将感受器分为四类：①**外感受器**，即指位于皮肤的感受器，接受作用于体表的环境变化信息。②**距离感受器**，主要是指位于头部的听觉、嗅觉、视觉感觉器，感受离机体一定距离的环境变化信息。③**本体感受器**，即位于肌肉、关节、肌腱的感觉器以及前庭感受器，感受机体本身运动状态和空间位置等信息。④**内脏感受器**，即位于内脏和心血管处的感受器。

根据感受器接受刺激的性质不同可将感受器分为温度感受器、光感受器、位置觉感受器、声感受器、压力感受器、痛觉感受器、化学感受器等。

二、感受器的一般生理特性

感受器接受刺激产生传入冲动的过程中表现为以下共同的特征。

1.感受器具有各自的适宜刺激

感受器只对某特定的刺激最敏感，如视网膜只对一定波长的光波最敏感，听觉感觉器只对一定频率的声波最敏感，压觉感受器只对机械压力最敏感，痛觉感受器只对损伤性刺激最敏感，温度感受器只对温度变化最敏感。感受器最敏感的刺激称为这种感受器的**适宜刺激**（adequate stimulation）。感受器具有适宜刺激是感受器高度分化的结果，是神经系统对环境变化分析的基础。

2.感受器的换能作用

感受器接受刺激后，首先的变化是产生电位波动，当这种电位波动达到一定程度后，引起传入神经产生动作电位而传向中枢。感受器接受刺激后产生的电位波动称为**感受器电位**（receptor potential）。感受器电位是一种局部电位，能随刺激强度增强而增加，并具有总和效应，连续的刺激会使每次刺激产生的感受器电位总和起来，形成更大幅度的感受器电位。感受器电位是感觉神经纤维产生传入冲动的基础，感受器电位达到一定程后便引起传入神经纤维产生冲动传向中枢，只要感受器电位不消失，传入神经纤维便会一次又一次地产生冲动传向中枢，因此持续的刺激往往引起传入神经纤维产生连续的冲动传入中枢。感受器将不同的刺激能量转换为电变化的过程称为**感受器的换能作用**。

3.感受器的阈值

若使感受器产生传入冲动，刺激必须达到一定的量，引起感受器兴奋的最小刺激强度称为感受器的**阈值**或**阈强度**。感受器也有一定的**时间阈值**，即引起感受器兴奋的刺激必须达到一定时间。感受器的阈值也是神经系统分析环境变化的基础，神经系统只对达到一定强度和一定时间的环境变化发生反应。

4.感受器的适应现象

当感受器受到持续的恒定强度刺激时，许多感受器对原刺激强度敏感性降低，即产生的感受器电位幅度降低，向中枢传入冲动的频率降低，这种现象称为**感受器的适应**（adaptation）。不同感受器产生适应现象的时间和程度是有差别的，为此把感受器分为**快适应感受器**与**慢适应感受器**。

快适应感受器对持续恒定强度的刺激适应较快，如嗅觉感受器、压力感受器、触觉感受器、温度感受器。感受器的快适应具有重要的适应意义，使感受器能更好地接受更强的刺激，有利于神经系统对环境变化的分析。慢适应感受器在受到持续恒定强度刺激时，能持续向中枢传入同频率的冲动，如视觉感受器、颈动脉体与主动脉体化学感觉器、主动脉弓与颈动脉窦血压感受器、肌梭等。慢适应感受器的活动有利于神经系统分析到刺激的持续存在，对体内的某些器官的活动产生紧张性的调节。如颈动脉窦与主动脉弓血压感受器不断地向中枢报告血压信息，使心血管中枢对心血管活动进行紧张性的调节。

5.感受器的编码作用

感受器在进行换能作用的同时，还把刺激的强度、刺激时间和刺激性质等信息也转移到传入神经的动作电位序列中，中枢神经通过分析传入神经传入的动作电位序列所包含的信息，而获得对刺激强度、刺激时间、刺激性质等方面的认识，这种现象称为**感受器的编码作用**。感受器的编码作用是感受器对刺激信息的一种分析作用。

现在对感受器编码作用的了解还很少，比较肯定的是，刺激强度信息是通过传入冲动频率与参加传入冲动的纤维数目而编码的（图5-34）。

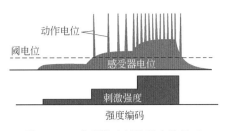

图5-34 感受器对刺激强度的编码

三、感受信息的传入通路

感受器产生的神经信息传入中枢，一方面通过中枢的分析整合，引起反射活动；另一方面通过几个中间神经元接替传到大脑皮质，最后的接替神经元在丘脑。上行传入通路可分为两个系统：一是最后经丘脑的感觉接替核发出纤维投射到大脑皮质的特定感觉区，在大脑产生相应的感觉；二是经过丘脑板内核群发出纤维投射到大脑皮质的广泛区域。前者称**特异性投射系统**，后者称**非特异性投射系统**。

（一）特异性投射系统

内脏感受器传入的冲动可能大部分不上行到大脑皮质，所以有意识的内脏感觉相对较少，上传信息在中枢部的通路也不很清楚。听觉、视觉信息的上传路径在第六章感觉器讨论。这里仅讨论头面部与躯干、四肢的深、浅感觉信息上传到大脑皮质的通路。

1.躯干、四肢意识性本体感觉传入通路

肌肉、关节内感受器（包括肌肉长度、张力和关节内压觉感受器）产生的感觉信息，经三级神经元传递，到达大脑皮质的躯体感觉代表区，产生位置觉和运动觉等。皮肤精细触觉的传入也走在这个通路内。通路的第一级神经元胞体位于脊神经节，其中枢突进入脊髓白质后索薄束和楔束，薄束与楔束上行终止于延髓背面的薄束核与楔束核。第二级神经元为薄束核与楔束核的神经元，其轴突绕过中央管腹侧交叉到对侧上行，组成内侧丘系，内侧丘系止于丘脑腹后外侧核。第三级神经元为丘脑腹后外侧核的神经元，其轴突组成丘脑皮质束，经内囊投射到大脑皮质中央后回的中、上部和中央旁小叶后部，也投射到中央前回中、上部，见图5-35。

2.躯干四肢浅感觉传入通路

躯干、四肢皮肤感受器（包括温度觉、粗略触觉、压觉和痛觉感受器）感受的信息，经三级神经元传递，最后到达大脑皮质的躯体感觉代表区，产生温度觉、粗略触觉、压觉和痛觉等。第一级神经元胞体位于脊神经节，其轴突进入脊髓灰质止于后角固有核。第二级神经元为后角固有核的神经元，其轴突经白质前连合交叉至对侧，组成脊髓丘脑束，上行止于丘脑腹后外侧核。第三级神经元为丘脑腹后外侧核神经元，其轴突组成丘脑皮质束，经内

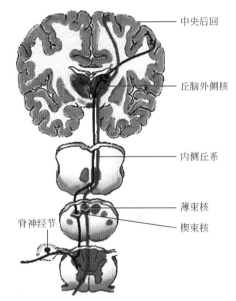

图5-35 意识性深感觉传导通路

囊投射到大脑皮质中央后回中、上部和中央旁小叶的后部，见图5-36（a）。

3.头面部浅感觉传入通路

头面部皮肤感受器产生的感觉信息，经三级神经元传入大脑皮质躯体感觉代表区，产生相应的感觉。第一级神经元胞体位于三叉神经节，其轴突沿三叉神经进入脑干，终止于三叉神经感觉核。第二神经元是三叉神经感觉核神经元，其轴突越过中线交叉到对侧组成三叉丘系，上行止于丘脑腹后内侧核。第三级神经元为丘脑腹后内侧核神经元，其轴突组成丘脑皮质束，经内囊投到大脑皮质中央后回下部，见图5-36（b）。

（二）非特异性投射系统

非特异投射系统是特异性投射系统发出的旁支，在感觉信息上传通路中，第二级神经元的部分纤维或侧支进入脑干网状结构，经多次换元后到达丘脑，在丘脑网状核广泛联系后，由丘脑板内核群弥散地投射到大脑皮

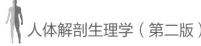

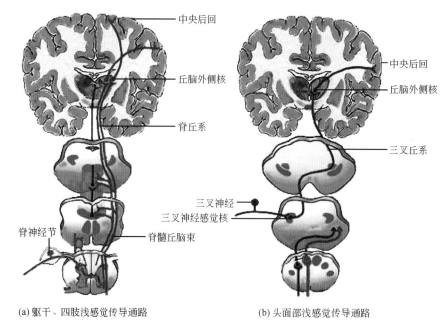

(a) 躯干、四肢浅感觉传导通路 (b) 头面部浅感觉传导通路

图5-36 浅感觉传导通路

质的广泛区域（图5-37）。这个上行传入系统是许多感觉器（除嗅觉感受器外）共同的传入通路，与感觉产生无直接的联系，而是在维持大脑皮质的兴奋性，使人处于清醒状态方面起重要作用，故又被称为**上行激活动系统**（ascending activating system）。

四、大脑皮质感觉分析功能

大脑皮质是对感觉信息进行分析的最高级中枢。大脑皮质感觉代表区是对感觉信息进行分析整合的重要部位。各种感觉代表区在管理感觉信息中表现出一些共同特点，其中躯体感觉代表区最为典型，主要有以下几个方面：①对侧管理，每侧躯体的传入信息只投射到对侧大脑皮质感觉代表区。②具有精细的功能定位，躯体各部位的感觉信息只投射到躯体感觉代表区的特定部位，大脑皮质对躯体感觉信息的管理是点对点的管理，接受躯体某部位感觉信息的区域称该部位的**感觉代表区**。躯体各部位感觉代表区具有规律的空间分布，即与人体结构对应性的分布规律，如果在中央后回上划出躯体各部位的感觉代表区的界线，则在中央后回上呈现一个倒立的人影（图5-38）。③躯体各部位的感觉代表区的大小与其所管理部位的感觉灵敏程度呈正相关，而并不与管理部位的面积呈正相关，如手、口部感觉灵敏，其感觉代表区面积较大。

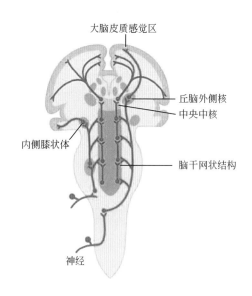

图5-37 非特异性投射系统示意图

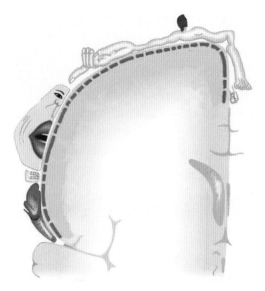

图5-38 大脑皮质感觉代表区

第五节 ▶ 神经系统对躯体运动的调节

躯体运动指骨骼肌收缩与舒张完成的运动，骨骼肌收缩与舒张可表现为两种运动，一是维持姿势的运动，维持姿势并不表现为明显的位移，而是肌张力的维持与变化，维持姿势有利于身体平衡；二是具有明显位移的运动，即平常所说的运动。姿势与位移运动是密切联系的，姿势是一切位移运动的起点与终止，每一种位移运动都是在某个姿势的基础上发生的，运动过程反映了机体不同姿势的变化。在位移运动过程中原有的身体平衡被打破，新的平衡得以建立。神经系统通过发动骨骼肌运动和调整肌张力，而达到既完成适应环境变化的位移运动，又能在姿势变化中维持身体平衡。不同部位的中枢对姿势和位移运动的调节作用是不相同的。

一、脊髓对躯体运动的调节

（一）脊髓运动神经元

脊髓灰质前角有α和γ两类躯体运动神经元，α神经元支配梭外肌，梭外肌收缩是躯体运动的主要动力来源。每个α神经元与其所支配的骨骼肌纤维组成一个**运动单位**。γ神经元支配梭内肌，其功能是通过引起梭内肌收缩调节肌梭对牵张刺激的敏感性，参与对肌张力的调节。

脊髓是许多躯体运动反射的基本中枢，所谓基本中枢是指直接与感受器和效应器相联系的中枢，它是完成反射活动的基础结构。脊髓灰质前角的躯体运动神经元就是这些基本中枢的关键神经元。

（二）脊休克

在动物实验或临床上发现，人或动物高位脊髓横断后，断面以下脊髓所管理的反射活动暂时严重减弱或丧失，这种现象称**脊休克**（spinal shock）。脊休克也包括内脏反射的减弱与丧失。脊休克是暂时现象，一定时间后各种脊髓反射可逐渐恢复。恢复的快慢与种族进化程度有关：低等动物恢复快，高等动物恢复慢。如蛙仅数分钟，狗需数天，人则需要数周至数月才能逐渐恢复。恢复的快慢与反射弧的复杂程度有关：简单的反射恢复快（如屈反射、腱反射等）；复杂的反射恢复慢（如对侧伸肌反射等）。人类发生脊休克恢复后，排便排尿反射由原先的潴留变为失禁。

脊休克现象说明了两个问题：①脊髓有潜在地独立完成反射活动的能力，当脊休克恢复后，在没有上位中枢存在情况下，仍能完成各种反射活动。②脊髓的正常功能的发挥依赖于上位中枢的"启动"作用，也依赖于上位中枢的调节。在突然失去上位中枢的情况下，脊髓会失去其反射功能。脊休克恢复后，在没有上位中枢调节的情况下完成的反射活动，不能很好地满足生理需要。

（三）脊髓反射

1.牵张反射

所谓**牵张反射**（stretch reflex）是指某肌肉受到外力牵拉时，会引起受牵拉肌肉收缩的反射效应。牵张反射有两种类型：一是腱反射，二是肌紧张。

（1）**腱反射**（Tendon reflex） 指快速牵拉肌肉引起的牵张反射，是一种位相性牵张反射，可使肌肉与其附着的骨产生快速位移，在实验中或临床上由叩击肌腱引起，故名腱反射。例如在膝关节半屈曲时，敲击膝盖下方的髌韧带，使股四头肌受到牵拉，结果股四头肌发生快速收缩，使小腿前踢，临床上称**膝跳反射**（图5-39）。又如叩击跟腱以牵拉小腿三头肌，则引起小腿三头肌快速收缩，表现踝关节跖屈，临床上称**跟腱反射**。腱反射是一种保护性反射，其意义是通过快速的收缩对抗快速的牵拉刺激，以防肌肉因过度伸长而损伤。

（2）**肌紧张**（muscle tonus） 指肌肉受到缓慢而持续地牵拉刺激时引起肌张力增高的牵张反射。肌紧张是一种紧张性的牵张反射，肌肉的收缩是紧张性的，肌肉内一些运动单位进行交替性收缩，由于运动单位的收缩不是同步性的，所以主要表现在肌肉上的张力增加，而不是快速的位移。肌紧张是正常人体骨骼肌普遍存在的一种现象，全身各块骨骼肌都保持一定的肌张力，通常只有在睡眠时全身的肌张力才显著降低。肌紧张是一种对抗持续牵拉的一种反射活动，对于维持躯体的姿势非常重要，如人直立姿势时，由于重力的影响，头将向前倾，胸和腰不能挺直，髋关节、膝关节、踝关节也将屈曲，但由于脊柱的前屈和髋关节、膝关节、踝关节的屈曲持续牵拉了骶棘肌、臀大肌、股四头肌、小腿三头肌等，使它们产生了较强的肌紧张反射效应，增加了这些肌肉的肌张力，正好能对抗重力的牵拉，使身体维持直立姿势。

（3）**牵张反射的反射弧** 牵张反射的感受器是肌肉内的肌梭，效应器是受牵拉肌肉本身，传出神经元主要是α神经元（图5-40）。

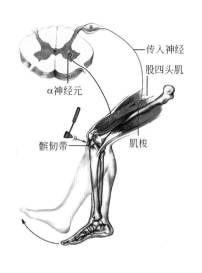

图5-39 膝跳反射示意图

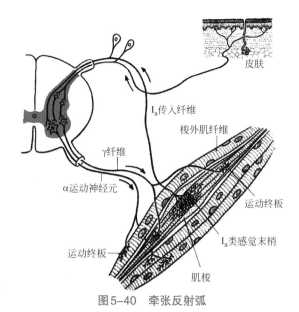

图5-40 牵张反射弧

腱反射与肌紧张反射的反射中枢略有不同，肌紧张反射的中枢是多突触联系的，即传入神经元通过多个中间神经元与运动神经元相联系；而腱反射中枢是单突触联系的，即传入神经元与传出神经元直接形成突触联系。

腱反射与肌紧张反射的感受器虽然同是肌梭，但感觉神经元也有所不同。在肌梭内有两种感觉神经末梢，一是较粗的 A_α 纤维的末梢，呈螺旋状缠绕在梭内肌纤维上，这种神经末梢对动态的牵拉较敏感，当牵拉力增大时，会发生高频放电，当牵拉力维持在一定水平时，则转为低频放电，即具有快适应特征；二是较细的 A_β 纤维的末梢，呈花枝状分布于梭内肌纤维近中段处，A_β 纤维末梢对静态的牵拉具有较好的敏感性，即用恒定不变的力牵拉肌肉时，它的放电频率基本不变。一般认为这两种传入神经的纤维都是肌紧张反射的感觉神经纤维，但腱反射更依赖于 A_α 传入纤维。

（4）**γ环路活动**（γ loop activation） 支配梭内肌的运动神经元是脊髓灰质前角γ神经元，γ神经元兴奋时引起梭内肌收缩，结果梭内肌的张力增加，这犹如肌肉被牵拉一样会引起肌梭感觉神经末梢易化或引起冲动传入，这都会造成肌紧张反射效应增强，即肌张力提高。γ神经元的活动受传入冲动的影响和各躯体运动中枢的调节。γ神经元传出冲动增加时，肌紧张反射活动加强，肌张力提高；相反，γ神经元传出冲动减少时，肌紧张反射活动减弱，肌张力降低。这种γ神经元活动决定α神经元活动的环路称为γ环路活动。

一般认为各部躯体运动中枢对肌张力的调节大多是通过调节 γ 环路活动而实现的。

2.屈肌反射与对侧伸肌反射

当一侧肢体受到伤害性刺激时，会发生受刺激侧肢体屈曲的反射，这称为**屈肌反射**（flexor reflex）。屈肌反射的意义是使肢体离开伤害性刺激，具有保护性意义（图5-41）。

当受到的伤害性刺激较强时，则会在受刺激侧肢体产生屈肌反射的同时，出现对侧肢体伸直的反射活动，称为**对侧伸肌反射**（crossed extensor reflex）。对侧伸肌反射也是一种姿势反射，具有维持身体平衡的作用，在机体一侧肢体受损伤屈曲时，使对侧肢体伸直以支持体重。

二、脑干对躯体运动的调节

脑干也是一些躯体反射的基本中枢，同时脑干还有一些调节肌张力的较高级中枢，这些中枢与小脑、大脑等中枢有密切的联系。

（一）脑干网状结构对肌张力的调节

脑干网状结构中具有抑制肌紧张及运动的区域，称为**抑制区**；还有加强肌紧张及运动的区域，称为**易化区**。抑制区较小，位于延髓尾端网状结构的腹内侧部分，电刺激该区抑制牵张反射，也能抑制刺激大脑皮质运动区所引起的骨骼肌运动。易化区较大，分布于广大脑干中央区域，包括延髓网状结构的背侧部分、脑桥与中脑的背侧，直到丘脑及下丘脑。目前认为脑干网状结构抑制区几乎没有内源性活动，它是上位中枢与脊髓联系的中继站，它的活动依赖于大脑皮质运动区和纹状体等部的始动作用，也受小脑前叶等部的易化作用。易化区也受丘脑下部、苍白球以及小脑前叶两侧易化作用（图5-42）。

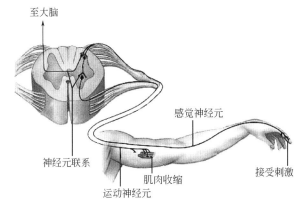

图5-41 屈肌反射示意图

至大脑

感觉神经元

神经元联系

肌肉收缩

运动神经元

接受刺激

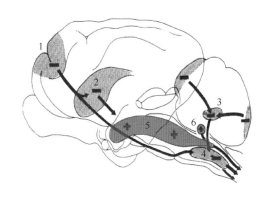

图5-42 脑干网状结构易化区与抑制区

1—大脑皮质；2—尾状核；3—小脑；4—网状结构抑制区；
5—网状结构易化区；6—前庭-脊髓通路

脑干网状结构易化区与抑制区的活动经网状脊髓束下行，与脊髓前角的γ运动神经元联系。抑制区抑制γ运动神经元的活动，引起抗重力肌的肌张力降低；易化区则加强γ运动神经元的活动，从而增加抗重力肌的肌张力。

脑干网状结构易化区与抑制区的活动是既对立又统一的活动，在调节全身骨骼肌的紧张性和完成各种运动过程中具有重要作用。在实验中，在猫中脑上、下丘之间切断脑干，猫立刻出现全身肌紧张加强，四肢强直，脊柱反张后挺现象，此称为**去大脑僵直**。这是因为切断了大脑皮质抑制区、尾状核与脑干网状结构的联系，使脑干网状结构失去了"启动"作用，而活动大大减弱，使脑干网状结构易化区的活动占了优势，结果全身伸肌肌张力增加，而称为去大脑僵直。

（二）脑干对姿势反射的调节

姿势反射（postural reflex）是指机体通过调节肌张力或发动运动维持姿势与改变姿势的反射。姿势反射种类很多，肌紧张反射、对侧伸肌反射就是具体的姿势反射。基本中枢位于脑干的姿势反射主要是状态反射与翻正反射。

1.状态反射

当头部的空间位置或头部与躯干的相对位置变化时，引起躯体肌紧张发生变化的反射，称状态反射（attitudinal reflex）。状态反射包括迷路紧张反射和颈紧张反射。

（1）**迷路紧张反射**（tonic labyrinthine reflex） 是头部空间位置变化时，内耳迷路的位置觉感受器（椭壶腹嵴、圆囊斑和球囊斑）受到刺激而引起的反射活动。反射中枢主要是前庭核。在实验中，让去大脑动物仰卧时，四肢伸肌紧性增高，而取俯卧位时，则伸肌紧张性降低，如再破坏或麻醉内耳，则上述现象不再产生；将蟾蜍放在一张平板上，而后旋动平板，会发现蟾蜍头部会向平板旋转方向相反的方向扭动。我们也都有这样的经验，人坐在前进中的公交车上，一旦突然停车，人因惯性会不自主地向前倾，但几乎同时又出现后仰的动作，这是人向前倾的运动引起了项、背部肌紧张性增强，以对抗前倾，保持身体平衡。由内耳迷路位置觉感受器引起的姿势反射的意义：一是维持与改变姿势，二是在身体突然出现位置变化时，通过调节肌张力对抗这种突然的位置变化，以维持身体平衡。

（2）**颈紧张反射**（tonic neck reflex） 是头部和躯干相对位置变化时，颈上部椎间关节和肌肉中本体感受器受刺激而引起的反射活动。反射中枢位于延髓。在去大脑动物的实验中观察到，当头向一侧扭转时，下颏所指一侧的肢体伸肌肌张力加强；头后仰时前肢伸肌张力增加，后肢伸肌张力降低；相反头前俯时，前肢伸肌张力降低，后肢伸肌张力增加。

2.翻正反射

将猫四足向上从空中落下，猫则可在坠落的过程中自然翻过身来，四肢着地，这称为翻正反射（righting reflex）。用摄像机拍摄猫下落的全过程，而后慢回放，可见猫在下落过程中，头部首先翻转，而后身体跟着翻转。这个过程可能是迷路紧张反射与颈紧张反射的系列反射活动。

三、小脑对躯体运动的调节

小脑在维持身体平衡、调节肌张力和协调肌群运动中起重要作用。

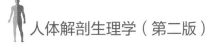

1.维持身体平衡

这主要是古小脑的功能，古小脑通过前庭神经核接受前庭器传来头部空间位置信息，传出冲动经前庭神经核和脑干网状结构下行调节躯干、四肢肌张力和四肢近端肌肉的运动，从而维持身体平衡。古小脑损伤，患者会出现平衡功能失调，表现为步基宽（站立时两脚之间的距离增大），站立不稳，头及躯体震动，步态蹒跚和易跌倒等症状。

2.调节肌张力

这主要是旧小脑的功能。旧小脑通过脊髓来的传导束（脊髓小脑束）接受躯干、四肢本体感觉信息，发出冲动经中脑红核和脑干网状结构下行调节躯干、四肢的肌张力。旧小脑对肌张力的调节有易化和抑制的双重作用，协助大脑对随意运动的控制。旧小脑损伤主要表现为肌张力降低，四肢无力。

3.协调肌群运动

这主要是新小脑的功能，也有旧小脑的功能。新小脑、旧小脑与大脑皮质运动区构成环路联系，通过脑桥核接受来自大脑皮质运动区传来的随意运动信息，也通过脊髓小脑束接受躯干、四肢传来的躯体运动状态信息。大脑皮质向肌肉发出运动信息的同时，也发出信息到小脑，小脑将大脑传来的信息与躯体运动状态信息进行比较，得出偏差信息传送给大脑皮质运动中枢，为大脑皮质提供偏差信息，使大脑皮质重新修正控制肌肉运动的信息。大脑正是不断接受小脑传来的偏差信息，才得以发出精确的运动信号，使机体的运动达到目的。新小脑损伤表现为共济失调，即在运动方向上、运动力量上、运动速度上、运动范围上失去准确性，不能完成精巧的运动。

四、基底神经核对躯体运动的调节

基底神经核在鸟类以下动物是躯体运动的高级中枢，在哺乳动物成为皮质下中枢。基底神经核与大脑皮质保持着环式联系，也与丘脑、中脑、小脑、脑干网状结构等相联系，一方面影响着大脑皮质的活动，另一方面影响着脑干网状结构等躯体运动中枢的活动。基底神经核的主要功能是调节肌张力和协调肌群活动。基底核损伤可能的表现主要有两种。①震颤麻痹，主要表现为全身肌张力增强，随意运动减少，动作迟缓，常有静止性震颤，多出现于上肢。②舞蹈病，主要表现为全身肌张力降低，运动较多，头部与上肢有不自主的舞蹈样动作。

五、大脑皮质对躯体运动的调节

大脑皮质是调节躯体运动的最高级中枢，其运动信号通过大脑皮质发出的锥体系与锥体外系下行通路，最后抵达位于脊髓灰质前角和脑干的运动神经元。

大脑皮质管理躯体运动的区域称运动区，在人和灵长类动物最主要的运动区是中央前回（称第一运动区）和中央前回前方的部分（称运动前区）。运动区控制四肢远端肌肉，在完成精细运动方面起重要作用。运动前区控制躯干和四肢近端肌肉，在完成粗略运动和姿势运动方面起重要作用。运动区在管理躯体运动中表现以下特点：①一侧大脑皮质运动区主要调节和控制对侧的躯体运动，但头面部肌肉多属双侧性支配，咀嚼肌、咽喉肌、眼肌等均受双侧运动区支配。②运动区具有精确的功能定位。一定的运动区支配一定部位躯体和四肢的运动，各部位运动代表区有规律的空间分布，各部位运动代表区在空间方位关系上呈现一种头足倒置式样的排列，如果在运动区把各部位的运动代表区绘出界线，会在中央前回上呈一个倒立的人影。③身体的不同部位在皮质的代表区大小主要取决于所支配部位运动精细、复杂程度，手和头面部的运动精细、复杂程度较高，故占有更大的区域，躯干和四肢近端运动精细、复杂程度较低，故所占的部分较小（图5-43）。

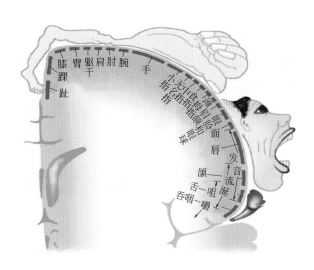

图5-43 大脑皮质运动区

六、运动信息传出通路

大脑皮质运动区通过下行神经元的轴突组成下行传导束将运动信息传到脑干躯体运动神经核（包括特殊内脏运动核）或脊髓灰质前角。下行传导束分为**锥体系**（pyramidal system）与**锥体外系**

（extrapyramidal system）两部分。

1.锥体系及其功能

锥体系分皮质脊髓束和皮质脑干束，皮质脑干束到达脑干躯体运动神经核，皮质脊髓束到达对侧脊髓灰质前角。

（1）**皮质脑干束**　起于中央前回下部，纤维束由内囊下行经大脑脚至脑干，陆续分出纤维大部分止于双侧脑干躯体运动核，而到达面神经核下部和舌下神经核的纤维只来自对侧大脑皮质。脑干躯体运动核发出纤维经脑神经到达头颈部相应的骨骼肌［图5-44（a）］。

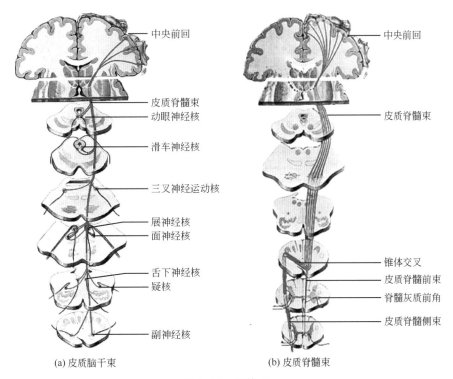

图5-44　锥体系

（2）**皮质脊髓束**　起于中央前回上、中部和中央旁小叶前部，纤维束经内囊下行经大脑脚，到延髓锥体，在锥体交叉处，大部分纤维交叉到对侧组成皮质脊髓侧束，在脊髓侧索内下行，止于对侧脊髓灰质前角，没交叉的纤维在脊髓前索内下行，并逐步交叉到对侧止于对侧脊髓灰质前角。自脊髓灰质前角发出传出神经随脊神经到达所支配的骨骼肌［图5-44（b）］。

皮质脊髓侧束直接与前角的运动神经元（包括γ运动神经元）发生突触联系，主要是支配四肢远端肌肉的神经元，完成精细的运动。皮质脊髓前束通过一个或几个中间神经元间接与前角运动神经元相联系，功能是控制躯干和四肢近端肌肉，完成姿势调节与粗大的运动。

2.锥体外系及其功能

锥体外系是指除锥体系以外的所有控制骨骼肌运动的下行通路。神经系统对于运动的控制和影响不仅仅是通过大脑皮质发出的锥体束，皮质以下的部位，包括基底神经核和脑干的黑质、红核、网状结构及小脑都有下行纤维影响脊髓运动神经元的活动。大脑皮质发出纤维束与基底神经核、丘脑、脑干的红核和黑质、小脑以及脑干网状结构广泛联系后，最后由红核发出红核脊髓束，脑干网状结构发出网状脊髓束下行到脊髓灰质前角。因此锥体外系传导的运动信息是大脑皮质及大脑皮质下运动中枢共同整合的信息。锥体外系功能主要是调节肌张力、协调随意运动和粗略节律性活动。

第六节 ▶ 神经系统对内脏活动的调节

一、内脏运动神经的功能特点

1.双重支配

绝大部分内脏器官既受交感神经支配，又受副交感神经支配，形成**双重支配**（double innervation）。但交感神经分布范围更广泛，几乎全身所有内脏器官都受其支配，某些内脏器官和血管不受副交感神经支配，如肾上腺髓质、汗腺、瞳孔开大肌、竖毛肌、皮肤和内脏的血管等，只接受交感神经支配。

2.紧张性作用

交感中枢和副交感中枢向效应器官紧张性发放冲动，使其支配的效应器经常维持一定的活动状态，这种作用称为**紧张性作用**。自主神经向效应器官发放冲动频率升高时，称为自主神经活动加强，对效应器官的调节作用加强，相反，自主神经向效应器发放冲动频率降低时，称为自主神经活动减弱，对效应器官的调节作用减弱。

3.交感神经中枢与副交感神经中枢相互抑制、协调统一

交感神经与副交感神经对效应器官的调节效应是相互拮抗的。在自主神经双重支配的基础上，内脏器官受神经系统的双向调节，使内脏器官能着活动增强或减弱方向变化，适应不同条件下的生理需要。例如，安静情况下迷走神经（副交感成分）兴奋抑制心脏的活动，使心脏的活动满足安静条件下的生理需要，而在运动状态下，交感神经兴奋使心脏活动加强，这满足机体对血液需求量增加的需要。两种自主神经中枢的相互抑制，使交感神经与副交感神经的活动相互协调统一，交感神经活动加强时，副交感神经活动减弱，而副交感神经活动加强时，交感神经活动减弱。这使内脏活动只能向着增强或者减弱的方向变化。

4.交感神经与副交感神经活动的生物学意义

交感神经的活动效应满足机体在应急状态下的生理需要，而副交感神经维持安静状态下内脏的正常活动，满足安静状态下的生理需要。交感神经与副交感神经的协调活动，既维持了内脏器官在各种状态下生理活动，又使活动的效应满足了各种状态下的生理需要。例如在逃跑或搏斗时，交感神经兴奋，使瞳孔开大，保障视觉敏锐；使气管扩张，保障肺通气加强；使心跳加快，皮肤与内脏血管收缩，血压升高，使血液重新分配，保障肌肉、脑、心等得到充足的血液供应；同时使消化活动减弱，排尿、排便反射抑制，机体活动的重点转移到神经、肌肉上来。相反在安静状态下，副交感神经活动增强，它使机体活动的重点转移到消化吸收食物、排泄废物、恢复体力上。

5.受效应器功能状态影响

如交感神经能使有孕子宫运动增强，而使无孕子宫运动减弱。效应器的功能状态影响自主神经的效应可能与效应器上神经递质的受体变化有关。

二、植物神经的兴奋传递

自主神经初级中枢的传出冲动信息，在自主神经节通过突触联系传递给节后神经元，节后神经元的兴奋再通过自主神经节后纤维与效应器的接头联系传递给效应器，节前神经元与节后神经元、节后神经元与效应间的信息传递都是化学传递。

（一）自主神经的神经递质

1.乙酰胆碱

乙酰胆碱（acetylcholine，Ach）是外周神经末梢释放的一类重要的递质。凡末梢能释放乙酰胆碱作为递质的神经纤维皆称为**胆碱能纤维**。属于胆碱能纤维的有：交感神经和副交感神经节前神经纤维；副交感神经节后神经纤维；支配汗腺、竖毛肌和骨骼肌血管的交感神经节后纤维；躯体运动神经纤维（图5-45）。

2.去甲肾上腺素

去甲肾上腺素（norepinephrine，NE）是外周神经末梢释放的另一种重要的递质。凡末梢能释放去甲肾上腺素的神经纤维皆称为**肾上腺素能纤维**。除支配汗腺、竖毛肌、骨骼肌内血管平滑肌等组织的交感神经节后纤维为胆碱能纤维外，大部分交感神经节后纤维为肾上腺素能纤维。

另外，胃肠**壁内神经丛**（见第十一章消化与吸收）神经元释放的递质是嘌呤类或肽类化合物（如血管活性肠肽等）。

（二）受体

1.乙酰胆碱受体

乙酰胆碱受体又称**胆碱能受体**（cholinergic receptor），可

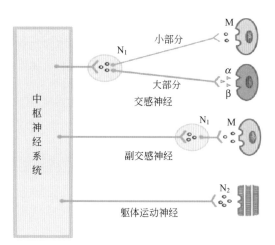

图5-45 自主神经的递质与受体

分为毒蕈碱型、烟碱型两种受体。

（1）**毒蕈碱受体**（muscarine receptor，M受体）　M受体主要分布于副交感神经节后纤维支配的效应器，以及交感神经节后纤维支配的汗腺和骨骼肌内血管平滑肌。因最早发现毒蕈碱能与这类受体结合产生效应，故这类受体被称为毒蕈碱受体。阿托品能与M受体进行竞争性结合，阻断乙酰胆碱的作用，因此阿托品是M受体阻断剂。

（2）**烟碱受体**（nicotine receptor，N受体）　因最早发现烟碱能与这类受体结合产生效应，故称为烟碱受体。N受体又分2个亚型：N_1型受体分布于交感、副交感神经节的突触后膜上，N_1型受体的阻断剂主要有六羟季铵等。N_2型受体分布于骨骼肌的终板膜上，其受体阻断剂主要有十羟季铵等。

2.去甲肾上腺素受体

去甲肾上腺素受体又称**肾上腺素能受体**（adrenergic receptor），该受体是肾上腺素、去甲肾上腺素共同的受体，有α、β两种类型。

（1）**α受体**　又可分为α_1和α_2两种亚型。主要分布于消化道括约肌、瞳孔括约肌、尿道内括约肌、妊娠子宫平滑肌、输精管平滑肌、皮肤与内脏等处血管平滑肌等。α受体被激动后产生的平滑肌效应主要是兴奋，如血管收缩、子宫收缩、瞳孔开大肌收缩等。α受体阻断剂主要有酚妥拉明等。

（2）**β受体**　主要分为β_1和β_2两种亚型。β_1受体分布于心肌，包括窦房结、房室传导系统和普通心肌，其作用是兴奋性的，可使心率加快、心肌传导速度加快、心肌收缩力加强。β_2受体分布于支气管、胃、肠、非妊娠子宫平滑肌和膀胱逼尿肌、骨骼肌血管平滑肌等，作用是抑制性的，使这些平滑肌舒张。β受体阻断剂主要有普萘洛尔（proprandlol）等。

三、各级神经中枢对内脏功能的调节

1.脊髓对内脏运动功能的调节

脊髓是一些内脏反射活动的初级中枢，如血管运动、排尿、排便、发汗和勃起的反射中枢。胸髓节段灰质侧角和骶髓节段骶副交感核是内脏反射初级中枢的主要成分，内脏感觉信息传入脊髓后，通过神经联系最后通过交感神经和副交感神经外周部分传出冲动，完成内脏调节反射。脊髓损伤的患者，在脊休克期间许多内脏反射消失，外周血管舒张，血压下降，排粪困难，出现尿潴留，动物体温不能保持恒定，而随外界温度变化而变化。在脊休克期过去后，上述内脏反射可以逐渐恢复，说明脊髓对内脏活动具有一定的调节能力，但由于失去了高位中枢的控制，这些反射不能完全适应正常生理需要。如患者出现尿失禁现象。

2.脑干对内脏运动功能的调节

脑干中具有许多重要的内脏活动中枢，如延髓中存在着心血管运动、呼吸运动、胃肠运动、消化腺分泌的基本反射中枢。延髓是维持血压稳定的关键部位，从脑桥上方切去上位脑，血压能基本维持在正常水平，而从脑干下端切断，动物血压则不能维持正常水平。延髓网状结构是呼吸节律形成的部位，延髓呼吸中枢与脑桥呼吸中枢的共同作用是维持正常呼吸的基础。在动物实验或临床实践中观察到，如延髓被压迫或受损，可迅速引起呼吸、心跳等生命活动停止。因此延髓历来被认为是**生命中枢**的所在部位。

3.下丘脑对内脏运动功能的调节

下丘脑有自主神经高级中枢之称。下丘脑中有许多神经核团，参与血压、体温、摄食、水平衡和内分泌的调节。

（1）对水平衡的调节　现已证明，引起口渴感觉主要与下丘脑前区有关，有的神经元胞体对NaCl浓度相对升高而发生反应。在山羊下丘脑前部注射微量（少于0.2ml）高渗盐溶液后30～60s内动物开始饮水；损毁此区，饮水锐减。下丘脑视上核与室旁核能合成抗利尿素，下丘脑通过对血浆渗透压变化的感受，调节抗利尿激素的分泌量，继而通过抗利尿素对肾的水排泄进行调节，从而实现对机体水平衡的调节。

（2）对体温的调节　下丘脑内存在着对体温变化敏感的神经元，它们的放电频率可随着机体体温的升降而变化，对升温起反应的神经元称为**热敏神经元**，对降温起反应的神经元称为**冷敏神经**元。热敏神经元与冷敏神经元的活动通过一定的神经机制改变机体的散热活动和产热活动，使机体体温保持相对恒定状态。

（3）对内分泌腺活动的调节　下丘脑有内分泌功能的神经元，可分泌多种调节性多肽，即所谓释放因子和抑制因子，通过垂体门脉系统作用于腺垂体，控制腺垂体各种激素的分泌。因此下丘脑被看成是内分泌系统的中枢。

4.边缘系统对内脏运动功能的调节

边缘叶与大脑皮质的岛叶、颞叶、眶回以及皮质下的杏仁核、隔区、下丘脑和丘脑前部核等，在结构和功能上有着密切的关系，共同组成边缘系统。边缘系统是完成学习记忆、高级本能行为和调节内脏活动的重要中枢。

第七节 ▶ 脑的高级功能

神经系统的高级功能主要包括：①复杂行为的神经机制，所谓复杂行为包括高级本能行为、技巧运动和语言活动；②心理活动的神经基础。另外睡眠与觉醒也属于高级功能的研究范围。这些高级功能的研究还处在起步阶段，本节主要介绍神经系统高级功能的一些基础理论，包括大脑皮质的电位活动、条件反射、睡眠与觉醒、学习与记忆等。

一、大脑皮质的生物电活动

大脑皮质的神经元也像其他细胞一样具有生物电活动，这些电活动可以反映到大脑皮质表面和体表。大脑皮质的生物电活动的表现有两种类型：一种是在没有任何明显的外界刺激情况下，大脑皮质经常具有的持续而节律性的电位变化，称为**自发脑电活动**；另一种是在感觉传入冲动的激发下，大脑皮质在自发脑电活动的基础上产生的电位变化，称为**皮质诱发电位**（evoked potential）。

1.自发脑电活动与脑电图

把引导电极安置于颅外头皮表面所记录到的皮质自发脑电位活动图像称为**脑电图**（electroencephalogram，EEG）。在进行动物实验或给患者作开颅手术时，也可把引导电极直接安置在大脑皮质表面，这样所记录到的皮质自发电位活动图像称为**皮质脑电图**（electrocorticogram，ECoG）。自发脑电活动是脑内不同神经细胞在某一瞬间兴奋和抑制的综合生物电反应，一般认为是大脑皮质同步化活动的神经元突触后电位的综合反映。

脑电图的波形很不规则，其频率变化范围约在 1～30 次/s，通常将此频率范围分为 4 个波段（图5-46）。

（1）δ波（沉睡波） 频率为 0.5～3.5 次/s，振幅为 20～200μV。在深睡的情况下才可记录出这种波。

（2）θ波（欲睡波） 频率为 4～7 次/s，振幅为 100～150μV。常见于婴幼儿的脑电图。成人在困倦时常可记录到此波。

（3）α波（松弛波，清醒安静闭目） 频率为 8～13 次/s，振幅为 20～100μV。α波是正常成人脑电波的基本节律，如果没有外加的刺激，它的频率是相当恒定的。α节律在清醒安静闭目时即可出现。α波多表现为时大时小的波幅变化，即波幅呈现由小变大，然后又由大变小的规律性变化，形成所谓α节律的"梭形"。每一"梭形"持续时间约 1～2s。睁眼、思考问题或接受其他刺激时，α波立即消失而出现快波。

（4）β波（忙碌波，工作、思考） 频率为 14～30 次/s，振幅为 5～20μV。安静闭目时只在额区出现β波。如果睁眼视物、突然受到声音刺激或进行思考时，在皮质其他区也会出现β波。所以β波的出现一般表示大脑皮质处于兴奋状态。

一般情况下，脑电波随大脑皮质不同的生理情况而变化。当许多神经元的电活动趋于一致时，就出现低频率高振幅的波形，这种现象称为**同步化**；当皮质神经元的电活动不一致时，就出现高频率低振幅的波形，称为**去同步化**。一般认为，脑电波由高振幅的慢波转化为低振幅的快波时，表示兴奋过程的增强；反之，由低振幅的快波转化为高振幅的慢波时，表示抑制过程的加强。

2.皮质诱发电位

机体在受到刺激时，感觉信息传入大脑皮质，会引起大脑皮质在自发脑电活动基础上产生新的电位波动（图5-47）。记录波形可分为两部分，首先是一个波幅较小的**主诱发反应**，随后出现的波幅较大的**次诱发反应**。主诱发反应只能在大脑皮质感觉代表区记录到，故认为是特异性传入通路将感觉信息传到皮质引起的，因此利用主诱发反应可以研究感觉代表区的位置。次诱发反应可以在大脑皮质的广泛区域记录到，故被认为是非特异性传入通路将感觉信息传入皮质后引起的。

皮质诱发电位出现在自发脑电波的背景下，它的波形常夹杂在自发脑电波之中，所能记录的诱发电位很小，很难分辨，记录皮质诱发电位时，使用麻醉剂抑制自发脑电活动是记录诱发电位的前提。

二、条件反射学说

反射活动（conditioned reflex）是中枢神经系统的基本活动方式。反射活动分为条件反射与非条件反射。非条件反射是机体的本能反射，是先天具有的，有固定的反射弧，必须由感受器的适宜刺激引起。条件反射是

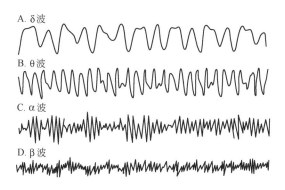

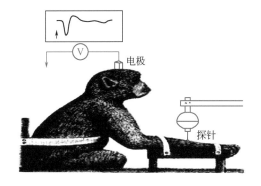

图5-46　脑电图波形　　　　　　　　　　　　　　图5-47　诱发电位的记录

脑的高级神经活动之一，是后天通过学习，在一个非条件反射的基础上建立的，反射弧的中枢是神经系统形成的暂时功能联系，任何刺激都可通过学习而成为条件反射的有效刺激。条件反射的特征可以从条件反射的建立与条件反射的抑制两个过程去理解。

1.条件反射的建立

条件反射是在个体生活中通过学习而获得的，因此需要有一个建立的过程。下面以食物性唾液分泌条件反射为例说明经典条件反射的建立过程。在实验中，给狗食物会引起唾液分泌增加，这是非条件反射，食物对口腔的刺激是唾液分泌反射的适宜刺激，称为**非条件刺激**。给狗铃声刺激则不会引起唾液分泌增加，因为铃声与唾液分泌反射无关，故将铃声称为无关刺激。但是，如果每次给狗食物前一定时间内，先出现一次铃声，然后再给以食物，这样多次结合后，当铃声出现时，即使不给狗食物，狗也会唾液分泌增加，这样由铃声所引起的唾液分泌就被称为**食物性唾液分泌条件反射**（图5-48）。通过铃声与食物的反复结合，铃声不再是与唾液分泌无关的刺激，而成为唾液分泌的有效刺激，这种刺激称为**条件刺激**。由条件刺激引起的反射称为**条件反射**。在日常生活中，任何无关刺激只要多次与非条件刺激结合，都可能转变成条件刺激而建立条件反射。由此可见，条件反射形成的基本条件，是无关刺激与非条件刺激在时间上的结合，其结合过程称为**强化**（reinforcement）。

有些条件反射比较复杂，动物必须通过自己完成一定的动作或操作，才能得到强化，这样建立起来的条件反射称为**操作式条件反射**。美国心理学家Thorndike做了一个这样的实验（图5-49），把一只饥饿的猫放入一只特别设计的笼子中，笼子中有一个踏板，当猫踏上踏板时笼子的门便可以打开，猫就可以钻出笼子并得到食物。一开始，猫并不知道如何打开门，它在笼子里乱闯，靠运气踏上踏板而把门打开，在反复尝试几十次后，猫能熟练掌握踏上踏板迅速逃离笼子的技巧。

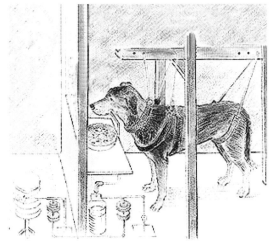

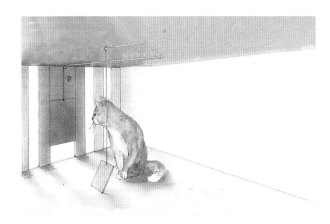

图5-48　食物性唾液分泌条件反射实验　　　　　图5-49　Thorndike操作式条件反射实验

由上可以看出，条件反射的建立过程是人和动物不断接受环境变化刺激，获得新的行为习惯的过程，这是学习的过程。

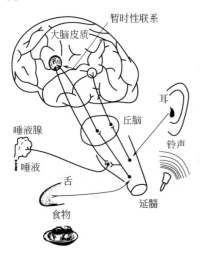

图5-50 声音刺激建立食物性唾液
分泌条件反射的机制

2.条件反射的形成机制——暂时联系的接通学说

巴甫洛夫学派认为，在铃声与食物刺激相结合而建立的条件反射中，食物刺激口腔味觉感受器，冲动沿传入神经到达延髓唾液分泌中枢，此后一方面经传出神经促使唾液腺分泌，另一方面又沿上行传导束传至大脑皮质味觉中枢（岛叶区），使味觉中枢形成一个兴奋灶。在引起味觉的同时，皮质也发出下行冲动促使唾液分泌。铃声刺激信号也由声觉上行传导束传到大脑皮质听觉代表区，在听觉代表区形成一个兴奋灶。由于铃声与食物的反复结合，皮质味觉中枢兴奋灶多次与听觉皮质兴奋灶同时活动，久而久之它们之间建立了暂时联系（图5-50）。结果当铃声单独出现时，听觉代表区的兴奋过程能沿暂时联系通路到达味觉代表区，引起味觉代表区兴奋，结果味觉代表区的下行冲动引起唾液分泌。由此可见由于听觉代表区与味觉代表区之间的功能联系，形成了一种新的反射弧，即声觉感受器—听觉代表区—味觉代表区—唾液分泌中枢—唾液腺。条件刺激代表区与非条件刺激代表区之间暂时联系是通过学习而获得的，通过学习，非条件刺激代表区与其他无关刺激代表区建立新的暂时联系。

条件反射是动物界普遍具有的生理现象，在动物进化的不同阶梯上，暂时联系的接通部位可能不同。较低等的动物大脑皮质尚未发展，脑的其他部位可能是建立暂时联系的部位，而猿类和狗等高等哺乳动物的大脑两半球是形成条件反射的主要器官。关于暂时联系的神经机理是条件反射学说的基本理论问题，对于这个问题，目前还没有完全弄清楚，还有待于进一步地探讨、研究。

3.条件反射的抑制

条件反射是通过学习而建立的，同样也会由于学习使已经形成的条件反射减弱或消失，这称为条件反射的抑制。条件反射的抑制主要有以下几种情况。

（1）**消退抑制** 条件反射建立以后，如果多次只给条件刺激而不用非条件刺激加以强化，结果条件反射的反应强度将逐渐减弱，最后将完全消失。如狗对铃声为条件刺激形成唾液分泌条件反射以后，只给铃声，不用食物强化，多次以后，则铃声引起的唾液分泌量将逐渐减少，最后狗听到铃声后就不再有唾液分泌反射的效应了。

巴甫洛夫认为，消退是因为原先在皮质中可以产生兴奋过程的条件刺激，现在变成了引起抑制过程的刺激，是兴奋向抑制的转化。消退抑制是大脑皮质产生的主动的抑制过程，而不是条件刺激和相应的反应之间的暂时联系消失或中断。

（2）**分化抑制** 在条件反射开始建立时，除条件刺激本身外，那些与条件刺激相似的刺激也或多或少具有条件刺激的效应，这种现象称为条件反射泛化。例如，用500Hz的声音与进食相结合建立食物分泌条件反射后，在实验的初期阶段，许多其他音调同样可以引起唾液分泌条件反射，只不过它跟500Hz的音调差别越大，所引起的条件反射效应就越小。以后，只对条件刺激（500Hz的音调）进行强化，而对近似条件刺激的无关刺激不给予强化，这样泛化反应就逐渐消失，动物只对经常受到强化的条件刺激（500Hz的音调）产生食物分泌条件反射，而对其他近似条件刺激的无关刺激则产生抑制效应。这种现象称为条件反射的分化抑制。

（3）**延缓抑制** 当条件反射形成以后，如果在以后强化过程中，让条件刺激与非条件刺激出现之间的间隔逐渐延长，条件反射就会延缓出现，即在条件刺激出现后相当长的时间内才出现，如果进一步延长，不仅条件反射出现的时间延缓，而且逐渐减弱，当延长到一定时间后条件反射就会消失。

4.条件反射的生物学意义

人和高等动物对内、外环境的适应，主要是通过非条件反射和条件反射来实现的。非条件反射只能对恒定的环境变化产生适应性反应，而条件反射可以随着环境的变化而不断地构建条件反射，使人和高等动物对于环境的变化适应能力大大提高，具体表现为三个方面的适应意义。①使机体对环境变化的反应有了预见性，通过条件反射可以使机体对环境变化提前发生反应，如看到、听到可能对机体产生伤害刺激的信号就及早逃跑，看到、嗅到可能有食物的信号就去觅食。②扩大了对环境变化发生反应的范围，条件刺激是非条件刺激的信号刺激，非条件刺激的信号刺激可以很多，机体能对非条件刺激的信号刺激发生反应，使机体对环境变化的反应范围大大增加。③使机体对环境变化的反应更精确，不同强度的非条件刺激，都有不同的信号，这些信号形成条件刺激（即建立条件反射）后，机体就能对不同的条件刺激产生不同强度的反应，这样机体能根据不同的条件刺激产生不同强度的反应，这使机体对非条件刺激的反应更精确。

5.人的条件反射的特点

条件反射是人和动物共有的生理活动，但是人的条件反射与动物的条件反射存在着本质的区别。人类可以对语言、文字所包含的抽象信号发生反应，产生条件反射。语言、文字所包含的抽象信号是人通过思维而获得的。动物不能对语言、文字进行抽象思维，因而无从谈起对抽象信号发生反应。

非条件刺激的信号是具体的信号，如面包的形状、颜色、气味是面包的具体的信号，称为**第一信号**。人和动物都能对第一信号建立条件反射。而"面包"的语言和文字则是面包的抽象信号，人通过思维可从"面包"的语言或文字中获得所知的面包的所有信号，包括面包的形状、颜色、气味、味道以及它的营养价值等，这些信号都不是具体存在的，而是人脑贮存的信号，可以说是具体信号的信号，称为**第二信号**。

人之所以能对第二信号发生反应，是人的神经系统高度发展的结果，人脑有了对第二信号发生反应的结构基础。人和动物所共有的对第一信号发生反应的结构基础称**第一信号系统**。人特有的对第二信号发生反应的结构基础称**第二信号系统**。人的第二信号系统最主要成分是大脑皮质的语言代表区。

三、觉醒与睡眠

1.睡眠过程及其生理功能的变化

正常睡眠由两个交替出现的时相组成：一个时相称为**慢波睡眠**或**正相睡眠**，另一时相称为**快波睡眠**或**异相睡眠**。

（1）**慢波睡眠**（slow wave sleep）　这个时相脑电图主要表现为同步化慢波，此时人体的生理表现为：视觉、听觉、触觉等功能减退，肌张力降低，血压下降，心率减慢，体温与基础代谢降低，尿量减少，唾液分泌减少，发汗功能增强，生长素分泌增加等。一般认为慢波睡眠有利于体力恢复，具有促进生长功能。

（2）**异相睡眠**（paradoxical sleep）　此时相脑电图与觉醒时相似，呈现低振幅去同步化快波。此时人体的生理表现为：各种感觉功能进一步减退，运动功能进一步降低，肌肉几乎完全松弛和运动系统受到很强抑制，但自主神经系统活动增强，如阵发性地出现呼吸加快，心率加快，血压升高，脑血流量及耗氧量增加等。此外还会出现快速的眼球运动、四肢和面部肌肉抽动等。一般认为快波睡眠具有促进神经系统发育、记忆转化和精力恢复功能。

一般情况下成人睡眠时，首先进入慢波睡眠，持续约70～120min，然后转入异相睡眠，持续约5～15min。然后又转入慢波睡眠，依次循环往复，在整个睡眠过程中，慢波睡眠与快波睡眠一般转换约4～6次。

2.觉醒状态的维持与睡眠产生的机制

觉醒与睡眠是人节律性的生理活动，觉醒时，人体能感知各种环境的变化，完成各种有意识的活动；睡眠时人体对环境变化反应的敏感性降低，脑的一些高级功能等停止，但有利于恢复体力与精力。

（1）**觉醒状态的维持**　觉醒状态是靠脑干网状结构上行激动系统的紧张活动维持的。动物实验证明，电刺激中脑网状结构能唤醒动物。觉醒存在两种状态，一种是**脑电觉醒**，即出现去同步化快波；一种是**行为觉醒**，即产生清醒状态下的意识行为。目前发现，脑电觉醒与脑桥蓝斑核前部发出的上行去甲肾上腺素能系统以及维持大脑的脑电觉醒电活动有关，行为觉醒则由中脑—黑质—纹状体多巴胺能系统控制。

（2）**睡眠产生机制**　睡眠发生的机制至今仍不很清楚，但众多事实表明，睡眠不是脑活动的简单抑制，而是一个主动过程。根据记录放电和刺激局部脑区产生的效应，已观察到某些脑区与慢波睡眠有关，如刺激丘脑、下丘脑、脑干网状结构的一些特定区域可引起慢波睡眠。

四、学习与记忆

学习是指机体在与外界环境相互作用过程中（如看书、劳动），获取外界信息（如课本知识、经验）而改变自身行为以适应环境的神经活动过程。

记忆是将学习获得的信息进行储存，并能将信息至少一次"读出"即回想起来的神经活动过程。

1.学习的类型

（1）**非联合型学习**（nonassociative learning）　又称简单学习。它不需要在刺激和反应之间形成某种明确的联系。习惯化和敏感化即属于这种类型的学习。

① **习惯化**。习惯化是指人或动物对某一反复出现的温和刺激的反应逐渐降低的过程。当动物面临一个新的刺激时，首先发生一系列反射反应，随着刺激的重复，如果不给予奖励或惩罚，动物的反射反应下降最后消失。习惯化可能是最普遍的学习形式。通过习惯化，动物和人类学会忽视那些已经丧失了新奇性或无意义的刺

激，而将注意力转向更重要的刺激。

② **敏感化**。敏感化是强的或有害刺激出现时，造成动物对环境多种变化的反射反应增强的现象。与习惯化相比，敏感化引起动物对大量刺激产生注意。

（2）**联合型学习** 是两个或两个以上事件在时间上很接近地重复发生时，最后在脑内逐渐地形成联系。人类的学习方式多数是联合型学习，经典的条件反射与操作式条件反射均属于此类型。

2.记忆的类型与长期记忆的形成

（1）**感觉性记忆** 指在脑的感觉区保留很短时间的感觉信号。

（2）**短期记忆** 指能持续几秒钟到1min或更长一些时间的记忆。

（3）**长期记忆** 指那些能在几分钟、几小时、几天、几个月或几年以后被回想出来的脑内贮存的信息而言，有的信息可以终生不忘。长期记忆可分为以下两种。

① **第二级记忆**。第二级记忆是一种用弱的或仅仅是稍强的记忆痕迹所贮存的长期记忆。

② **第三级记忆**。第三级记忆是一种深深刻在脑中的记忆。此类记忆常可持续终生。

长期记忆是从感觉性记忆逐步转化而来的（图5-51）。感觉性记忆如果没有经过注意和处理就会很快地消失，如果进行了分析与整合就可转化为短期记忆，如果对信息反复地感知和分析就可转化为长时记忆。促进记忆的因素很多，如受到注意的刺激信号有利于记忆的转化；强的、反复出现的刺激信号有利于记忆的转化；有意识的主动记忆也有利于记忆的转化。

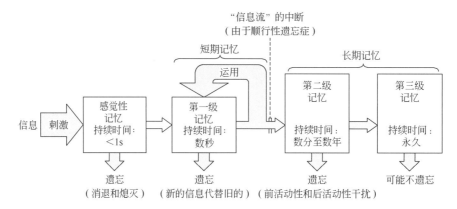

图5-51 从感觉记忆至第三级记忆的信息流图解

[图示在每一级记忆内储存的持续时间以及遗忘的可能机制。只有一部分的储存材料能够到达最稳定的记忆之中。
复习（运用）使得从第一级记忆转入第二级记忆更为容易]

3.学习和记忆的原理

学习和记忆的神经机制是一个正在研究中的问题，所知甚少。近年来的研究表明中枢内有许多结构与学习记忆有关，如边缘系统中的一些结构可能是完成记忆的重要结构。信息在中枢神经系统内储存可能与中枢多方面的神经机制有关，如神经元环路活动可能是短期记忆的基础；神经元结构的变化与**突触易化**可能是形成长期记忆的重要原因。有研究资料表明，学习与记忆的生理学基础可能是暂时性联系（条件反射）的形成和巩固，但并不是简单的条件反射的建立，而是由中枢神经系统广泛神经元的环路联系、突触的可塑性、脑内有关蛋白质的合成以及新突触的建立等有关的共同生理活动来完成的。

复习思考题

1.名词解释：神经核与神经节、灰质与白质、神经、纤维束、网状结构、传导（通）路、脊髓节段、胼胝体、边缘叶、纹状体、内囊、脉络丛、血-脑屏障、自主神经、蛛网膜下腔、交感干、反射、反射弧、突触、突触后电位、脊反射、牵张反射、肌紧张、γ-环路活动、屈肌反射、脊休克、感受器的适宜刺激、感受器的适应现象、强化、第二信号系统、自发脑电活动、传入侧支性抑制、姿势反射。

2.神经系统是如何分部的？

3.试述脊髓的结构？脊髓灰质是如何分部的？脊髓内主要传导束有哪些？

4.脑干内脏感觉核、躯体感觉核、躯体运动核、内脏运动核各有哪些？

5.小脑是如何分部的？各部功能如何？

6.大脑是如何分叶的？

7.什么是纹状体？有什么功能？

8.大脑皮质第一躯体感觉区与第一躯体运动区分别在管理躯体感觉和躯体运动方面表现哪些特征？

9.脊神经的性质如何？说明各种神经纤维的来源。

10.试述面神经、三叉神经的分布以及它们所连的脑神经核。

11.自主神经和躯体运动神经的主要区别是什么？

12.脊髓第4颈节右侧半横断后将出现什么症状？分析其原因。

13.左侧内囊后脚受损（如脑出血）可能出现什么症状？为什么？

14.如何通过突触传递理解神经元对信息的整合机制？

15.感受器有哪些生理特征？

16.什么是非特异性投射系统？其功能如何？

17.总结自主神经兴奋传递中的递质与受体。

18.试述肌紧张反射的生物学意义？ γ 环路活动是如何决定肌张力的？

19.下丘脑有哪些内脏调节功能？

20.自主神经系统功能特点与生物学意义是什么？

21.试述条件反射形成的基本条件及其生物学意义。

22.为什么说人的条件反射与动物的条件反射有本质的区别？

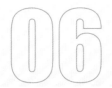

Chapter

第六章

感觉器

感受器（receptor）是感觉神经元树突终末和其周围组织所构成的，能够接受内、外环境各种刺激的结构。**感觉器**（sensory organs）也简称为感官，是感受器与其辅助装置的总称。主要的感官都位于头部，主要有视觉器（眼）、位听器（耳）、嗅器（鼻）等。

第一节 ▶ 视觉器

视觉器（visual organ）由眼球和眼副器组成。

一、眼球的形态结构

眼球（eyeball）位于眶内，眼球略呈球形，其后部借视神经与间脑相连。眼球由眼球壁和内容物构成（图6-1）。

（一）眼球壁

眼球壁分为外膜、中膜、内膜三层。

1.外膜

外膜又称**纤维膜**，厚而坚韧，由致密结缔组织构成，具有维持眼球外形和保护眼球内容物的作用。外膜前1/6略向前隆凸，无色透明，称**角膜**（cornea）。角膜有折光作用，是光线进入眼内首先通过的结构。角膜无血管，但有丰富的感觉神经末梢，故感觉灵敏。角膜外表面为不角化的复层扁平上皮，再生能力很强，损伤后易修复。外膜后5/6白色坚韧，不透明，称**巩膜**（sclera）。巩膜前接角膜。巩膜与角膜交界处深面有一环形管道，称**巩膜静脉窦**（scleral venous sinus），如图6-2所示，它是房水循环的重要通路。

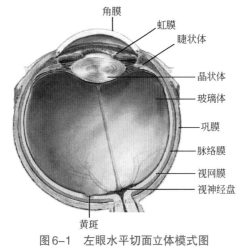

图6-1 左眼水平切面立体模式图

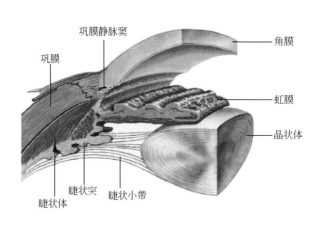

图6-2 前眼前部立体模式图

2.中膜

中膜又称**血管膜**（vascular tunic），含有丰富的血管和黑色素细胞，呈棕黑色，由前向后分为虹膜、睫状体和脉络膜三部分。

（1）**虹膜**（iris） 虹膜为血管膜的最前部，位于角膜与晶状体之间，为一环状薄膜。中央有一圆孔称**瞳孔**（pupil）。虹膜把角膜和玻璃体之间的腔隙分隔成**眼前房**和**眼后房**，二者借瞳孔相通。虹膜根部与睫状体相连，与角膜的夹角称前房角，也称**虹膜角膜角**，房水由此渗入巩膜静脉窦。虹膜前表面是一层不连续的成纤维细胞和色素细胞，中间为基质，后表面为上皮层，是视网膜前方的延续部分，由两层细胞组成。前层细胞分化成两种排列方向不同的平滑肌细胞，一是以瞳孔为中心向虹膜基部呈放射状排列，称**瞳孔开大肌**，受交感神经支配，收缩时瞳孔开大，以利于视网膜（即眼球壁内膜）对弱光的感受；二是绕瞳孔呈环形排列，称**瞳孔括约肌**，受副交感神经支配，收缩时瞳孔缩小，能防止视网膜受强光的过度刺激。后层为色素上皮层。虹膜颜色有人种差异，主要取决于虹膜色素细胞的多寡。白化病患者因缺乏色素，且富有血管，故虹膜呈粉红色。

（2）**睫状体**（ciliary body） 睫状体是脉络膜向前的延伸，位于巩膜与角膜移行处的内面，在眼球的矢状切面上呈三角形。睫状体前部有放射状突起，称**睫状突**（ciliary processes）。睫状突发出许多细丝状纤维连于晶状体，称**睫状小带**。睫状体由外向内分三层。①睫状肌层，由平滑肌组成，后部肌纤维排列方向为纵行，中间部放射状，前部环形。睫状肌受副交感神经支配。看近物时，睫状肌收缩，使睫状体前移，睫状小带松弛，晶状体借本身的弹性而凸度增加。看远物时，睫状肌松弛，睫状体向后复位使睫状小带紧张，晶状体凸度减小。②血管层，是一层富有血管的结缔组织层。③睫状上皮层，也是视网膜向前延伸的部分，由两层细胞组成。外层为色素上皮，内层为非色素上皮，均无感光作用。非色素上皮具有分泌房水、合成胶原蛋白及形成睫状小带的功能。

（3）**脉络膜**（choroids） 脉络膜占血管膜的后2/3部分，衬于巩膜内面，是富有血管和色素细胞的疏松结缔组织。脉络膜的毛细血管供应视网膜的营养。色素细胞能吸收眼内散射光线，以免影响视觉。脉络膜的最内层为一层透明的薄膜，称**玻璃膜**。

3.内膜

内膜又称**视网膜**（retina），为眼球壁的最内层，自后向前可分为视网膜视部、视网膜睫状体部和视网膜虹膜部。视部紧贴于脉络膜内面，有感光作用，视网膜睫状体部和视网膜虹膜部无感光作用，称为视网膜盲部。视部和盲部交接处呈齿状，称锯齿缘。视网膜后部有一圆形隆起，称**视神经盘**，是视神经的起始部。该处无感光细胞，称**生理性盲点**。在视神经盘颞侧约3.5mm处稍下方有一黄色区域，称**黄斑**（macula lutea），其中央有凹陷，称**中央凹**（fovea centralis），为视觉最敏锐的部位。正常情况下，被注视物体成像在黄斑上。物体与黄斑的假想连线被称为**视轴**。活体时，视网膜略呈红色，死后呈灰白色。

视网膜视部除了中央凹和视神经盘外，其他部位主要由四层细胞组成，自外向内依次为：色素上皮层、视细胞层、双极细胞层和节细胞层（图6-3）。

（1）**色素上皮层** 色素上皮层位于视网膜的最外层，为单层色素细胞。细胞立方形，细胞之间有紧密连接、缝隙连接等，具有屏障作用。细胞基部紧贴玻璃膜，顶端有突起伸入视细胞之间，当视网膜剥离时，色素上皮往往贴附于脉络膜，不随视网膜剥离。色素细胞内除一般细胞器外，含有大量的黑色素颗粒及板层小体。色素颗粒有吸收光线保护视细胞免受强光刺激的作用。板层小体是色素细胞吞噬视杆细胞外节膜盘脱落的碎片形成的。色素细胞能储存维生素A，参与视紫红质形成。

（2）**视细胞层** 视细胞层紧贴色素上皮层，是感受光刺激的神经细胞。**视细胞**可分为外侧突、胞体、内侧突三部分。根据突起的形态差异，视细胞又可分为视杆细胞和视锥细胞。

① **视杆细胞**（rod cell）。细胞细长，胞核小而圆，着色深（图6-4）。外侧突呈杆状，称**视杆**，相当于树突。视杆分内、外两节，两节间以缩细的纤毛性结构连接。外节是细胞的感光部分，伸向色素细胞，由许多平行排列的**膜盘**组成，膜盘上分布着被称为**视紫红质**的感光色素。顶端的膜盘不断脱落，并被色素细胞所吞噬。外节基部的细胞膜则不断内陷形成新的膜盘，从而使膜盘得到持续地更新。视杆的内节稍粗，内含大量线粒体、内质网、微管等，是合成蛋白质和能量代谢最旺盛的部分。内侧突相当于轴突，末端呈球状，称终足，与双极细胞的树突和水平细胞形成突触。

② **视锥细胞**（cone cell）。视锥细胞与视杆细胞相似，所不同的是外侧突呈圆锥状，称**视锥**。视锥细胞的胞核大而染色浅，细胞的内侧突膨大如足，可与双极细胞的树突以及水平细胞形成突触。视锥的外节也由重叠的膜盘组成，但视锥的膜盘不脱落，而膜盘的蛋白质不断更新。膜盘上嵌有能感受强光的感光色素。视锥细胞的感光色素对光敏感性较视紫红质差。多数哺乳动物和人的视网膜上具有三种视锥细胞，分别含有对红、绿、蓝三种光敏感的视色素。如果缺少某一种视锥细胞，就会导致相应的色盲。

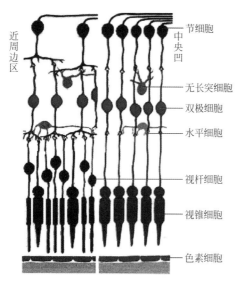

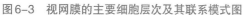

图6-3 视网膜的主要细胞层次及其联系模式图

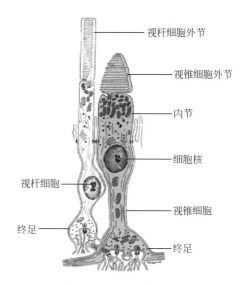

图6-4 视细胞模式图

人的一只眼球视网膜内约有600万～800万个视锥细胞，12000万个视杆细胞。视杆细胞和视锥细胞在视网膜上分布不同，在黄斑中央凹处只有视锥细胞，无视杆细胞。在中央凹的边缘开始有视杆细胞，再往外，视杆细胞逐渐增多，而视锥细胞逐渐减少。夜间活动的动物，如婴猴、猫头鹰等，视网膜内只有视杆细胞。而白昼活动的动物，如爬行类、鸡、松鼠等，只有视锥细胞。

（3）**双极细胞层** 双极细胞是视细胞与节细胞之间的联络神经元，胞体两端各发出一个突起，外侧端为树突，与视细胞的终足形成突触，内侧端为轴突，与神经节细胞形成突触。双极细胞有两种：一种双极细胞的树突可与多个视细胞形成突触；另一种双极细胞的树突只和一个视锥细胞形成突触，其轴突也只与一个节细胞形成突触。此外，在双极细胞层还有两种横向联系的神经元，在靠近视细胞处有**水平细胞**，在靠近节细胞处有**无长突细胞**，它们与邻近细胞之间的联系形成视网膜内的局部环路，在视觉调节（如视像明暗调节）中起作用。

（4）节细胞层 节细胞层位于视网膜的最内层。节**细胞**为多极神经元，其树突与双极细胞的轴突、无长突细胞联系，其轴突延至视神经盘处，穿过巩膜筛板形成视神经。节细胞有大小两种：大的**弥散节细胞**位于视网膜视部的周边区，每个节细胞与多个双极神经元发生联系；小的**侏儒节细胞**集中在中央凹邻近处，与双极细胞、视锥细胞形成一对一的单线联系。这种单线联系是精确传导视觉信号，产生敏锐视觉的结构基础。

视网膜内还有一种神经胶质细胞，称**放射状胶质细胞**（radial neuroglia cell），位于神经细胞之间，细胞呈纤维状，分别向内外伸展，并反复分支，形成致密的胶质网，对神经元有营养、支持、绝缘和保护作用。

（二）眼球的内容物

眼球内容物包括房水、晶状体和玻璃体，均无色透明，具有折光作用，与角膜共同构成眼的折光系统。

1.房水

房水（aqueous humor）为充满眼房的澄清液体，含少量的蛋白质和无机盐。房水具有营养角膜和晶状体以及维持眼内压的作用。成人眼压正常值为2.26～3.19kPa(17～24mmHg)。房水不断循环更新，保持动态平衡，房水由睫状体的血液渗出和非色素上皮细胞分泌产生，自后房经瞳孔入前房，然后由虹膜角膜角渗入到巩膜静脉窦，最后汇入眼静脉。房水循环障碍时，引起眼内压增高，可致视力受损，临床上称为**青光眼**。

2.晶状体

晶状体（lens）位于虹膜和玻璃体之间，呈双突透镜状，无色，透明，具有弹性，不含血管和神经，营养由房水供应。晶状体的直径约9mm，中心厚约4mm，前面较平坦，后面凸度较大。晶状体主要由许多平行排列的晶状体纤维构成，前表面有一层单层立方上皮，称**晶状体上皮**。晶状体外包有一层由胶原纤维组成的**晶状体囊**，此囊借睫状小带与睫状体相连。晶状体周围部较软，称晶状体皮质；中央部较硬，称晶状体核。晶状体若因疾病或创伤而变混浊，称为**白内障**。

3.玻璃体

玻璃体（vitreous body）为无色透明的胶状物质，表面覆有玻璃体囊。玻璃体充满于晶状体和视网膜之间，除了折光作用外，尚有支撑视网膜的作用。若玻璃体发生混浊，可影响视力，若支撑作用减弱，可导致视网膜剥离。

二、眼副器

眼副器（accessory organs of eye）包括眼睑、结膜、泪器、眼球外肌以及眶内的筋膜和脂肪等。

1.眼睑

眼睑（eyelids）俗称眼皮，见图6-5，分上睑和下睑，遮盖在眼球的前方，是眼球的保护屏障。上下眼睑之间的裂隙称**睑裂**。睑裂的内、外侧端分别称**内眦**和**外眦**。上、下睑的内侧端各有一个突起，中央有一小孔，称**泪点**，是泪小管的起始处。

上、下眼睑的外表层为皮肤，皮肤在眼睑边缘处移行为内面的睑结膜，皮肤与结膜的移行部称睑缘，睑缘有2～3行睫毛，上下睫毛均弯曲向前。皮肤与结膜之间有皮下组织、肌层和睑板。眼睑的皮肤细薄，皮下组织疏松，故易因积水或出血而肿胀。肌层主要是眼轮匝肌的睑部，收缩时睑裂关闭。**睑板**由致密结缔组织构成，睑板内有许多**睑板腺**，开口于睑缘。睑板腺分泌油样液体，有润滑睑缘、防止泪液外溢的作用，睑板腺被阻塞时，形成睑板腺囊肿，称**霰粒肿**。

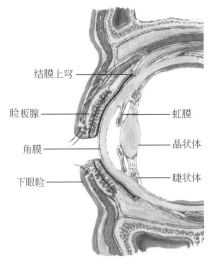

图6-5 眼矢状面

2.结膜

结膜（conjunctiva）由复层柱状上皮和少量结缔组织构成的薄而透明的黏膜。按其所在部位可分为：①**睑结膜**，紧贴于眼睑的内面，其深面有丰富的血管和睑板腺；②**球结膜**，覆盖于眼球的前面，于角膜缘处移行为角膜上皮，除在角膜缘处与巩膜紧密相连外，其他部分与巩膜连接疏松易于推动；③**结膜上、下穹隆**，位于睑结膜和球结膜的移行处，形成结膜上穹和结膜下穹，多皱襞，便于眼球移动。结膜内含有丰富的血管和神经末梢，有少量的杯状细胞，其分泌的黏液可润滑眼球，减少睑结膜与角膜的摩擦。

3.泪器

泪器（lacrimal apparatus）由**泪腺**和**泪道**组成（图6-6）。泪道包括泪点、泪小管、泪囊和鼻泪管。**泪腺**位于眶上壁外侧部的泪腺窝内，有10～20条排泄小管开口于结膜上穹的外侧部。泪腺分泌的泪液借瞬眼活动涂抹于眼球的表面，多余的泪液经泪点入上、下**泪小管**，再注入**泪囊**。泪囊位于眼眶内侧壁的**泪囊窝**内，上部为盲端，下部移行于**鼻泪管**，开口于下鼻道。

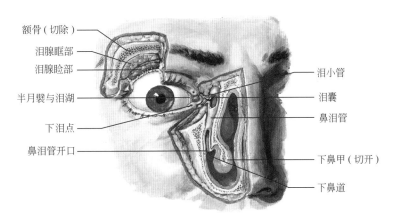

图6-6 泪器

泪液中含溶菌酶，泪液除湿润眼球表面，防止角膜干燥外，尚有清洁和杀菌作用。

4.眼球外肌

眼球外肌包括六条运动眼球的肌和一条上睑提肌，都是骨骼肌。

上睑提肌起自视神经孔的上方，向前止于上睑，其作用是提上睑，由动眼神经支配。出现障碍时可致上睑下垂。

运动眼球的肌包括四条直肌和两条斜肌。直肌为**上直肌**、**下直肌**、**外直肌**和**内直肌**，共同起自视神经孔周围的**总腱环**，向前分别止于巩膜的上、下、内侧和外侧。上直肌在眼球的上方，收缩时使瞳孔转向上内。下直肌在眼球的下方，收缩时使瞳孔转向下内。内直肌在眼球的内侧，收缩时使瞳孔转向内侧。外直肌在眼球的外侧，收缩时使瞳孔转向外侧。两条斜肌为**上斜肌**和**下斜肌**。上斜肌起自总腱环，向前经细腱通过附于眶内侧壁前上方的纤维滑车，然后转向后外，经上直肌的下方止于眼球后外侧，收缩时使瞳孔转向下外。下斜肌起自眶下壁的内侧近前缘处，斜向后外行于下直肌和眶下壁之间，止于眼球下面赤道之后，收缩时使瞳孔转向上外（图6-7）。

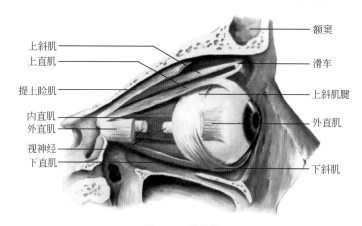

图6-7 眼外肌

眼球、眼肌和泪器的间隙中填充有大量的脂肪组织，称**眶脂体**，对眼球起支持作用。

三、眼的折光成像及其调节

在可见光谱的范围内，来自外界物体的光线，经过眼的折光系统首先在视网膜上成像，人脑通过接受来自视网膜的传入信息，从而分析出物体的亮度、形状、颜色、大小、远近和表面细节等。

（一）眼的折光成像与简化眼模型

眼球折光系统是由一系列曲率半径和折光指数都不相同的折光体所组成。用几何光学的原理画出光线在眼内的行进途径和成像情况时，显得十分复杂。李斯丁（Listing）根据眼折光系统的折光性，把静息眼折光系统看成是一个折光系数为1.33，曲率半径为5mm，后主焦距为15mm，光心或节点位于晶状体内的单凸透镜，此称为**简化眼**。在眼视远物（6米以外）时，来自物体的平行光线正好成像在视网膜上。

利用简化眼可以方便地计算出物体在视网膜上成像的大小。如图6-8所示，AnB 和 anb 是具有对顶角的两个相似的三角形，因而有：AB（物体的大小）$/Bn$（物体至节点距离）$=ab$（物像的大小）$/nb$（节点至视网膜距离）

其中 nb 固定不变，相当于15mm，那么根据物体的大小和物体与眼的距离，就可算出物像的大小。

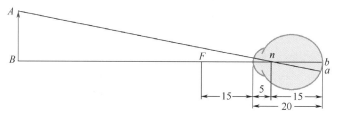

图6-8 简化眼及其成像情况

（二）眼的调节

如果安静眼的折光能力正好把6m以外的物体成像在视网膜上，那么来自6m以内物体的辐散光线折射后将成像在视网膜之后；由于光线到达视网膜时尚未聚焦，因而在视网膜上的物像是模糊的，将引起一个模糊的视觉形象。但正常眼在看一定范围内的近物时也能十分清楚，这是由于通过眼的调节增加了晶状体凸度，使折光系统折光力增强，物像前移落在了视网膜上。除晶状体变化外，瞳孔的改变、两眼的汇聚也起了重要作用。

1.晶状体的调节

这是一个反射性活动，称**视调节反射**（accommodation reflex），其过程如下：当模糊的图像信息到达视区皮层时，会反射性引起副交感神经兴奋，使睫状肌收缩，结果睫状体前移，连于晶状体的睫状小带松弛，晶状体由于其自身的弹性而凸度增加，使眼的总折光能力增大，辐射的光线成像在视网膜上（图6-9）。

晶状体的调节能力是有一定限度的，眼尽最大能力调节所能看清物体的最近距离称**近点**（near point）。近点愈近，说明晶状体的弹性愈好。随着年龄的增加，晶状体自身的弹性下降，眼的调节能力逐渐降低，近点逐渐移远。8岁左右儿童的近点平均约8.6cm，20岁左右约为10.4cm，到60岁时可增大到83.3cm。中老年人近点远移的现象称为**老视**（presbyopia）或**花眼**。可用适当的双凸透镜矫正。

2.瞳孔的调节

视近物时，在晶状体凸度增加的同时，还伴有瞳孔的缩小，称为**瞳孔近反射**（near reflex of the pupil）。其反射通路与前述视调节反射的通路相似，当动眼神经中的副交感纤维兴奋引起睫状肌收缩的同时，还引起瞳孔括约肌收缩，使瞳孔缩小。瞳孔调节的生理意义在于调节进入眼的光量，并减少眼的球面像差和色像差，增加视觉的清晰度。

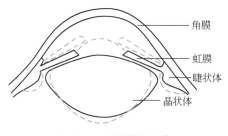

图6-9　晶状体的调节

瞳孔大小还随光线的强弱而改变。在暗处，瞳孔散大；在强光下，瞳孔缩小，称为**瞳孔对光反射**（pupillary light reflex）。该反射可保护视网膜不被强光刺激。引起此反射的感受器就是视网膜，中枢位于中脑上丘核等，效应器是瞳孔括约肌。

瞳孔对光反射的效应是双侧性的，即光照一侧眼时，双侧瞳孔均缩小。

3.眼球会聚

当双眼视近物时，两眼视轴向鼻侧聚合，称眼球会聚。眼球会聚可使物像落在双眼视网膜**相称点**（使视觉反映为同一物体的两眼成像位置）上，产生清晰的双眼视觉。

*（三）眼的折光异常

正常眼的折光系统在无须进行调节的情况下，就可使平行光线聚焦在视网膜上，因而可看清远处的物体；只要物体的距离不小于近点的物体，经过调节的眼，也能成像在视网膜上，形成清晰的视觉，此称为**正视眼**（emmetropia）。若眼的折光能力异常，或眼球的形态异常，使平行光线不能在安静眼的视网膜上成像，或近点增大，则称为**非正视眼**（ametropia），其中包括近视、远视和散光。

近视（myopia）　多数由于眼球的前后径过长（轴性近视），致使来自远方物体的平行光线在视网膜前聚焦，而在视网膜上形成扩散开的光点，即在视网膜上仅形成模糊的物像，因此视远物时感觉模糊。近视眼的近点、远点比正常眼要近。纠正近视眼的方法是在眼前增加一个合适的双凹透镜片，使入眼的光线适当辐散，以便聚焦位置移后，正好能成像在视网膜上。

远视（hyperopia）　由于眼球前后径过短或角膜、晶状体曲率过小，造成折光力弱，以致聚焦的位置在视网膜之后，在视网膜形成模糊的像，引起模糊的视觉。这时，患者在看远物时就需要眼的调节，使平行光线能提前聚焦。由此可见，远视眼的特点是在看远物时也需要眼的调节，因晶状体调节是有限度的，故远视眼近点距离较正常人为远。纠正的方法是戴一适当焦度的双凸透镜矫正。

散光（astigmatism）　正常眼折光系统的各折光面都是正球面的，即在球表面任何一点的曲率半径都是相等的。如果由于某些原因，角膜在某一方位上曲率半径不等，通过角膜不同方位的光线在眼内不能同时聚焦，就会造成物像变形而视物不清。这称为散光。晶状体表面曲率不一致，也会造成散光。散光可用适当的圆柱形透镜纠正，使折光力小的方位折光力增加，使进入眼内的光线同时聚焦于视网膜上（图6-10）。

（四）眼的感光换能作用

1.视网膜的两种感光换能系统

二元学说认为视网膜中存在着两个感光系统。视杆细胞和与之相联系的双极细胞、节细胞等组成**视杆系统**。视杆系统中，视杆细胞对光敏感性高，不能分析光波波长，视杆细胞与双极细胞、节细胞的联系是辐散式联系，传入信号不够精确。这些特点决定了视杆系统传入信号在脑的反映没有色觉，对物体精细结构分析能力差，但在弱光下就能形成视觉，这种视觉称**暗视觉**（scotopic vision）。视锥细胞和与之相联系的双极细胞、节细胞等组成**视锥系统**。视锥系统中，视锥细胞对光敏感性低，视锥细胞有三种，分别含有对蓝、绿、红三种光波敏感的感光色素，即对光波波长有了分析能力。视锥细胞与双极细胞、节细胞的联

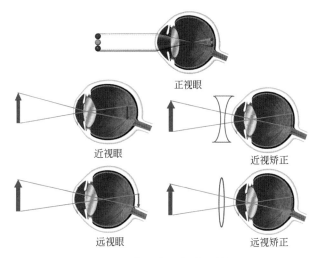

图6-10　远视眼与近视眼及其矫正

系是一对一的单线联系，使视锥系统传入的信号精确性高。视锥系统的这些特点决定了视锥系统传入的信号在大脑的反映具有色觉，对物体精细结构的分析能力强，但只能在强光下才能产生视觉，这种视觉称**明视觉**（photopic vision）。支持二元学说的事实主要有以下几个方面。

① 在白天活动的动物（如爬行动物、鸡等），其视网膜中几乎全是视锥细胞，而在夜间活动的动物（如猫头鹰等），其视网膜中只含视杆细胞。大多数脊椎动物视网膜上兼有二类感光细胞。

② 在人视网膜中央凹处，全是视锥细胞，且视锥细胞与双极细胞、节细胞呈单线联系，与此相应，中央凹只有明视觉。视杆细胞主要分布在视网膜周缘部，且视杆细胞与双极细胞、节细胞呈辐散式联系，而此处主要表现为暗视觉特征。

③ 视杆系统只有一种视细胞和一种感光色素，而视锥系统具有三种视细胞，且有三种感光色素，这与两个感光系统有无色觉事实是一致的。

2.视网膜的光化学反应

在光线的作用下，感光细胞中的感光物质发生化学反应，进一步引起神经冲动。目前对视杆细胞中所含色素，及其在感光换能过程中所起作用的研究比较清楚。

视杆细胞内的感光物质称**视紫红质**。这是一种由**视蛋白**（opsin）与**视黄醛**（retinene）（又称维生素A醛）组成的结合蛋白质，对波长为500nm（蓝绿色）的光线吸收能力最强。当光线照射视紫红质时，视紫红质分子中11-顺型视黄醛异构化为全反型视黄醛，这种变化触发了视蛋白的一系列构型变化，最终导致视黄醛与视蛋白分离，同时触发视杆细胞胞膜离子通道开闭变化而产生感受器电位。

在黑暗情况下，全反型视黄醛转变为11-顺型，再与视蛋白结合成视紫红质以备用，视紫红质的合成与分解处于动态平衡之中，光线越弱，视杆细胞内储存的视紫红质越多，这也就使视网膜对弱光越敏感；相反，光线越强，贮备的视紫红质越少，视杆细胞感受光刺激的能力降低。在视紫红质分解与合成的过程中，总有一部分视黄醛被消耗，正常时体内储存的维生素A经代谢转变成视黄醛，以补充视黄醛的消耗（图6-11）。

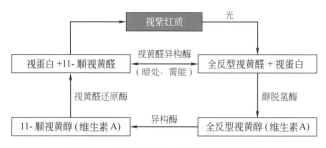

图6-11　视紫红质的光化学反应示意图

目前认为视锥细胞外段的换能机制与视杆细胞类似，视锥细胞的感光色素有三种，分别存在于不同的视锥细胞中。三种感光色素也均由11-顺型视黄醛和视蛋白组成，只是视蛋白略有差别。三种感光色素最敏感的光波波长分别为445nm、535nm和570nm，相当于蓝光、绿光和红光的波长。

*色盲

有些人缺乏辨别某种颜色的能力，称色盲。色盲可分为全色盲和部分色盲。对各种颜色都不能辨认，称全色盲。全色盲极为少见，表现为只能分辨光线的明暗，呈单色视觉。部分色盲又可分为红色盲、绿色盲及蓝色盲，其中以红色盲和绿色盲最为多见。这是由于视网膜内缺乏相应的特殊视锥细胞所造成的。绝大多数色盲与遗传因素有关，少数是由视网膜病变引起的。近年来，编码人视色素的基因已被分离和克隆，并成功地克隆了三种不同光谱吸收特性的视锥色素，发现红敏色素和绿敏色素的基因均位于X染色体上，而蓝敏色素的基因则位于第7对染色体上。目前认为，大多数绿色盲者是由于绿敏色素基因的丢失，或是该基因被一杂合基因所取代；大多数红色盲者是由于其红敏色素基因被相应的杂合基因所取代。

四、视觉信息传入通路

视觉信息传入通路由四级神经元组成。第一级神经元为视细胞，第二级神经元为双极细胞，第三级神经元为节细胞，第四级神经元位于外侧膝状体。节细胞的轴突在视神经盘处集合成束（视神经），离开视网膜进入颅腔。视神经在视交叉处部分交叉到对侧，参与组成对侧视束，即来自鼻侧视网膜（接受颞侧视野光刺激的视网膜）的纤维交叉进入对侧视束，而来自颞侧视网膜（接受鼻侧视野光刺激的视网膜）的纤维不交叉。因此每侧视束含同侧眼球颞侧视网膜来的纤维和对侧眼球鼻侧视网膜来的纤维。视束的一部分纤维，终止于中脑上丘核，参与瞳孔对光反射、视觉调节反射和视觉运动反射等。视束的大部分纤维到达外侧膝状体。外侧膝状体神经元发出纤维组成视辐射，经内囊到达大脑皮质枕叶距状沟两侧视觉中枢。

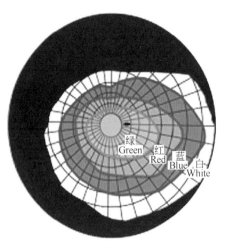

图6-12　人右眼的视野

五、双眼视觉与立体视觉

眼固定不动时所能看到的范围称为**视野**。鼻侧的视野比颞侧视野小，不同色觉的视野是不同的，白色视野>蓝色视野>红色视野>绿色视野（图6-12）。两眼同时看一物体时，两眼视野有很大部分重叠，称为**双眼视觉**（binocular vision）。两眼视物时，由物体同一部分来的光线成像在两侧视网膜的**相称点**上，分别经两侧的视觉传导路传向大脑皮质视觉中枢，经大脑对视觉信号的分析获得单一物体的感觉。与单眼视觉相比，双眼视觉可扩大视野，弥补生理盲点，增加立体感，增加对物体距离、形态、大小判断的准确性。用两眼注视同一物体时，在两眼视网膜上所形成的物像并不完全相同，左眼看到物体的左侧面较多，右眼看到物体的右侧面较多。这些来自两眼稍有不同的信息经过高级中枢处理后，就综合而形成**立体视觉**。当然，单眼也能产生立体视觉，物体表面的光线反射情况和阴影等因素，都有助于立体视觉的产生。

*眼的卫生保健

1.预防近视

引起近视眼的原因，至今看法仍不统一，但归结起来不外乎遗传和环境两大因素。我国的高度近视眼为常染色体的隐性遗传；单纯性近视，即低中度近视，与多基因遗传有关，遗传和环境因素在近视发生中约各占一半。通过动物实验证明，改变视觉环境，如在动物眼前加一个半透明遮膜，使之不能清晰成像，或限制幼小动物使之只能看近物的方法，都可引起高度近视。所以在幼儿或青少年眼球尚未发育成熟时期，如果处于视卫生条件不好的工作环境，又从事长久而紧张的视近作业，则环境因素就成为形成近视眼的主要原因。因此，防治近视眼应从改善学生的学习环境和减少看近物着手。

青少年预防近视应注意以下几个方面：①读书、写字姿势要端正；②连续读书1小时要休息或远眺10分钟；③不要在光线暗或直射阳光下看书、写字，不要边吃饭边看书；④不要在走路、躺卧和晃动的车上看书。此外看电视要有节制。

2.预防沙眼

沙眼是由沙眼衣原体引起的一种传染性眼病。它主要侵犯上睑结膜和上穹隆结膜，使结膜血管模糊、充血，并出现乳头增生和滤泡形成，结膜表面似有沙粒，粗糙不平。预防时主要做到早发现、早治疗。平时注意清洁卫生，养成良好的卫生习惯，勤洗手，剪指甲，不用脏手揉擦眼睛。毛巾要经常洗晒，不用公共毛巾，提倡一人一巾。

第二节 ▶ 耳

耳又称**位听器**，由感受声波刺激的听觉器和感受头部位置的位觉器组成，二者在功能上虽然不同，但在结构上密不可分。位听器分为外耳、中耳、内耳三部分。外耳和中耳是收集声波和传导声波的结构，内耳有接受声波和位觉刺激的感受器（图6-13）。

一、耳的形态结构

（一）外耳

外耳（external ear）分耳郭、外耳道和鼓膜三部分。

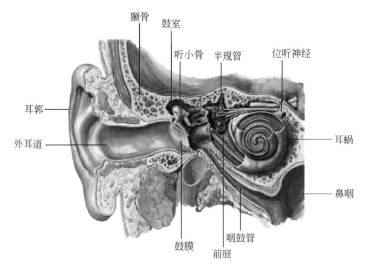

图6-13　耳的结构模式图

1.耳郭

耳郭（auricle）主要以弹性软骨为支架，外被皮肤。耳郭下部无软骨的部分称**耳垂**。耳郭有收集声波的作用。

2.外耳道

外耳道（external acoustic meatus）是从外耳门至鼓膜的一段"S"形弯曲管道，长约2.5cm。其外侧1/3以软骨为基础，内侧2/3位于颞骨内。外耳道的皮肤含有毛囊、皮脂腺及**耵聍腺**。耵聍腺分泌黏稠的耵聍，有保护作用。外耳道是一个声音共鸣腔，当声波由外耳门传到鼓膜时，声强被提高。

3.鼓膜

鼓膜（tympanic membrane）位于外耳道与中耳鼓室之间，为椭圆喇叭形的半透明薄膜，厚0.1mm。其外侧面向前下外方倾斜。鼓膜边缘附着于颞骨上，其中心向内凹陷，称**鼓膜脐**，其内侧面是锤骨柄末端附着处。鼓膜大部分分三层，外层为表皮，内层为黏膜，中层为纤维组织，鼓膜的结构特点使鼓膜可与声波同频同始终振动，能较小失真地把声波振动传递给听小骨。

（二）中耳

中耳（middle ear）分鼓室、咽鼓管和乳突小房三部分。

1.鼓室

鼓室（tympanic cavity）位于鼓膜与内耳之间，是颞骨岩部内形态不规则的含气小腔，内衬黏膜。向前经咽鼓管通咽，向后借乳突窦通**乳突小房**，外侧壁主要为鼓膜，内侧壁为内耳的外侧壁。

鼓室内有三块听小骨，由外向内依次为**锤骨、砧骨**和**镫骨**（图6-14）。听小骨彼此以关节相连，组成一个曲折的杠杆系统，称**听骨链**。锤骨柄附于鼓膜内面，末端与鼓膜脐的内侧面相连，接受鼓膜传来的声波振动。镫骨底借环韧带封闭于内耳前庭窗上，将声波振动传向内耳。

声波在由鼓膜、听小骨向前庭窗的传递过程中，可使振动的振幅减小而使压强增大，提高传音效率。使声压增大的原因主要有两个。一是鼓膜面积和前庭窗面积的差别造成的。鼓膜能发生振动的面积为55mm^2，而前庭窗膜面积只有3.2mm^2，二者的比值为17.2∶1。不考虑听骨链的增压效应，鼓膜的振动传至前庭膜上，声压将增大17.2倍。二是听骨链的增压效应，在听骨链杠杆系统中，长臂与短臂之比为1.3∶1，声波经听骨链传导后，短臂一侧镫骨底的压力将增大到原来的1.3倍。声波由鼓膜、中耳向内耳传递过程中，总的增压效应为17.2×1.3=22.4倍，从而大大提高了声波传递的效率。

鼓室内还有二条听小骨肌，**鼓膜张肌**位于咽鼓管上方小管内，止于锤骨柄，收缩时向内牵拉锤骨柄，使鼓膜张力增加。**镫骨肌**位于鼓室后壁，止于镫骨小头末端，收缩时可向外后方牵拉镫骨，减低声波对内耳的压力。两肌协同作用能增加听骨链运动阻力，减低声波振动强度。

2.咽鼓管

咽鼓管（auditory tube）是连通咽与鼓室的管道。近鼓室的1/3为骨部，近咽的2/3为软骨部。骨部开口于鼓室。软骨部以**咽鼓管咽口**与咽相通。平时咽鼓管咽口闭合，当吞咽或哈欠时开放，空气可经咽鼓管进入鼓室，调节鼓室内压力，保持鼓膜内、外压力的平衡，有利于鼓膜振动。幼儿咽鼓管短而平直，咽部感染易沿此管侵入鼓室，引起中耳炎。

3.乳突小房

乳突小房（mastoid cells）是颞骨乳突内许多含气小腔，彼此相通，并向前有较大的气腔称**乳突窦**，鼓窦向前与鼓室相通。

（三）内耳

内耳（internal ear）位于颞骨岩部内，构造复杂，故称**迷路**。迷路由**骨迷路**和**膜迷路**两部分组成。骨迷路是由骨密质构成的管道，成年人骨迷路与颞骨岩愈合，使骨迷路成为颞骨岩部的骨性隧道；膜迷路是悬挂于骨迷路内的密闭而连通的膜性小管和小囊，形态和骨迷路相似。膜迷路内外均为淋巴液，膜迷路和骨迷路之间的淋巴液称**外淋巴**，膜迷路内的淋巴液称**内淋巴**，内、外淋巴互不流通。

1.骨迷路

骨迷路（bony labyrinth）由后外向前内分为骨半规管、前庭、耳蜗三部分（图6-15）。

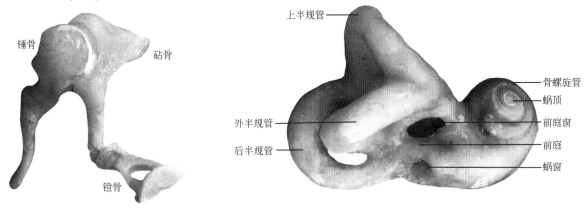

图6-14 听小骨　　　　　　图6-15 内耳骨迷路标本像

（1）**骨半规管**（bony semicircular canals）　骨半规管是三个半环形小管，互相垂直排列，分别称为前骨半规管、后骨半规管和外骨半规管。它们都以骨脚与前庭相连。每个骨半规管都有两个骨脚，前后骨半规管的各一脚合成一个总脚，各半规管的一个骨脚在近前庭处膨大，称**骨壶腹**。

（2）**前庭**（vestibule）　前庭位于骨半规管与耳蜗之间，为一卵圆形膨大部。前庭的外侧壁即鼓室的内侧壁，有**前庭窗**和**蜗窗**，前庭窗借镫韧带封闭，蜗窗由组织膜（又称第二鼓膜）封闭。后壁有5个孔通半规管，向前有一大孔通耳蜗。

（3）**耳蜗**（cochlea）　耳蜗位于前庭的前内侧，形似蜗牛壳，蜗顶朝向前外侧，蜗底朝向后内侧，由一条**蜗螺旋管**环绕一个圆锥形的**蜗轴**螺旋状盘旋 $2\frac{3}{4}$ 圈而成。蜗轴是耳蜗的骨质中轴，骨质疏松，内有血管、蜗神经节等。蜗轴伸出**骨螺旋板**突入蜗螺旋管内（图6-16）。

2.膜迷路

膜迷路（membranous labyrinth）是由单层扁平上皮和薄层结缔组织构成的膜性管道，主要有膜半规管、椭圆囊、球囊、蜗管等结构（图6-17）。

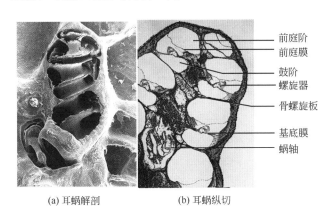

(a) 耳蜗解剖　　(b) 耳蜗纵切

图6-16 耳蜗与蜗管

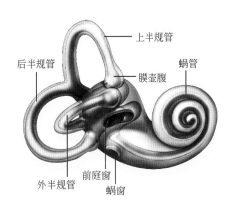

图6-17 骨迷路与膜迷路关系模式图

（1）**膜半规管**（membranous semicircular ducts）　膜半规管是位于骨半规管内的三个膜性管道，形状和位置与骨半规管相似。在骨壶腹内有相应的膜壶腹。膜壶腹壁的一侧组织增厚突向腔内，形成一横行的圆嵴状隆起，称**壶腹嵴**（图6-18）。壶腹嵴表层为单层柱状上皮，由毛细胞和支持细胞组成，支持细胞能分泌胶质（主要为糖蛋白）形成圆顶状的胶质帽覆盖在上皮表面。毛细胞呈烧瓶状，顶端有许多静纤毛和一根动纤毛。纤毛伸入胶质帽内。毛细胞底部有感觉神经末梢分布。当头部有旋转变速运动时，均能导致膜半规管内淋巴相对位移，冲击壶腹嵴，刺激毛细胞，进一步引起感觉神经末梢产生兴奋，冲动传入中枢反映为头的旋转运动（位置变化）感觉。可见壶腹嵴是头部旋转变速运动的感受器。

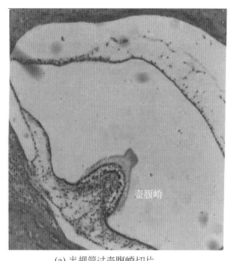

(a) 半规管过壶腹嵴切片

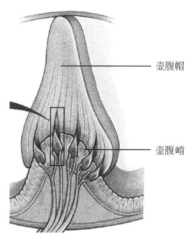

壶腹帽

壶腹嵴

(b) 壶腹嵴结构模式图

图6-18　壶腹嵴

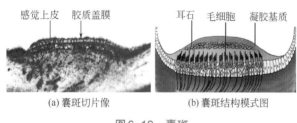

感觉上皮　胶质盖膜　　耳石　毛细胞　凝胶基质

(a) 囊斑切片像　　　　(b) 囊斑结构模式图

图6-19　囊斑

（2）**椭圆囊**（utricle）**和球囊**（saccule）　椭圆囊和球囊是前庭内两个互相通连的膜性小囊。椭圆囊后壁有5个孔通膜半规管，前方有小管通球囊。球囊下端有小管连于蜗管。椭圆囊底部和球囊的前壁内面各有一斑状隆起，分别称**椭圆囊斑**和**球囊斑**。囊斑与壶腹嵴结构相似，由支持细胞和毛细胞构成，上皮表面覆盖有胶质的耳石膜，膜的浅层有极小的结晶体，由蛋白质与钙盐形成，称**耳石**，毛细胞的纤毛插入胶质耳石膜内，毛细胞的基底部分布着感觉神经末梢（图6-19）。由于两个囊斑互相垂直，不论头部处于什么位置，或头部向何方向做变速运动，耳石都能压迫或牵引毛细胞，对毛细胞形成刺激，进一步引起感觉神经末梢兴奋，冲动传入中枢反映为头部的空间位置与直线变速运动（位置变化）感觉。因此囊斑是感受头部空间位置和直线变速运动的感受器。

（3）**蜗管**（cochlear duct）　是耳蜗内的膜性管道，连于骨螺旋板的周缘与骨螺旋管外侧壁之间，随同蜗螺旋管盘旋2$\frac{3}{4}$圈，以盲端终于耳蜗顶部。在沿蜗轴纵切的断面上可见，蜗管呈三角形，其上壁称**前庭膜**，外侧壁称**螺旋韧带**，贴于骨螺旋管外侧壁的内面，下壁为**基底膜**，此膜上有**螺旋器**（或称柯蒂氏器）（图6-20）为听觉感受器。螺旋器上皮由毛细胞和支持细胞构成，上皮表面覆盖一胶质盖膜。支持细胞又分为柱细胞和指细胞。毛细胞位于指细胞的胞体上部凹陷内，细胞顶面有静纤毛，长的静纤毛伸入胶质盖膜内，短的静纤毛只与盖膜接触。毛细胞底部周围分布有感觉神经末梢。

蜗管将蜗螺旋管腔分隔成两部分：蜗管上方称**前庭阶**，蜗管下方称**鼓阶**。前庭阶和鼓阶在耳蜗顶部相连通。前庭阶起于前庭窗，鼓阶终于蜗窗膜（又称第二鼓膜）。

二、声波的传导

声波传入内耳的途径可分为空气传导和骨传导。正常时以空气传导为主。

空气传导的途径：声波由耳郭收集→外耳道→鼓膜→听骨链→前庭膜→前庭阶→鼓阶，引起基底膜在外、内淋巴液中振动，螺旋器受刺激，感觉神经末梢产生冲动，冲动传入中枢产生声觉。

另外鼓膜振动时，还可引起鼓室内空气振动，进而通过蜗窗引起鼓阶中外淋巴振动，继而引起基底膜振动。此传导性能极弱，只有在听骨链活动障碍时才能发挥一定的作用。

骨传导的途径：声波引起颅骨振动→耳蜗外淋巴振动→基底膜在外、内淋巴中振动，螺旋器受刺激，感觉神经末梢产生冲动，冲动传入中枢产生听觉。

骨传导途径传导性能比空气传导低得多，对正常听觉产生作用甚微，但当鼓膜或中耳病变引起传导性耳聋时，则骨传导敏感性相对增加。

三、听力

人对声波频率的反映是根据音调的不同，高频声波刺激引起高音调声觉；低频声波刺激引起低音调声觉；对声波强度（由波幅决定）的反映是根据声音的大小。听觉器感受声音的能力，称**听力**。人能听到的声音，在频率和强度方面都有一定的限度。人耳能感受的声音频率为16～20000Hz，其中最敏感的频率为1000～3000Hz。声强大小用单位面积承受的压力大小或单位面积能量通量来表示。产生声觉所必需的最低声强称**听阈**，听阈随声波频率而异，声波频率为1000～3000Hz时听阈最低。当音强增加到某一个限度时，听觉变为痛觉，这个限度称**最大可听阈**（图6-21）。

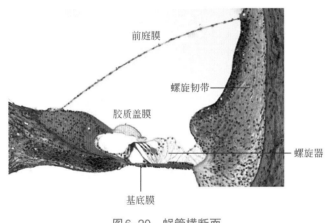

图6-20　蜗管横断面

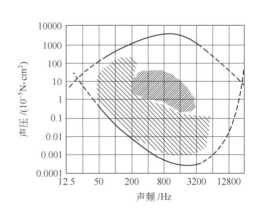

图6-21　听阈

四、耳蜗对声音的感受和分析

（一）基底膜的振动和行波理论

当声波振动通过听骨链到达前庭窗膜时，如果前庭窗膜内移，前庭膜和基底膜也将下移，最后是鼓阶的外淋巴压迫蜗窗膜外移；相反，当前庭窗膜外移时，整个耳蜗内结构又作反方向的移动，于是形成振动。19世纪就发现，蜗顶损伤时，人或动物失去对低频声波的感受；蜗底损伤时，人或动物失去对高频声波的感受。Bekesy直接观察到声波振动在基底膜上的行波移动，就像抖动一条绸带，上行波由绸带近端向远端传播，随着传播距离增大，振幅逐渐增大，当达到最大值后，振动幅度骤然减小并迅速消失。高频振动产生最大振幅的位置靠近起始部，低频振动产生最大振幅的位置远离起始部（图6-22）。声波振动沿基底膜从蜗底开始向蜗顶传播时，其幅度逐渐增大，在基底膜的某一部位达到最大值，此后消失。高频的声波在基底膜产生最大振幅的部位靠近蜗底，相反，低频声波在基底膜产生最大振幅的部位则靠近蜗顶。Bekesy认为行波振幅最大处，螺旋器感受细胞受到的刺激最强，此部位传入中枢的冲动信号就最强，这是大脑分析声波频率的基础，即高频声波对蜗底螺旋器刺激最强，产生高音感觉；低频声波对蜗顶螺旋器刺激最强，产生低音感觉。

不同频率的振动引起基底膜不同部位产生最大振幅，主要由基底膜的某些物理性质决定的。基底膜的长度在人约为30mm，宽度在靠近前庭窗处只有0.04mm，以后逐渐加宽；与此相对应，基底膜上的螺旋器的高度和重量也随着基底膜的加宽而变大，达耳蜗顶部，基底膜宽度增加5倍多。这些因素决定了基底膜愈靠近底部，共振频率愈高；愈靠近顶部，共振频率愈低。

人体解剖生理学（第二版）

（二）耳蜗的感受器电位

Wever和Bray在动物实验中发现，给予动物短声刺激时，在耳蜗（蜗窗）可引导出一系列电位波动（图6-23），此电位波动可分为前后两部分，前部分电位波动的波形与短声波形一致，如将此电位波动引到扩音器上，就可复制出刺激的声音，这种微音器效应被称为**魏-勃氏效应**，此电位波动被称为**微音器电位**（cochlear microphonic potential，CM）；后部分电位波动是蜗神经产生的动作电位。微音器电位没有潜伏期，波幅与基底膜振幅呈正相关，因此被认为是螺旋器的感受器电位。

感受器电位是螺旋器毛细胞在静息电位基础上产生的。将参考电极插入到前庭阶外淋巴中，并保持零电位，将测量电极插入蜗管内淋巴可记录到+80mV的电位，将测量电极插入毛细胞内可记录到-80～-70mV电位，可见毛细胞与内淋巴的电位差可达160mV。微音器电位就是在此电位差基础上产生的，当基底膜向上位移时，纤毛侧面机械门控K^+通道开放，K^+扩散进入毛细胞，使毛细胞去极化；当基底膜向下位移时，纤毛侧面K^+通道关闭，而毛细胞侧面（浸浴外淋巴液）K^+通道开放，细胞内K^+向外淋巴扩散，使毛细胞超极化。可见基底膜的振动使毛细胞膜电位产生去极化与超极化的电位波动，而表现为感受器电位。

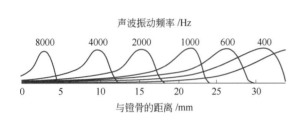

图6-22　不同频率声波产生最大振幅的位置

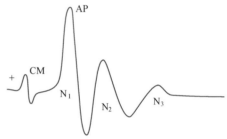

图6-23　耳蜗引导的生物电

CM：微音器电位；AP：蜗神经动作电位（包括N_1、N_2、N_3三个负电位）

五、听觉信息的传入通路

听觉信息的传入通路包括四级神经元。第一级神经元位于蜗轴内的螺旋神经节，其树突分布于蜗管基底膜柯蒂器的毛细胞周围。其轴突组成蜗神经，于延髓和脑桥交界处入脑干，止于蜗神经核，蜗神经核神经元发出纤维大部分交叉到对侧，组成斜方体，直接或经上橄榄核上行构成外侧丘系。外侧丘系上行止于中脑下丘，下丘神经元发出纤维上行止于丘脑后部的内侧膝状体，从内侧膝状体神经元发出的纤维组成听辐射，经内囊枕部到达大脑皮质颞横回听觉中枢。另外从蜗神经核发出的一小部分纤维随同侧外侧丘系上行。故听觉冲动是双侧传入的。蜗神经核还有一部分纤维经下丘换神经元后，发出纤维下行止于脑干运动神经核和脊髓灰质前角运动神经元，完成听觉运动反射。

*听力障碍

一般常用音叉检查患者气导和骨导的情况，来确定听力障碍的病变部位和性质。例如，当外耳道或中耳发生病变时，气导途径受损，引起的听力障碍称为**传音性耳聋**，此时气导作用减弱而骨导作用相对增强；当耳蜗发生病变时所引起的听力障碍称为**感音性耳聋**，此时气导和骨导的作用均减弱。

六、前庭器的功能

前庭器的传入冲动除能引起运动觉与位置觉外，还可引起各种姿势反射（见第五章第五节迷路紧张反射）和自主神经功能改变。

前庭反应中还有一种特殊的反射，当头部旋转变速运动时，两侧眼球会出现同步的往复运动，称**眼震颤**（nystagmus）。眼球运动方向与受刺激的半规管有关，外侧半规管受刺激时，引起眼球水平方向左右往复运动，而前、后半规管受刺激时则引起垂直方向的上下往复运动。眼球往复运动分快动相与慢动相，慢动相眼球相对较慢地从一侧运动到另一侧，快动相眼球则迅速回到原侧。

人的前庭器受到过强或作用时间过长的刺激时，常会引起恶心、呕吐、眩晕、血压下降和皮肤苍白等现象，这种反应称前庭自主神经反应。有些人前庭功能很敏感（稳定性差），微弱刺激就引起不适，如晕车、晕船。经常锻炼能降低其敏感性（稳定性提高），提高适应能力。

2

复习思考题

1.名词解释：感觉器、黄斑、耳的迷路、前庭器、折光系统、囊斑、螺旋器、简约（化）眼、近点、视力、瞳孔对光反射、瞳孔近反射、晶状体调节反射。

2.眼球壁分几层？各层分为哪些部分？

3.试述房水的产生部位及循环途径。

4.外界光线经过哪些结构才能投射到视网膜上？

5.视网膜的神经联系如何？

6.为什么说缺乏维生素A会导致夜盲症？

7.何谓简化眼？如何利用简化眼分析物体在视网膜成像情况？

8.试比较视网膜的两个感光系统的组成与功能差别。

9.试述中耳和内耳的组成及各结构的功能。

10.声波由外界传导到听觉感受器要经过哪些结构？

11.试述正常人看近物时眼的调节过程及其生理意义。

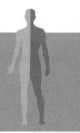

Chapter

第七章

血液

第一节 ▶ 概述

一、体液与内环境

1.体液

体内的水分及溶解于其中的物质统称为**体液**（body fluid）。成年人的体液量约占体重的60%，其中约2/3存在于细胞内，称**细胞内液**（intracellular fluid）；其余的1/3存在于细胞外，组成**细胞外液**（extracellular fluid）。细胞外液包括血浆（约占体重的5%）、组织液（约占体重的15%）、淋巴液和脑脊液等。细胞与外界的物质交换都是通过细胞外液进行的（图7-1）。

2.内环境

细胞外液是细胞生存的直接环境。细胞新陈代谢所需的O_2和养料必须从细胞外液中获得，细胞的代谢终产物也必须通过细胞外液排出体外，故称细胞外液为机体的**内环境**（internal environment）。内环境的理化性质，如电解质成分、渗透压、温度和pH等是相对稳定的，这是机体维持正常生命活动的前提条件。

正常机体内环境的理化性质总是在一定生理范围内波动。许多生理因素能影响内环境的相对稳定，例如，机体呼吸过程中O_2和CO_2的交换比例，尿生成过程中物质的重吸收程度和对某些物质的排出量，消化系统对水、电解质及各种营养物质的吸收等。外环境的剧烈变化也直接或间接地干扰内环境的相对稳定。机体通过神经调节和体液调节，对影响内环境稳定的各种因素进行调控，从而使内环境的理化性质只能在一定生理功能允许的范围内发生小幅度的变化，这种内环境相对稳定的状态称为**稳态**（homeostasis）。

二、血液成分、血量及血液的主要生理功能

1.血液的成分

血液由**血浆**（plasma）和悬浮于其中的**血细胞**（blood cell）组成。将血样放入用抗凝剂处理过的试管中，经离心沉淀后，管中的血液出现分层：上层为淡黄色的血浆，下层红色部分为挤压较紧的**红细胞**，二者之间白色的薄层为**白细胞**和**血小板**。血浆和红细胞分别约占全血的55%和45%，白细胞和血小板所占体积不足1%（图7-2）。红细胞在全血中所占的容积百分比，称为**红细胞比容**（hematocrit）。

2.血量

血量（blood volume）是指人体内血液的总量。正常成年人的血量占体重的7%～8%。安静时，绝大部分血液在心血管中快速流动，称为**循环血量**；小部分血液在肝、肺、腹腔静脉和皮下静脉丛等处流动较慢，称为**储存血量**。在剧烈运动、大失血等紧急情况下，储存血量可补充循环血量。

血量的相对稳定是维持机体正常生命活动的重要保证。只有循环血量相对稳定才能使机体的血压维持在正常水平，保证全身器官、组织的血液供应。一般说来，若一次失血少于血液总量的10%，可无明显症状，机体能动员体内多种代偿机制，使血量在1～2h内得到恢复。循环血量的补充，除来源于储存血量外，还来自毛

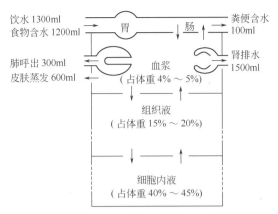

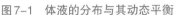

图7-1 体液的分布与其动态平衡

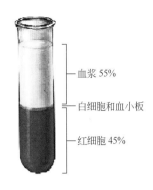

图7-2 血液的主要成分

细血管处组织液重吸收的增加。血浆蛋白在肝脏合成加速，在1～2天内使血浆蛋白浓度恢复；骨髓造血功能增强，在1个月内使红细胞数量逐渐恢复。若一次急性失血达20%，则血压会明显降低，导致机体生理活动障碍而出现一系列临床症状。若一次急性失血超过30%，就可能危及生命。因此，大量失血时需要及时进行输血治疗。

3.血液的主要生理功能

（1）运输功能　血液在心血管系统中循环流动，不断地把氧、各种营养物质和激素等运送到身体各处，同时又把全身各处细胞的代谢终产物运至有关器官而排出体外。

（2）防御和保护功能　血液中的白细胞、抗体、补体等参与机体的非特异性和特异性免疫反应，是抵御病原微生物和异物入侵的重要防线。血液中的血小板、凝血因子、抗凝物质及纤溶物质既可防止机体失血，又可保持血管内血流畅通。

（3）维持稳态　血液中含有多种酸碱缓冲物质，可缓冲其pH的变化，保持内环境酸碱度的相对稳定。血液可吸收代谢产生的热量并将其带到机体各处以平衡体温，过多的热量被带到皮肤散发，从而维持体温的相对稳定。

第二节 ▶ 血浆的理化特征

血浆（plasma）是一种淡黄色的液体，水占90%以上，血浆溶质成分中蛋白质占7%～9%，用盐析法可将血浆中的蛋白质分为**白蛋白**（albumin）、**球蛋白**（globulin）和**纤维蛋白原**（fibrinogen）三类。白蛋白主要由肝合成，约占血浆蛋白总量的60%～80%。白蛋白分子量最小，因此白蛋白摩尔浓度远高于球蛋白与纤维蛋白，是形成血浆胶体渗透压的主要因素，对调节血浆与组织液间的水平衡具有重要作用，白蛋白也是某些物质的载体。球蛋白可分为α、β和γ三种亚型，其中α-球蛋白、β-球蛋白主要由肝合成，多是某些物质的载体；γ-球蛋白多是淋巴细胞分泌的抗体，参与机体的免疫反应。纤维蛋白原约占全部血浆蛋白的4%，其分子量最大，参与血液凝固过程。

血浆中除蛋白质以外的含氮物质总称为**非蛋白含氮化合物**，主要包括尿素、尿酸、肌酸、肌酐、氨基酸、多肽、氨和胆红素等。这些物质中所含的氮称为**非蛋白氮**（non-protein nitrogen，NPN）。血浆中的NPN由肾排出，测定血浆中NPN的含量，有助于了解肾的功能。

血浆中含有多种无机盐，它们大多数以离子状态存在。重要的阳离子有Na^+、K^+、Ca^{2+}、Mg^{2+}等，阴离子主要有Cl^-、HCO_3^-、HPO_4^{2-}等，其中Na^+、Cl^-、HCO_3^-含量最多。这些离子在维持血浆渗透压、酸碱平衡以及神经、肌肉的正常兴奋性等方面起着重要作用。

此外，血浆中还含有葡萄糖、乳酸、脂类以及一些微量物质，如维生素、激素等。

一、血浆的渗透压

溶液渗透压的大小与溶液中溶质的颗粒浓度呈正比。**血浆渗透压**（plasma osmotic pressure）约为300mOsm/L（相当于体温37℃时773kPa），它主要来自血浆中的晶体物质，由晶体物质所形成的渗透压，称为**血浆晶体渗透压**（plasma crystal osmotic pressure）；另一部分主要来自血浆蛋白等胶体物质，称为**血浆胶体渗透压**（plasma colloid osmotic pressure），为$1.3 \sim 1.5$mOsm/L（相当于体温37℃时$3.3 \sim 3.8$kPa）。毛细血管壁对晶体物质有很大通透性，血浆晶体物质的成分和摩尔浓度与组织液基本相同，故血浆与组织液的晶体渗透压也基本相同，而绝大部分晶体物质不能自由透过细胞膜，故血浆晶体渗透压的相对稳定，对维持细胞内外的水平衡、保持细胞的形态和功能极为重要。毛细血管壁对胶体物质基本上没有通透性，正常情况下血浆胶体物质的摩尔浓度高于组织液，即血浆胶体渗透压高于组织液。血浆胶体渗透压是组织液回到血液的动力，故血浆胶体渗透压对维持血管内外水平衡及正常血量具有重要作用。

二、血浆的酸碱度

正常人血浆的pH为$7.35 \sim 7.45$。血浆pH能够保持相对恒定是由于血浆和红细胞中均含有酸碱缓冲物质对。如血浆中的缓冲物质对为$NaHCO_3/H_2CO_3$，蛋白质钠盐/蛋白质，Na_2HPO_4/NaH_2PO_4，其中以$NaHCO_3/H_2CO_3$最为重要，血浆$NaHCO_3$与H_2CO_3的比值为20∶1。在红细胞内有血红蛋白钾盐/血红蛋白，氧合血红蛋白钾盐/氧合血红蛋白、K_2HPO_4/KH_2PO_4，$KHCO_3/H_2CO_3$等缓冲物质对。在代谢异常、排泄障碍或食物因素造成体内酸性或碱性物质增加时，由于上述缓冲系统的作用，对内环境pH的影响很小。另外，肺和肾不断排出体内过多的酸或碱，结果内环境pH波动范围极小。例如肌肉运动产生的乳酸进入血液后与碳酸氢钠的反应如下：

$$CH_3CHCOOH + NaHCO_3 \longrightarrow CH_3CHCOONa + H_2CO_3$$
$$\qquad | \qquad\qquad\qquad\qquad\qquad\qquad | $$
$$\quad OH \qquad\qquad\qquad\qquad\qquad\quad OH$$

$$H_2CO_3 \longrightarrow H_2O + CO_2 \uparrow$$

反应过程中产生的CO_2由肺排出体外，从而缓冲了体内所产生的过多的酸。

第三节 ▶ 血细胞生理

血细胞包括红细胞、白细胞和血小板，它们均起源于造血干细胞。血细胞的生成过程称为**造血**（hemopoiesis）。在胚胎发育到第3周，由卵黄囊分化出造血干细胞，而开始造血；胚胎发育到第2个月肝开始造血；胚胎发育到第4个月脾开始造血；以后肝、脾的造血活动逐渐减弱，而骨髓开始造血并逐渐增强；到婴儿出生时，几乎完全依靠红骨髓造血，以后骨髓造血维持终生。

各类造血细胞的发育、成熟，是一个连续而又分阶段的过程。**多能造血干细胞**（mulipotent stem cells）既能通过自我复制以保持本身数量的稳定，又能分化形成髓样干细胞和淋巴干细胞。髓样干细胞通过若干阶段分化增殖形成红细胞、血小板、粒细胞和单核细胞，淋巴干细胞则产生淋巴细胞。

一、红细胞

1.红细胞的形态和数量

正常**红细胞**（red blood cell，RBC）没有细胞核，呈双凹的圆盘形，直径约为$7 \sim 8\mu m$，厚$1 \sim 2\mu m$。红细胞的这种形态能最大限度地增加表面积，极大地提高了细胞内外物质交换的能力（图7-3）。

红细胞是血液中数量最多的血细胞，我国成年男性血液中红细胞数为$(4.0 \sim 5.5) \times 10^{12}$个/L，女性为$(3.5 \sim 5.0) \times 10^{12}$个/L，新生儿为$6.0 \sim 7.0 \times 10^{12}$个/L。红细胞数量与年龄、性别及生活条件有关，儿童、成年男性或高原居民的红细胞数量偏多。

2.红细胞的生理特性和功能

（1）红细胞的生理特性

① 红细胞的**可塑变形性**（plastic deformation）。红细胞的双凹圆盘形使红细胞具有很大的变形能力，在挤过比其直径小的毛细血管或血窦孔隙时不易发生破裂（图7-4）。

② 红细胞的**悬浮稳定性**（suspension stability）。将加入抗凝剂的血液静置于血沉管中，虽然红细胞的密度较血浆大，但正常情况下红细胞的下沉却很慢，能较稳定地悬浮于血浆中，红细胞的这一特性称为悬浮稳定性。通常以抗凝血红细胞在血沉管内1h后下沉的距离表示红细胞沉降的速度，称为**红细胞沉降率**（erythrocyte sedimentation rate，ESR），简称血沉。红细胞的沉降率愈大，表示红细胞的悬浮稳定性愈小。红细胞悬浮稳定性的形成，一方面与红细胞表面积大，与血浆摩擦力大有关，另一方面与红细胞表面带有负电荷而相互排斥有关。

③ 红细胞的**渗透脆性**（osmotic fragility）。在正常情况下，红细胞内液与血浆的渗透压基本相等。通常把

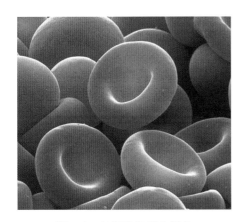

图7-3 红细胞扫描电镜像

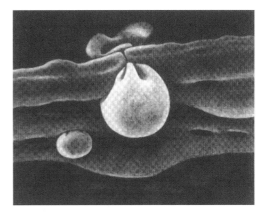

图7-4 红细胞挤过脾窦的内皮细胞裂隙（大鼠）

与血浆渗透压相等的溶液称为**等渗溶液**（isosmotic solution），如0.9%NaCl溶液或5%葡萄糖溶液。将红细胞置于高渗溶液中，可引起红细胞内的水分向细胞外渗透，使红细胞失水而皱缩；反之，将红细胞置于低渗溶液中，则水分将过多地进入红细胞，引起红细胞膨胀；若将红细胞置于渗透压更低的溶液中，细胞膜将由于过渡膨胀而破裂，这种现象称为**渗透性溶血**（hemolysis）。通常将红细胞在低渗溶液中膨胀破裂的特性，称为红细胞的**渗透脆性**。渗透脆性大，表示红细胞对低渗溶液的抵抗力小。衰老的红细胞、球形红细胞等渗透脆性较大。

（2）红细胞的功能　红细胞的主要功能是运输O_2和CO_2。红细胞在肺部毛细血管携带O_2后，随血液循环到达全身组织细胞处释放，供组织细胞代谢；红细胞在组织处，一方面结合一部分CO_2随血液循环到肺，另一方面，将CO_2转化为HCO_3^-由血浆运送到肺（见第十章呼吸）。

红细胞携带O_2和CO_2的功能是靠细胞内的**血红蛋白**（hemoglobin，Hb）实现的。我国成年男性血液中的血红蛋白含量约为120～160g/L，女性约为110～150g/L，婴儿为170～200g/L。每克血红蛋白能结合1.39ml O_2，因此正常男性每100ml血液的血红蛋白能携带O_2约21ml，女性约19ml。

3.红细胞的生成及其调节

（1）红细胞生成所需的物质　红细胞的生成除需要蛋白质、脂类、糖类、铁等物质外，还需要维生素B_{12}、叶酸等。

叶酸的活化形式四氢叶酸是甲基转位酶的辅酶，直接参与DNA的生物合成，因而叶酸缺乏会引起红细胞成熟障碍，导致巨幼红细胞性贫血。叶酸广泛存在于动、植物性食物中。

维生素B_{12}是促进叶酸活化的一种维生素，因此维生素B_{12}缺乏时，叶酸的利用率下降，同样造成叶酸缺乏症状。

铁是合成血红蛋白的重要原料。成人每天需要20～30mg铁用于红细胞生成，但每天只需从食物中吸收1mg以补充排泄的铁，其余均来自体内红细胞死亡后铁的再利用。若铁摄入量不足、吸收利用障碍或慢性失血等原因导致体内缺铁，血红蛋白合成不足，则引起小细胞低色素性贫血，即缺铁性贫血。

（2）红细胞的生成过程　红细胞的生成过程是：造血干细胞→多系造血祖细胞→红系造血祖细胞→原红细胞→早幼红细胞→中幼红细胞→晚幼红细胞→网织红细胞→成熟红细胞。在晚幼红细胞阶段排出细胞核，变成为双凹圆盘形的网织红细胞。从造血干细胞到网织红细胞需要3～5天。网织红细胞进入血液循环后还需要2天的时间才能最终分化为成熟的红细胞。

（3）红细胞生成的调节　目前已证明主要有两种调节因子分别调节两个不同发育阶段的红系祖细胞的生长。①**爆式促进因子**（burst promoting activator，BPA）：BPA是由白细胞产生的一类糖蛋白，可促使早期红系祖细胞从细胞周期中的静息期（G_0期）进入DNA合成期（S期），加强其增殖活动。②**促红细胞生成素**（erythropoietin，EPO）：EPO是肾分泌的一种糖蛋白激素，主要促进晚期红系祖细胞增殖并向可识别的前体细胞分化，也能加速前体细胞的增殖、分化并促进骨髓释放网织红细胞，EPO还能促进早期红系祖细胞的增殖与分化。组织中O_2分压降低时，将刺激EPO的合成。雄性激素、甲状腺激素和生长激素等均可促进EPO的分泌，故可间接促进红细胞生成，雄性激素可能是造成男女红细胞数量差别的关键因素。

4.红细胞的寿命与破坏

红细胞的平均寿命为120天。红细胞的破坏是指机体对衰老或有缺陷红细胞的清除。红细胞主要因衰老而凋亡，当红细胞逐渐衰老时，其变形能力减弱而脆性增加，在血流湍急处，可因机械冲击而破损，也难以通血窦内皮间隙，因而特别容易停滞在脾、肝及骨髓中，并被单核-巨噬细胞系统吞噬。

二、白细胞

1.白细胞的形态、数量和分类

白细胞（white blood cell，WBC）是一类有核的球形血细胞。正常成年人的白细胞数量是（4～10）×10^9个/L。白细胞的数量随不同生理状态的改变而发生较大的波动。如在运动、失血、妊娠及炎症等情况下，白细胞的数量均会增加。白细胞能做阿米巴样的变形运动，可穿过毛细血管壁上的狭窄孔道，移动到相应的感染区，这一过程称为**白细胞渗出**（diapedesis）（图7-5）。

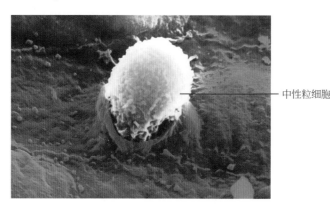

——中性粒细胞

图7-5 白细胞渗出扫描电镜像

依据Wright染色后光镜下的细胞特征，将白细胞分为有粒白细胞和无粒白细胞。有粒白细胞的细胞质内有嗜色颗粒，又依据其胞质内特殊颗粒（各种粒细胞特有的颗粒）的不同分为中性粒细胞、嗜酸性粒细胞和嗜碱性粒细胞；无粒白细胞包括单核细胞和淋巴细胞两种（图7-6）。

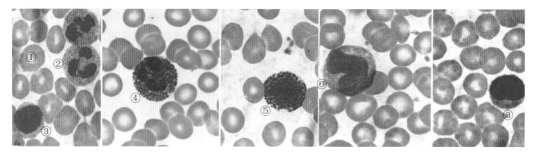

图7-6 各种白细胞

①红细胞；②中性粒细胞；③淋巴细胞；④嗜酸性粒细胞；⑤嗜碱性粒细胞；⑥单核细胞

2.白细胞的功能

（1）**中性粒细胞**（neutrophil） 占白细胞总数的50%～70%，直径为10～12μm，细胞核呈弯曲杆状或分叶状，分叶核一般为2～5叶，叶间有染色质丝相连，又称为**多形核**。胞质中含许多细小、分布均匀、染成淡紫色或淡红色的颗粒，颗粒分两类：一是特殊颗粒，内含吞噬素、溶菌酶、碱性磷酸酶等；二是嗜天青染料的溶酶体。电镜下中性粒细胞表面有许多微绒毛或皱褶（图7-7）。中性粒细胞具有很强的变形能力和吞噬能力，在机体的非特异性细胞免疫中起重要作用。当病原微生物侵入机体时，病原微生物激活的淋巴细胞以及发炎的组织会释放大量能够吸引中性粒细胞的趋化因子（中性粒细胞激活蛋白等），中性粒细胞受趋化因子的诱导向炎症部位游走，这一特性称为**趋化性**（chemotaxis）。中性粒细胞游走到炎症部位，吞噬病原微生物。当中性粒细胞吞噬了数十个细菌后，其自身即解体，释放出各种酶类溶解周围组织而形成脓肿。此外，中性粒细胞还能吞噬和清除衰老的红细胞、坏死组织的碎片和抗原-抗体复合物等。

（2）**嗜碱性粒细胞**（basophil） 只占白细胞总数的0.5%～1%，直径为10～12μm。细胞核分叶或呈"U"形，胞质中含有着色较深的蓝紫色颗粒，该颗粒属于分泌颗粒，内含有肝素、组胺和变态反应性慢反应物等，分别具有抗凝血和舒张血管的作用（图7-8）。细胞质内还含有白三烯，具有使气道平滑肌收缩的作

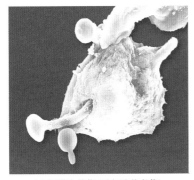
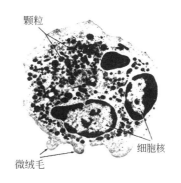

颗粒

细胞核

微绒毛

(a) 扫描电镜像(正在吞噬真菌)　　　(b) 透射电镜像

图7-7　中性粒细胞电镜像

用。嗜碱性粒细胞可运动到损伤部位，释放肝素、组胺、白三烯等，使局部血流增加，小血管的通透性提高，血浆渗出，气道平滑肌收缩，而表现为哮喘、荨麻疹等过敏反应征，还可促进其他白细胞向炎症或过敏反应区迁移。

（3）**嗜酸性粒细胞**（eosinophil）　占白细胞总数的1%～4%，直径为10～15μm。细胞核一般为2叶，胞质内充满粗大均匀的橘红色嗜酸性颗粒，该颗粒属于溶酶体，内含溶酶体酶和组胺酶等（图7-8）。嗜酸性粒细胞可吞噬异物或抗原-抗体复合物，释放溶酶体酶和组胺酶，分解组胺、白三烯等，减轻过敏反应；还可借助于其膜表面的受体黏着于蠕虫上，杀灭虫体。在蠕虫寄生或过敏反应期间其数量增多。

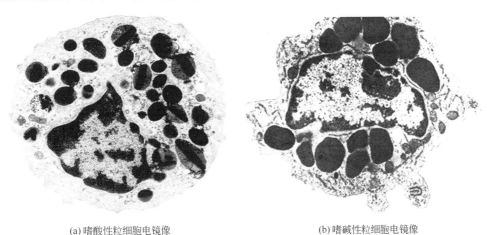

(a) 嗜酸性粒细胞电镜像　　　(b) 嗜碱性粒细胞电镜像

图7-8　嗜酸性粒细胞与嗜碱性粒细胞电镜像

（4）**单核细胞**（monocyte）　单核细胞是白细胞中体积最大的细胞，数量约占白细胞总数的4%～8%，直径为14～20μm。核多为肾形或马蹄形，胞质浅灰蓝色，含有许多细小的嗜天青颗粒，内含过氧化物酶、酸性磷酸酶、酯酶和溶菌酶等。电镜下可见细胞表面多皱褶和有微绒毛（图7-9）。单核细胞在血液中存留2～3天后，穿出毛细血管进入组织，继续发育为巨噬细胞。单核细胞与巨噬细胞功能相似。

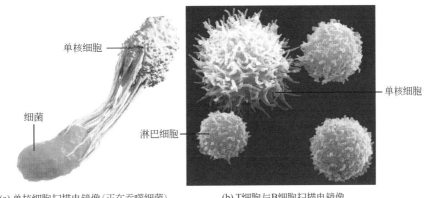

单核细胞

细菌

淋巴细胞

单核细胞

(a) 单核细胞扫描电镜像(正在吞噬细菌)　　　(b) T细胞与B细胞扫描电镜像

图7-9　淋巴细胞与单核细胞电镜像

109

（5）**淋巴细胞**（lymphocyte）　数量占白细胞总数的25%～33%，血中的淋巴细胞直径为6～12μm，核圆形，相对较大，一侧常有一凹，细胞质在核周成一窄缘，嗜碱性（图7-9）。淋巴细胞在机体特异性免疫应答中起关键作用（见第九章免疫）。

3.白细胞的生成和调节

白细胞起源于骨髓造血干细胞，在其发育过程中经历定向祖细胞、可识别的前体细胞，进而成为具有不同生理功能的成熟白细胞。

白细胞的分化和增殖受到一组**造血生长因子**（hematopoietic growth factor，HGF）的调节。这些因子是一类糖蛋白，由淋巴细胞、单核-巨噬细胞、成纤维细胞和内皮细胞分泌。由于某些HGF在体外可刺激造血干细胞生成集落，故又称为**集落刺激因子**（colony stimulating factor，CSF）。此外，还有一类抑制因子，如乳铁蛋白和转化生长因子-β等，它们或是直接抑制白细胞的增殖、生长，或是限制某些造血生长因子的释放或作用。

4.白细胞的寿命与破坏

白细胞的寿命较难判断，因为粒细胞和单核细胞主要是在组织中发挥作用，淋巴细胞则往返于血液、组织液、淋巴之间，而且可增殖分化。中性粒细胞在循环血液中停留8h左右即进入组织，3～4天后即衰老死亡；若有细菌侵入，粒细胞在吞噬活动中可因释放出的溶酶体酶过多而发生"自溶"，与破坏的细菌和组织共同构成脓液。单核细胞在血液中循环72h左右进入组织继续发育成为巨噬细胞，其存活时间大约为3个月。寿命最短的淋巴细胞可存活几个小时，最长的可达数年。另外，嗜酸性粒细胞在血中停留6～8h，在组织内存活8～12天。嗜碱性粒细胞在血中停留12h左右，在组织内存活10～15天。

三、血小板

1.血小板的形态、数量和功能

血小板（platelet）是**骨髓巨核细胞**（megakaryocyte）裂解后脱离下来的小块细胞碎片，形状不规则，无细胞核，缺乏细胞器，直径约2～4μm，是血液中最小的有形成分（图7-3、图7-10）。正常成人血小板的数量为（100～300）×10^9个/L。

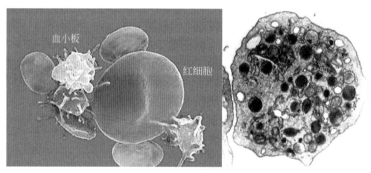

(a) 血小板与红细胞扫描电镜像　　(b) 透射电镜像

图7-10　血小板电镜像

血小板的主要功能是参与生理性止血。血小板的黏附、聚集、释放反应以及促凝血功能是完成正常止血功能的基本因素。此外，血小板还有维护血管壁完整性的功能，血小板能随时沉着于血管壁以填补内皮细胞脱落留下的空隙，并能融入内皮细胞以对其进行修复。当血小板数量太少时将导致出血倾向。血小板在血液内存活7～14天，但只在最初2天具有生理功能。

2.血小板的生成及其调节

生成血小板的巨核细胞也来源于骨髓中的造血干细胞。造血干细胞先分化成巨核系祖细胞，再分化为巨核细胞，巨核细胞裂解脱落成为血小板。血小板的生成受**血小板生成素**（thrombopoietin，TPO）的调节，TPO能刺激造血干细胞向巨核系祖细胞分化，并促进巨核祖细胞增殖、分化，以及巨核细胞的成熟与血小板的释放。

*再生障碍性贫血（简称再障）

"再障"是由物理、化学、生物等因素引起的造血功能衰竭的一组综合病征。其特点是全血细胞减少而出现相应的临床症状，如白细胞减少则患者易感染，出现发热等；红细胞减少而见心悸、乏力、头晕等；

血小板减少则见出血倾向；红骨髓减少则见骨髓增生低下，黄骨髓增加呈脂肪化；一般常用抗贫血药治疗无效。

"再障"有急性、慢性、急重型、慢轻型之分。急性"再障"潜伏期短，来势凶猛，症状突发，最易感染，高烧不退，出血。出血不定部位，发烧不定时间，感染易在头部和口腔内发作。（牙齿肿痛、舌烂、耳肿痛、鼻内肿痛、口内血泡、黏膜发炎）有的在腰部出现疱疹，各种血细胞急剧下降，死亡率高。慢性"再障"的特点与急性"再障"基本相同，只是来势较缓慢，容易控制，危险性小，死亡率低。

"再障"的一般诱因有药物（氯霉素、合霉素、磺胺甲噁唑、辛苛芬、氯丙嗪、苯巴比妥、安乃近等）、化学因素（砷、苯、铅中毒等）、农药中毒（3911、1059、1605等）和物理因素（电离子辐射、X线辐射、核辐射）等。

*白血病

白血病（leukemia）是造血组织的恶性疾病，又称"血癌"。其特点是骨髓及其他造血组织中有大量白血病细胞无限制地增生，而正常血细胞的制造被明显抑制。患者体内的白细胞比实际需要的多，且多数是不成熟的，其存活期长。尽管这种白细胞数量很大，却不能像正常白细胞那样抗感染。临床可见有不同程度的贫血、出血、感染发热以及肝、脾、淋巴结肿大和骨骼疼痛等。该病居年轻人恶性疾病中的首位，病毒可能是主要的致病因子，放射、化学毒物（苯等）或药物（特别是烷化剂）、遗传因素致染色体异常和免疫功能降低等促使恶性克隆的产生和发展，可能是致病的辅因子。某些造血系统疾病如骨髓增殖性疾病、淋巴瘤等最终也可以转化为白血病。根据增生细胞类型，白血病可分为粒细胞性、淋巴细胞性和单核细胞性三类。

第四节 ▶ 血液凝固、止血与纤维蛋白溶解

一、血凝凝固

血液从流动的液体状态变为不流动的凝胶状态的过程，称为**血液凝固**（blood coagulation），简称血凝。血液凝固后，血小板的收缩蛋白收缩，使较软的凝血块回缩并析出淡黄色的液体即血清。血凝是由凝血因子参与的一系列复杂的酶促反应过程。

1.凝血因子

血浆和组织中直接参与血凝的物质，统称为**凝血因子**（clotting factor），其中已按国际命名法用罗马数字编号的有12种（表7-1）。除Ⅳ为Ca^{2+}外，其余都是蛋白质，因子Ⅱ、Ⅶ、Ⅸ、Ⅹ、Ⅺ、Ⅻ、ⅩⅢ都为丝氨酸蛋白酶（内切酶），Ⅲ、Ⅳ、Ⅴ、Ⅷ都是酶的辅助因子。正常情况下，大多数凝血因子以无活性状态存在，凝血时被激活后通常在其代号的右下角加"a"来表示。

表7-1 凝血因子

凝血因子	凝血因子中文名称	凝血因子	凝血因子中文名称
Ⅰ	纤维蛋白原	Ⅷ	抗血友病因子
Ⅱ	凝血酶原	Ⅸ	血浆凝血激酶
Ⅲ	组织因子	Ⅹ	Stuart-Prower因子
Ⅳ	Ca^{2+}	Ⅺ	血浆凝血激酶前质
Ⅴ	前加速素	Ⅻ	接触因子
Ⅶ	前转变素	ⅩⅢ	纤维蛋白稳定因子

2.血液凝固的基本过程

血凝过程分为3个阶段（图7-11）。

（1）因子Ⅹ的激活　凝血因子Ⅹ的激活可以通过两条途径完成，分别称为内源性途径和外源性途径。

① **内源性途径**（intrinsic pathway）　指完全依靠血浆内的凝血因子激活因子Ⅹ而引发的凝血过程。内源性途径从因子Ⅻ的激活开始，当因子Ⅻ与暴露的血管内膜下胶原纤维接触时，因子Ⅻ被激活并启动血凝过程。

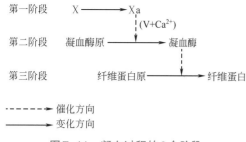

图7-11　凝血过程的3个阶段

因子Ⅻa激活因子Ⅺ，因子Ⅺa激活因子Ⅸ，然后因子Ⅸa、血小板因子3（PF-3）、因子Ⅷ和Ca^{2+}组成的复合物激活因子Ⅹ。PF-3是血小板激活后质膜翻转形成的磷脂分子，其主要作用是为其他凝血因子提供一个相互连接和相互作用的表面。

② **外源性途径**（extrinsic pathway）　指依靠血管外组织释放因子Ⅲ参与激活因子Ⅹ的过程。正常时，因子Ⅲ只存在于血管外组织。组织创伤出血后，因子Ⅲ进入血管内，激活因子Ⅶ，并与Ⅶa、PF-3和Ca^{2+}组成复合物激活因子Ⅹ。

因子Ⅹa形成后，立即与因子Ⅴ、PF-3和Ca^{2+}形成凝血酶原激活物。凝血酶原激活物的形成是整个血凝过程的限速步骤。

（2）凝血酶原（因子Ⅱ）的激活　在凝血酶原激活物的作用下，凝血酶原（因子Ⅱ）被激活成为凝血酶（Ⅱa）。

（3）纤维蛋白原（因子Ⅰ）转变成纤维蛋白　在凝血酶的催化下，纤维蛋白原（因子Ⅰ）转变成可溶性纤维蛋白单体，在同时被激活的因子ⅩⅢ作用下，纤维蛋白单体以共价键相互连接形成不溶性纤维蛋白多聚体，并彼此交织成网，将血细胞网罗其中形成血凝块（图7-12）。

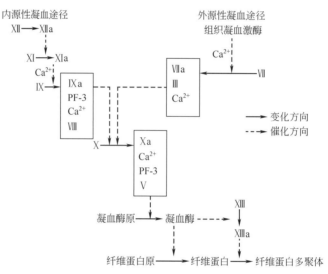

图7-12　内源性和外源性凝血过程示意图

3.抗凝系统

在正常情况下，血液中虽含有各种凝血因子，但不会发生血管内广泛的凝血现象，其中与以下三个方面有关：①血管内膜光滑完整，不易激活因子Ⅻ而启动凝血过程；②血液循环速度快，可将少量被活化的凝血因子稀释运走而不能完成凝血过程；③血浆中存在抗凝系统，其中最重要的是抗凝血酶Ⅲ、肝素和蛋白质C等。

（1）**抗凝血酶Ⅲ**（antithrombin Ⅲ）　抗凝血酶Ⅲ是由肝脏合成的一种球蛋白，属一种丝氨酸蛋白酶抑制剂。抗凝血酶Ⅲ能与因子Ⅱa、Ⅸa、Ⅹa、Ⅺa、Ⅻa活性中心的丝氨酸残基结合，而使之失活，从而起到抗凝血作用。

（2）**肝素**（heparin）　肝素是一种酸性黏多糖，主要由肥大细胞和嗜碱性粒细胞产生。肝素的抗凝作用主要是增强抗凝血酶的作用。肝素与抗凝血酶结合后，可使抗凝血酶与凝血酶的亲和力增强100倍。

（3）**蛋白质C**（protein C）　蛋白质C是由肝合成的一种维生素K依赖性血浆蛋白，它以酶原的形式存在于血浆中。当凝血酶与血管内皮细胞表面的凝血酶调制素结合后，能激活蛋白质C。激活的蛋白质C主要作用是灭活因子Ⅴa和因子Ⅷa，限制Ⅹa与血小板磷脂结合。

4.血液凝固的加速与延缓

临床上常需加速或延缓血凝过程。如在外科手术时，将浸温热生理盐水的纱布或明胶海绵加于伤口，增加接触血液的粗糙面，以利于因子Ⅻ的激活而加速血凝。在血液检验或输血时，可在血中加入适量的抗凝剂使其不凝固。常用的抗凝剂有草酸盐（草酸钾和草酸铵）和柠檬酸钠，它们可络合血浆中的Ca^{2+}，因而具有抗凝作用。此外，降低血液温度，使血液接触面光滑，也能起到延缓血液凝固的作用。

二、止血

小血管破裂出血后，通常在数分钟内自行停止，这种现象称为**生理性止血**（physiological hemostasis），简称止血。止血是机体的一项重要的生理活动，它包括受伤处的小血管收缩，血小板栓形成，血液凝固，纤维蛋白溶解和抗凝物质的作用。

小血管受损伤后，首先出现的是血管收缩反应，若破损不大，则可使管腔封闭，起到暂时止血的效果，这主要是局部缩血管物质的作用。局部缩血管物质来源于血小板和破损的内皮细胞，主要有5-羟色胺（5-hydroxytryptamine，5-HT）、**血栓素A₂**（thromboxane，TXA_2）、**内皮素**（endothelin，ET）等。另外，交感神经兴奋也能使血管收缩。

血管内膜损伤后暴露内膜下组织而激活血小板，使血小板黏附、聚集于血管破损处，形成松软的止血栓堵塞伤口。同时激活凝血系统，血小板能吸附多种凝血因子于其磷脂表面，促进凝血过程，在局部迅速出现血凝块。血凝块形成后，血小板的收缩蛋白收缩使血凝块回缩，形成牢固的止血栓达到有效止血的目的。

通常在凝血系统被激活的同时，也有抗凝与纤维蛋白溶解系统的激活，以限制凝血过程，防止血凝块不断增大，确保正常的血液循环。

三、纤维蛋白溶解

纤维蛋白溶解（fibrinolysis，简称纤溶）是指生理止血过程中产生的局部或一过性的纤维蛋白凝块适时溶解，从而防止血栓形成，保证血管内血流畅通。

纤溶系统（fibrinolytic system）主要包括**纤溶酶原**（plasminogen）、**纤溶酶原激活物**、**纤溶酶**（plasmin）和**纤溶酶抑制物**（plasmin inhibitor）。

纤溶过程大致可分为两步：一是血浆中的纤溶酶原被激活，转变成纤溶酶；二是纤溶酶促使纤维蛋白和纤维蛋白原降解（图7-13）。纤溶酶原激活物广泛存在于组织和血浆中，主要分为三类：第一类为**血管激活物**，由血管内皮细胞合成，当血管内出现血凝块时释放入血，并吸附于血凝块上；第二类为**组织激活物**，存在于许多组织中，组织损伤时释放出来，能有效促进伤口愈合处的纤溶活动；第三类为**依赖于因子Ⅻa的激活物**，因子Ⅻa可激活前激肽释放酶为激肽释放酶，后者即可激活纤溶酶原。

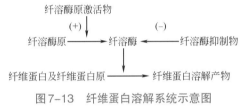

图7-13 纤维蛋白溶解系统示意图

纤溶酶原属β-球蛋白，广泛存在于各种体液中，在血浆中含量较多。纤溶酶是血浆中活性最强的蛋白酶，其主要作用是水解纤维蛋白原和纤维蛋白，使其降解为可溶性的小肽。

血浆中的纤溶抑制物主要是**抗纤溶酶**（antiplasmin）。正常情况下，血浆中抗纤溶酶的含量高于纤溶酶的含量，纤溶酶不易发挥作用。当血管内出现明显的凝血反应时，血栓中的纤维蛋白能吸附纤溶酶原及其激活物，而不吸附抑制物，则血凝块中有大量纤溶酶形成，从而使纤维蛋白溶解。纤溶抑制物能同时作用于血凝和纤溶两个过程，使血凝和纤溶只局限在创伤部位。可见，纤溶系统对于限制血凝范围的扩展和保持血液流畅具有重要意义。

第五节 ▶ 血型

血型（blood group）是指红细胞膜上特异抗原的类型。若将不同血型的血液相混合，将出现红细胞聚集成簇继而溶血的反应，这种现象称为**红细胞凝集**（agglutination）。红细胞凝集的本质是抗原-抗体反应引起的细胞膜损伤。红细胞膜上的特异抗原称为**凝集原**（agglutinogen）。血浆中存在的相应抗体称为**凝集素**（agglutinin）。

血液中红细胞发生凝集反应时，凝集成簇的红细胞可以堵塞毛细血管，导致器官损伤，溶血碎片将堵塞肾小球，出现肾功能障碍，溶血还常伴发过敏反应，故体内严重的红细胞凝集反应可危及生命。在人类的红细胞上，研究人员已经发现了多种不同的红细胞血型系统，其中最重要的是ABO血型系统和Rh血型系统。

一、ABO血型系统

奥地利医学家Landsteiner于1901年报道了首个血型系统——ABO血型系统。这个血型系统由两种凝集原（A凝集原、B凝集原）和两种凝集素（抗A凝集素、抗B凝集素）组成，根据红细胞膜上存在的凝集原类型将血液分为四种血型。红细胞膜上仅含凝集原A的为A型血；仅含凝集原B的为B型血；A、B两种凝集原都有的为AB型血；A、B两种凝集原都没有的为O型血。人类血浆中的抗A、抗B凝集素是天然抗体，A型血的血浆中只含有抗B凝集素，B型血的血浆中只含有抗A凝集素，AB型血的血浆中不含抗A、抗B凝集素，O型血的血浆中含抗A、抗B两种凝集素（表7-2）。

表7-2 ABO血型系统中的凝集原和凝集素

血　　型	红细胞凝集原	血清中凝集素
A	A	抗B
B	B	抗A
AB	A和B	无抗A和抗B
O	无A和B	抗A和抗B

二、Rh血型系统

大部分人的红细胞膜上还有一类与恒河猴（Rhesus macacus，Rh）红细胞膜上相同的抗原，称Rh抗原（也称Rh因子）。根据红细胞膜上Rh因子建立的血型系统称为**Rh血型系统**。

目前发现Rh血型系统至少存在40种不同类型的Rh抗原，与临床关系密切的是D、E、C、c、e 5种。D抗原的抗原性最强，因此通常将红细胞膜上含有D抗原的，称为Rh阳性，反之为Rh阴性。我国汉族和大多数民族中Rh阳性者约占99%，Rh阴性者仅占1%左右。

Rh血型系统与ABO血型系统不同的是，Rh阴性个体血清中不存在天然的抗Rh抗体。如果Rh阴性个体接受了Rh阳性个体的血液，输血后不久，在Rh阴性个体的血中就能发现抗Rh的抗体。对于Rh阴性受血者而言，第一次输入Rh阳性供血者的血液时，因体内无天然抗Rh抗体，一般不出现凝集反应。如果第二次输入Rh阳性供血者的血液，由于受血者体内已产生了抗Rh抗体，将会使输入的Rh阳性红细胞凝集。

Rh抗原与抗Rh抗体免疫反应造成的溶血还见于母体与胎儿之间，Rh阴性血型母亲怀有Rh阳性胎儿，在分娩时，因胎盘从母体子宫内膜上剥离，母体子宫内膜有较大的创面，携带Rh抗原的胎儿红细胞就可大量进入母体，刺激母体产生大量的抗Rh抗体。当Rh阴性血型的母亲第二次怀有Rh阳性的胎儿时，母体中的抗Rh抗体因分子量较小（属不完全抗体），能够通过胎盘进入胎儿血液中，使胎儿的红细胞产生凝集反应，造成胎儿死亡或新生儿溶血性贫血症。

*Karl Landsteiner与血型

1900年，奥地利维也纳大学病理科解剖研究所助教Karl Landsteiner（1868—1943）采取自己与5位同事的血液，分别将血细胞与血清分离，再让它们相互混合，结果出现了凝集和不凝集两种情况，当时分别称其为A、B、C血型（其中C型即O型）。1901年，Landsteiner对这些结果进行了报道。1902年，Landsteiner的学生Decastello和Sturli观察了155例人的血型，发现有4例的血清与A、B、C血型的红细胞均不凝集，而其红细胞却可被A、B、C血型的血清凝集，当时这4例的血型被命名为D型（即AB型）。上述血型系统后来被命名为ABO血型系统，是第一个被发现的人类血型系统。血型的发现，为以后血液的安全和有效输血做出了重大贡献，Landsteiner为此获得了1930年的诺贝尔生理学或医学奖，他还先后发现了MN、P、Rh等血型，赢得了"血型之父"的誉称。

*白细胞血型

白细胞与血小板上也有A、B等红细胞抗原，此外还具有特殊的抗原，如广泛存在于人类及哺乳动物细胞表面的主要组织相容性复合体（major histocompatibility complex，HMC），在人类白细胞中表达最为丰富，因此HMC又称作**人类白细胞抗原**（human leucocyte antigen，HLA）。HLA是由染色体上一组独立又相互连锁的基因群编码的系列抗原，在同种组织器官移植或输血反应中具有重要意义。同种组织器官移植时，由于供者、受者间HLA的差异而发生移植排斥反应，HLA可在受者体内诱导产生相应的抗体和特异的细胞毒T细胞（又叫杀伤T细胞，killer T cells，Tc），从而攻击植入的组织细胞。通过受者HLA类型来选择合适的供者，是决定移植物能否存活的前提条件。HLA抗原是由染色体上的等位基因编码的，因此HLA的遗传方式是以单倍型为单位由亲代传给子代，子代可随机地从亲代双方各获得一个HLA单倍型，组成子代新的基因型。在同胞兄妹中，两个单倍型完全相同的概率为25%，因而在一个家庭中找到两个HLA单倍型相同的可能性较大。此外，由于HLA的种类极多，在不同个体间HLA存在高度多态性，具有相同表型的概率很小，因此HLA系统可用于亲子鉴定和人类学研究等方面。

*输血原则

输血（blood transfusion）是治疗某些疾病、抢救伤员生命和保证一些手术顺利进行的重要手段。但是，为保证输血的安全，必须遵守输血原则。

在正常情况下，应同型输血。根据ABO血型特点，在无法得到同型血源的情况下，可考虑将O型血输给A、B和AB型血的人，或AB型血的人接受A、B和O型的血。但是，这种异型血相输，只能少量并缓慢地进行。

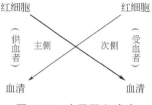

图7-14　交叉配血试验

在准备输血时，除保证供血者与受血者的ABO血型相合外，还必须使供血者和受血者的Rh血型相合。即使在ABO系统血型相同的人之间进行输血，在输血前也必须进行**交叉配血试验**（cross-match test）。通常把供血者的红细胞与受血者的血清混合，观察有无凝集反应，称为交叉配血主侧；而把受血者的红细胞与供血者的血清进行混合的试验称为交叉配血次侧（图7-14）。若交叉配血主、次两侧均无凝集，即为配血相合，可以进行输血；若主侧凝集，为配血不合，不能输血；若主侧不凝集，次侧凝集，为配血基本相合，则只能在应急情况下少量而缓慢地进行输血，且需特别谨慎，一旦出现输血反应，输血应立即停止。

另外提倡成分输血，根据患者需要输入相应的血液成分，如贫血患者可输浓缩红细胞悬液，烧伤患者宜输血浆。

复习思考题

1.名词解释：内环境、稳态、红细胞比容、血液凝固、凝血因子、血型、红细胞凝集。

2.何谓机体的内环境？内环境稳态有何生理意义？

3.何谓血浆晶体渗透压和血浆胶体渗透压？各有何生理意义？

4.简述红细胞生成所需的原料及调节因素。

5.简述白细胞的类型及其主要功能。

6.简述血小板在生理性止血过程中的作用。

7.简述血液凝固的基本过程，并指出内源性凝血与外源性凝血的主要异同点。

8.为什么正常人血管内的血液不易凝固？

9.试述输血的基本原则。

10.为什么同型输血或重复输入同一供血者的血液还要进行交叉配血试验？

Chapter

第八章

血液循环与淋巴循环

第一节 ▶ 概述

血液循环与淋巴循环主要由循环系统完成。

一、循环系统的组成和功能

循环系统是由一系列封闭的管道连合而成，由于其内流动的液体不同，可分为**心血管系统**及**淋巴管系统**两部分。心血管系统由**心脏**和**血管**组成，血管包括**动脉、静脉、毛细血管**。在心血管系统内，循环流动着血液。淋巴管系统由淋巴管道组成，包括**毛细淋巴管、淋巴管、淋巴干、淋巴导管**。在淋巴系的管道内流动着淋巴。

通过血液循环和淋巴循环，机体不断地把消化管吸收的营养物质、肺吸入的氧和内分泌腺分泌的激素等输

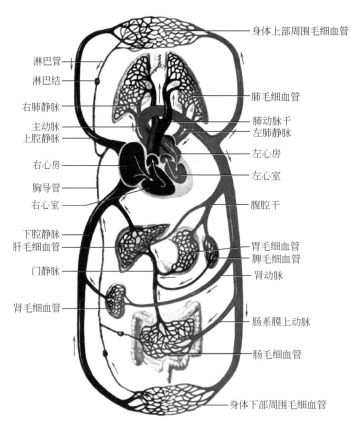

图8-1 体循环和肺循环模式图

送到身体各组织细胞，同时将全身各组织细胞的代谢产物，如二氧化碳和尿素等分别送到肺、肾等器官排出体外，从而保证人体生理活动的正常进行。

二、体循环和肺循环

依据血液循环的路径将人体的心血管系统分为体循环（systemic circulation）和肺循环（pulmonary circulation）（图8-1）。

1.体循环

血液从左心室搏出后，流经主动脉及其分支，将血液送入各器官，动脉再经多次分支，管径逐渐变细，血管数目逐渐增多，最终到达毛细血管，在此处通过细胞间液与组织细胞进行物质交换，血液中的氧和营养物质被组织吸收，而组织中的二氧化碳和其他代谢产物进入血液中，动脉血随之变为静脉血并汇入静脉。静脉管径逐渐变粗，数目逐渐减少，直到最后所有静脉血均汇集到上腔静脉、下腔静脉和冠状窦，血液由此回到右心房，从而完成了体循环过程。

2.肺循环

血液从右心室搏出，经肺动脉到达肺泡周围的毛细血管网，在此排出二氧化碳，吸收氧气，静脉血变为动脉血，然后再经肺静脉流回左心房。左心房的血再入左心室，进入体循环路径。

第二节 ▶ 循环系统的结构

一、心脏

1.心脏的位置和形态

心脏（heart）位于胸腔内、两肺之间，上连大血管，下部隔心包贴邻膈。心脏的前面大部分被肺遮盖，小部分贴邻胸骨和肋软骨，后面邻食管、主动脉等，约2/3在正中线左侧、1/3在正中线右侧（图8-2）。

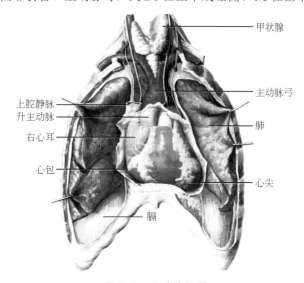

图8-2　心脏的位置

心脏的大小约与本人的拳头相似，我国成年男性心脏重（284±50）g，女性（258±49）g。心脏的外形近似倒置的圆锥体，心底朝向右后上方，心尖朝向左前下方。心底是大血管出入的部位，较为固定，心尖活动相对自由，在胸部左侧乳头下方，可以清楚地摸到心尖搏动。心脏的表面有三条浅沟。近心底处，有一环形的**冠状沟**是心房与心室的表面分界线。从冠状沟发出二条纵行的浅沟，一条自心脏的前面（胸肋面）向下至心尖右侧，称**前室间沟**；另一条自心脏的膈面向下至心尖右侧，称**后室间沟**。前、后室间沟是左、右心室在心表面的分界。冠状沟和室间沟内均有心脏的血管走行（图8-3）。

2.心脏的结构

心脏由中隔（房间隔与室间隔）分为互不相通的左右二半（图8-4），每半各分为心房（atrium）和心室

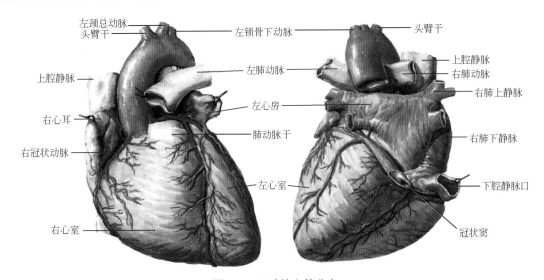

图8-3 心脏的血管分布

（ventricle）。心房的耳形突出部分称为**心耳**。心脏共有四个腔，即**右心房**与**右心室**、**左心房**与**左心室**。同侧的心房和心室借**房室口**相通。右心房有**上腔静脉口**、**下腔静脉口**、**冠状窦口**，分别通上腔静脉、下腔静脉和冠状窦，左心房有四个肺静脉口通四条**肺静脉**（pulmonary vein），右心室有肺动脉口通**肺动脉**（pulmonary artery），左心室有主动脉口通**主动脉**（aorta）。

房室口有**房室瓣**（atrioventricular valve），右房室瓣共有三个膜状瓣页，称**三尖瓣**；左房室瓣有两个膜状瓣页，称**二尖瓣**，如图8-4所示。房室瓣边缘有许多纤细而坚韧的结缔组织索，称为**腱索**。腱索的另一端附着于心室内壁的**乳头肌**上（即形如乳头状突起的心肌）。腱索、乳头肌的生理意义在于防止房室瓣在心室肌收缩时倒翻入心房，并使瓣膜严密关闭，以免血液逆流，从而保证了血液的定向流动。

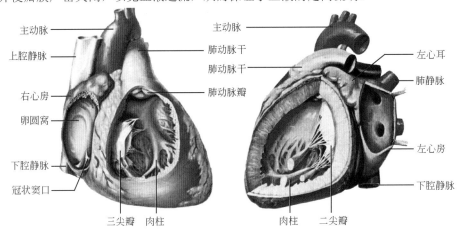

图8-4 心脏剖面观

在主动脉口与肺动脉口各有三个半月形的瓣膜，分别称为**肺动脉瓣**（pulmonary valve）和**主动脉瓣**（aortic valve）。各个瓣膜呈口袋形，袋口开向动脉方向，血液自心室流向动脉时半月瓣开放；半月瓣被血液充盈而相互紧靠使动脉和心室之间的动脉口关闭，防止血液倒流回心室。心腔内的瓣膜、腱索、乳头肌保证了血液的定向流动，是防止血液逆流、保证血液循环正常进行的重要结构。因此，任何一个瓣膜等发生病变（如瓣膜口狭窄或闭锁不全）都能给血液循环带来影响。临床上已成功使用生物瓣膜或机械瓣膜来替换病变的瓣膜。

3.心壁的结构

心壁由**心内膜**、**心肌层**和**心外膜**三层组成。心内膜是衬于心房和心室内表面的一层光滑膜，由内皮和内皮下组织构成，心内膜与血管内膜相移行。心内膜折叠成双层，内皮中间夹有致密结缔组织而形成心脏各瓣膜。心肌层是心壁最厚的一层，主要由心肌组织构成。心室肌呈螺旋状排列，可分为内纵、中环、外斜三层。肌纤维间有少量结缔组织和丰富的毛细血管。心肌纤维间借低电阻的闰盘相连，形成功能合胞体。在肺动脉口、主动脉口、左房室口和右房室口周缘有由致密结缔组织组成的纤维环，是心脏的支持性结构，也是心肌和心瓣膜的附着处。心外膜是浆膜性心包的脏层，被覆于心脏表面，由间皮和结缔组织构成，血管、淋巴管和神经行于心外膜深面。

*心包（pericardium）　是包裹心脏和大血管根部的锥形囊，分内、外两层，外层为致密结缔组织，称**纤维性心包**，纤维性心包上部与大血管根部的血管壁外膜相移行。内层为浆膜，称浆膜性心包。浆膜性心包又分脏、壁两层，壁层贴附于纤维性心包内面，脏层贴附于心和大血管根部的表面，脏壁两层在大血管根部相互移行围成密闭的潜在腔隙，称**心包腔**（pericardial cavity），内含少量浆液。心包有减少心脏跳动时的摩擦，防止心脏过度扩张的作用。

4.心脏的传导组织

心脏的**传导组织**是指位于心壁内具有发生冲动和传导冲动作用的特殊心肌组织，包括窦房结，结间束，房室结，房室束，左、右束支和**普肯野纤维**（Purkinje fibers）等。**窦房结**（sinoatrial node）是心脏的正常起搏点，位于上腔静脉入口与右心房之间的心外膜深处。从窦房结发出走向左心房的传导束，称**房间束**；房室结位于房间隔的下部右侧心内膜下；窦房结和房室结之间有传导束称结间束。窦房结向前下发出**房室束**（atrioventricular bundle）（又称His束）到心室。**房室结**（atrioventricular node）与房室束构成**房室交界区**，再向前下延伸到室间隔膜部下缘，分成左、右束支，分别行于室间隔左、右侧心内膜的深处，再进一步分支形成普肯野纤维，分布于左、右心室（图8-5）。

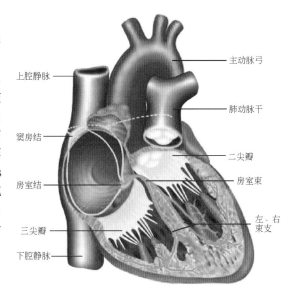

图8-5　心脏传导系统

二、血管

（一）肺循环的血管

肺动脉（pulmonary artery）以一短干起于右心室，称**肺动脉干**，它沿**升主动脉**前方上升，至**主动脉弓**下方分为左、右肺动脉，分别经左、右肺门入肺。在肺动脉分叉处，与主动脉弓下缘之间，有一短纤维索相连，称**动脉韧带**或动脉导管索，是胚胎时期动脉导管闭锁后的遗迹。动脉导管在胎儿时期将肺动脉血导向主动脉，出生后不久即闭锁。如不闭合则成为先天性心脏病的一种，即动脉导管未闭，主动脉血可经此导管流向肺动脉。

肺静脉（pulmonary vein）左、右各两条，分别称为左肺上、下静脉和右肺上、下静脉，出肺门后连于左心房。

（二）体循环的血管

人体全身血管分布模式图见图8-6。

1.体循环的动脉

起自左心室的动脉主干称**主动脉**（aorta），按其行程可分为升主动脉、主动脉弓和降主动脉三段。全身各部的营养性血管均由主动脉发出。

器官外动脉分布规律：①对称性和节段性分布。躯干的动脉分壁支与脏支，壁支呈节段性分布，躯干部壁支与四肢的动脉分支一般是左右对称的。②与静脉、神经、淋巴管伴行。动脉与静脉、淋巴管、神经伴行并由结缔组织包裹形成神经血管束。③隐蔽和短距离分布。动脉一般走在身体的屈侧、深部和隐蔽处，并以最短距离到达所营养的器官。④动脉口径和分支量与所营养器官的大小、形态及血液供应需要相适应。

（1）**升主动脉**　很短，起自左心室，斜向右前上方行，至右第2胸肋关节处后方弯向左后移行为主动脉弓。升主动脉的起始处发出左、右冠状动脉，营养心脏。

（2）**主动脉弓**　呈弓形弯向左后行，至第4胸椎体下缘左侧弯向下移行为降主动脉。从主动脉弓发出三大分支，自右至左依次为：**头臂干**（brachiocephalic trunk）（无名动脉）、**左颈总动脉**（left common carotid artery）和**左锁骨下动脉**（left subclavian artery）。头臂干很短，在右胸锁关节的后方又分为**右颈总动脉**（right common carotid artery）和**右锁骨下动脉**（right subclavian artery）。

左、右颈总动脉经胸廓上口上行，沿胸锁乳突肌深面上行到甲状软骨上缘水平分为**颈内动脉**（internal carotid artery）和**颈外动脉**（external carotid artery）。颈内动脉分支主要分布于脑和眼，颈外动脉分支主要分布于颅腔以外的头、颈各器官（图8-7）。

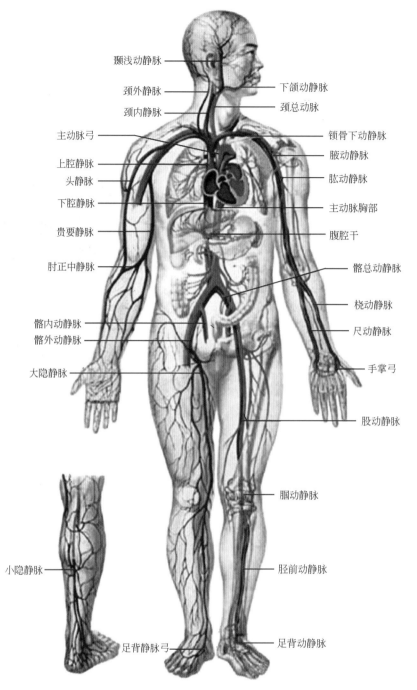

颞浅动静脉

颈外静脉

颈内静脉

下颌动静脉

颈总动脉

主动脉弓

锁骨下动静脉

上腔静脉

腋动静脉

头静脉

肱动静脉

下腔静脉

主动脉胸部

贵要静脉

腹腔干

肘正中静脉

髂总动静脉

桡动静脉

髂内动静脉

尺动静脉

髂外动静脉

手掌弓

大隐静脉

股动静脉

腘动静脉

小隐静脉

胫前动静脉

足背静脉弓

足背动静脉

图8-6 全身血管分布模式图

左、右锁骨下动脉经胸廓上口到达颈根部，向外弯曲成弓状，经锁骨下方到第一肋外缘移行为**腋动脉**（axillary artery）。腋动脉经腋窝深部向下外行，到背阔肌下缘移行为**肱动脉**（brachial artery）。肱动脉沿肱二头肌内侧下行，在肘窝稍下方分为**桡动脉**（radial artery）和**尺动脉**（ulnar artery）。桡动脉和尺动脉分别沿前臂桡侧和尺侧下行至手掌，其分支互相吻合成**手掌弓**。

在颈内动脉起始处，血管膨大，称**颈动脉窦**，此处血管壁有对牵张敏感的神经末梢，为血压感受器。在主动脉弓血管壁上也连有类似的血压感受器。

在每侧颈内动脉与颈外动脉分叉处，有一个借结缔组织连于血管壁的扁圆形小体，称**颈动脉体**，它是感受血液 H^+ 浓度、CO_2 浓度、O_2 浓度的化学感觉器。在主动脉弓壁上也连有2～3个类似感受器，称**主动脉体**。

（3）**降主动脉** 在第12胸椎高度穿膈的主动脉裂孔入腹腔，下行至第4腰椎下缘分为左、右髂总动脉（common iliac artery）。其在胸腔的部分称为胸主动脉（thoracic aorta），在腹腔的部分称为**腹主动脉**

（abdominal aorta）。

① **胸主动脉**。胸主动脉的分支分脏支与壁支（图8-8）。脏支细小，分布到支气管、食管、心包。壁支分布于胸壁，主要有**肋间后动脉**。

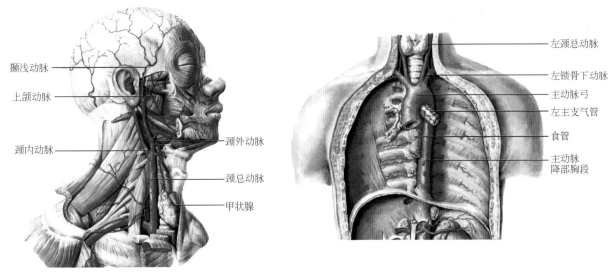

图8-7　头颈部的动脉　　　　　　　　　　　　图8-8　胸主动脉

② **腹主动脉**。腹主动脉的分支也分脏支与壁支（图8-9）。壁支分布于腹后壁和膈，主要有4对**腰动脉**。脏支有成对脏支和不成对脏支。成对脏支包括**睾丸（或卵巢）动脉、肾动脉、肾上腺中动脉**。不成对脏支有**腹腔动脉、肠系膜上动脉和肠系膜下动脉**。腹腔动脉营养肝、胃、脾、胰、十二指肠等。肠系膜上、下动脉营养小肠与大肠。

（4）**髂总动脉**　斜向外下，至骶髂关节处各分为**髂内动脉**（internal iliac artery）和**髂外动脉**（external iliac artery）。髂内动脉分支分布于盆腔内脏器官、臀部等；髂外动脉沿腰大肌内侧下行至腹股沟韧带深面，到大腿移行为**股动脉**（femoral artery）。股动脉从大腿前上方走向下内侧，进入腘窝移行为**腘动脉**（popliteal artery）。腘动脉入小腿三头肌的深面分为**胫前动脉**和**胫后动脉**，分别至足后和足底，末支吻合形成**足底弓**。

2.体循环的静脉

静脉由毛细血管汇合而成，并逐级汇合，最后连于心房。静脉的特征包括以下几点。①管壁薄、管腔大、数量多、血流慢、压力低。②分浅静脉和深静脉。浅静脉位于皮下，部分透过皮肤可以见到，最后注入深静脉；深静脉位于深筋膜或体腔内，多与同名动脉伴行。③静脉管壁内面有半月形向心开放的**静脉瓣**（venous valve），尤以四肢浅静脉的静脉瓣居多，可防止血液逆流。④静脉之间有丰富的吻合。体循环的静脉可分为3个静脉系。

（1）**上腔静脉系**　由**上腔静脉**（superior vena cava）及其属支组成（图8-2）。收纳来自头、颈、上肢和胸壁的静脉血。上腔静脉由左、右头臂静脉在第一胸肋结合处后方汇合而成。下行至右第3胸肋关节处连于右心房，连接前还接受来自胸壁的奇静脉。头臂静脉由**颈内静脉**与**锁骨下静脉**在胸锁关节处汇合而成，汇合处称**静脉角**。

上肢的浅静脉起手背自静脉网，向上汇合成走在尺侧的**贵要静脉**和桡侧的**头静脉**。贵要静脉上行注入肱静脉，头静脉注入腋静脉。在肘窝贵要静脉与头静脉之间有一粗吻合支，称**肘正中静脉**（图8-6）。

（2）**下腔静脉系**　由**下腔静脉**及其属支组成，收纳腹部、盆部和下肢的静脉血。

肝门静脉（hepatic portal vein）是下腔静脉的一个重要属支（图8-10）。它收纳腹腔不成对脏器（除肝外）的静脉血，入肝脏再次分支成毛细血管网，肝内毛细血管（肝血窦）后静脉逐级汇合，最后形成2～3条肝静脉注入下腔静脉。肝门静脉将来自消化道富含营养的血液送入肝脏处理。

下肢的浅静脉起于足背静脉网，向上汇合成**大隐静脉**和**小隐静脉**，大隐静脉经内踝前方、小腿内侧、大腿内侧、大腿前面至腹股沟韧带下方注入股静脉。小隐静脉经外踝后方、小腿后面至腘窝下方注入腘静脉（图8-6）。

（3）**心静脉系**　由分布于心脏的静脉组成，最后汇入**冠状窦**，由**冠状窦口**通右心房。

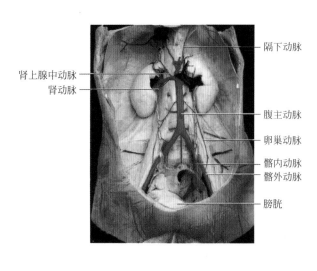

图8-9　腹主动脉

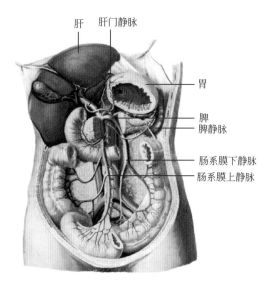

图8-10　肝门静脉及其属支

（三）血管壁的组织结构

1.动脉管壁组织结构

按动脉管径的大小将动脉分为大动脉、中动脉、小动脉、微动脉4种。动脉管壁分内膜、中膜和外膜三层。内膜表层为内皮，薄而光滑，可减少血流的阻力。中膜最厚，由弹性纤维和平滑肌组成。外膜主要由结缔组织组成，内含营养血管壁的血管。

大动脉为接近心脏的动脉，如主动脉、肺动脉、无名动脉、颈总动脉和锁骨下动脉等，管壁中膜很厚，含多层弹性膜，管壁富有弹性（图8-11），故又称**弹性动脉**。

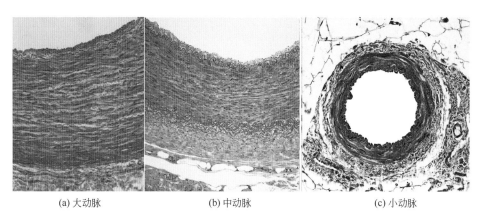

(a) 大动脉　　　　　　　(b) 中动脉　　　　　　　(c) 小动脉

图8-11　动脉血管的组织结构

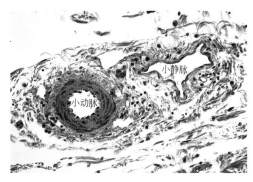

图8-12　小动脉、小静脉

中动脉管壁平滑肌相对较多，富有收缩性。故中动脉又称**肌性动脉**，在神经、体液调节下，能改变血管口径大小，起调节器官血流量的作用。

管径在1mm以下者属小动脉，小动脉也属于肌性动脉。管径在300μm以下的小动脉称为**微动脉**（arteriole）。微动脉有1～2层完整的平滑肌。小动脉和微动脉是血流阻力最大的部位，因此又被称为**外周阻力血管**。小动脉与微动脉的收缩或舒张能明显改变血流阻力，在血压调节中起关键作用。

2.静脉管壁组织结构

静脉按管径大小和结构不同也分为大、中、小三种类型。静脉管壁也分为内膜、中膜和外膜三层。与同级伴行的动脉相比，静脉管径略大、管壁较薄、外膜较发达（图8-12）。

3.毛细血管

毛细血管（capillary）是体内分布最广、数量最多和口径最小的血管，许多毛细血管分支在组织间吻合成网。毛细血管壁主要由一层内皮细胞及其基膜组成，毛细血管壁通透性很强，是血液与组织之间进行物质交换的场所。

根据毛细血管的结构可将毛细血管分为三种（图8-13）。

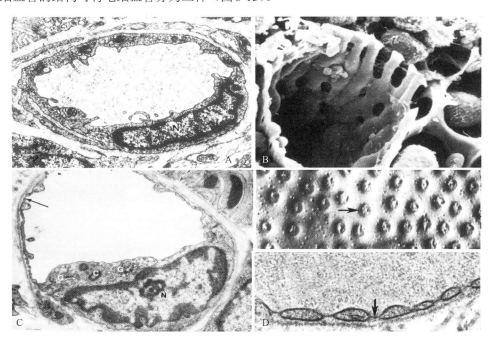

图8-13　三类毛细血管电镜像

A—连续毛细血管；B—血窦；C—有孔毛细血管；D—有孔毛细血管的筛孔，上图为扫描电镜像、下图为透射电镜像。→—筛孔

（1）**连续毛细血管**（continuos capillary）　内皮细胞有完整的基膜，相邻的内皮细胞通过紧密连接、桥粒等紧紧相连，这种毛细血管有严格的选择透性，只允许小分子物质通过，而大分子物质和血液的有形成分均不能自由通过。连续毛细血管是分布最广泛的一类毛细血管。

（2）**有孔毛细血管**（fenestrated capillary）　内皮细胞的基底膜完整，内皮细胞很薄并有贯通细胞的小孔，孔的直径约60～80nm，孔的外面有大分子物质膜覆盖。有孔毛细血管透性很大，但有与连续毛细血管相似的选择透性。有孔毛细血管主要分布于肾小球和某些内分泌腺。

（3）**血窦**（sinusoid）　相邻内皮细胞间有较大间隙，基膜不完整，管腔较大。血窦有较大的透性，能允许血液有形成分通过。血窦分布于骨髓、脾、肝和某些内分泌腺。

三、淋巴管系

淋巴管系由各级淋巴管道组成。淋巴管道分为**毛细淋巴管**（lymphatic capillary）、**淋巴管**（lymphatic vessel）、**淋巴干**（lymphatic trunk）和**淋巴导管**（lymphatic duct）。

1.毛细淋巴管

最细的淋巴管道叫毛细淋巴管，以盲端起始于组织间隙，彼此吻合成毛细淋巴（管）网（图8-14）。毛细淋巴管管壁薄，由单层内皮细胞呈覆瓦状扣合而成，通透性大于毛细血管。人体除脑、脊髓、软骨、骨、牙、角膜、晶状体、内耳、胎盘和各器官上皮组织外，都有毛细淋巴管分布，数目与毛细血管相近。

2.淋巴管、淋巴干、淋巴导管

淋巴管可分为深、浅淋巴管两类。浅淋巴管走在皮下，收集皮肤和皮下组织的**淋巴液**（lymph）（简称淋巴）；深淋巴管与深部血管伴行，收集肌肉、内脏等处的淋巴。全身淋

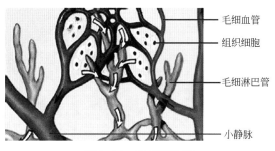

图8-14　毛细淋巴管

毛细血管
组织细胞
毛细淋巴管
小静脉

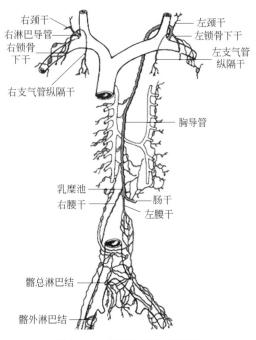

右颈干
右淋巴导管
右锁骨
下干
右支气管纵隔干
胸导管
乳糜池
右腰干
肠干
左腰干
髂总淋巴结
髂外淋巴结

左颈干
左锁骨下干
左支气管
纵隔干

图8-15 淋巴导管和淋巴干

巴管汇合成9条**淋巴干**（左、右颈干，左、右支气管纵隔干，左、右锁骨下干，左、右腰干和肠干）。淋巴干汇合成两条淋巴导管，即左侧的**胸导管**（thoracic duct）和右侧的**右淋巴导管**（right lymphatic duct），分别注入左、右静脉角（图8-15）。

胸导管起始于第1、2腰椎前的**乳糜池**（cisterna chyli）。乳糜池由左、右腰干和肠干汇合而成。胸导管还收集左颈干、左锁骨下干和左支气管纵隔干回流的淋巴。因此，胸导管收集下半身和左侧上半身的淋巴。右淋巴导管很短，由右颈干、右锁骨下干和右支气管纵隔干汇合而成，即收集右侧上半身的淋巴注入右静脉角。

第三节 ▶ 心脏生理

心脏的收缩和舒张是交替进行的。在心脏瓣膜的配合下，心脏收缩时，将心腔内血液射入动脉；心脏舒张时，射血停止，静脉内血液充盈心腔，为下一次射血做好准备。心脏的舒缩活动是以心肌细胞的生物电活动为基础的。

一、心肌细胞的生物电现象

心肌细胞分为两大类。一类是普通细胞，含有丰富的肌原纤维，具有收缩功能，又称**工作细胞**（cardiac working cell）。另一类是一些特化的心肌细胞，含肌原纤维很少或完全缺失，已无收缩能力，但它们具有自动节律性产生兴奋的能力，故又称**自律细胞**（auto rhythmic cell），它们组成心脏的特殊传导组织。

1.静息电位及其形成机制

不同心肌的静息电位稳定性不同，心脏非自律细胞的静息电位稳定，约-90mV。自律性细胞的静息电位不稳定，能自动去极化，称为**舒张电位**。不同部位的自律细胞舒张电位不同，浦肯野细胞的最大舒张电位为-90mV，窦房结细胞的最大舒张电位为-70mV左右。心肌细胞静息电位产生的原理基本上与神经纤维和骨骼肌细胞相似，主要是由于K^+的外流所形成。

2.动作电位及其形成机制

与骨骼肌细胞相比，普通心肌细胞动作电位显著的特点是升支与降支不对称和持续时间长（200～250ms），复极过程比较复杂（图8-16）。

不同部位的心肌细胞动作电位形态波幅都有所不同。按照心肌细胞电活动的特点，可以分为**快反应细胞**（fast response cell）和**慢反应细胞**（slow response cell）。快反应细胞包括心室肌、心房肌和浦肯野细胞，前二者属非自律细胞，后者属自律细胞。快反应细胞动作电位的特点是去极化速度快，波幅大。由于去极化速度快、波幅大，所以兴奋传导快。慢反应细胞包括窦房结细胞和房室结细胞。慢反应细胞的主要特点是去极化速度慢，波幅小，传导速度慢。

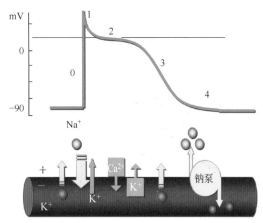

图8-16 工作肌动作电位产生机制

（1）快反应细胞动作电位的特征与形成机制 可分为五个时相（期）。

0期 当外来刺激引起心室肌细胞去极化达到阈电位水平（膜内为-70～-60mV）时，细胞膜Na^+通道即刻大量开放，膜外Na^+迅速内流，膜内电位急剧上升，膜内电位迅速由静息状态的-90～-80mV上升到+30mV左右。0期短暂，仅占1～2ms。

1期 即复极初期，膜电位迅速由+30mV下降到0mV左右，占时约10ms。由于Na^+通道失活，K^+快速的一过性外流，导致了短暂的快速复极化。

2期 此期膜电位下降缓慢，几乎停滞在0mV左右，因而形成波形上的平台，故又称平台期，持续约100～150ms，是整个动作电位持续时间长的主要原因，也是心室肌细胞动作电位区别于神经纤维、骨骼肌细胞的主要特征。形成2期平台的原因是，此期仅有Ca^{2+}（以及少量Na^+）的缓慢内向离子流和K^+的缓慢外向离子流，并处于基本平衡状态。

3期 2期复极末，复极过程又加速，膜内电位下降至静息电位或舒张电位水平，完成复极化过程，占时约为100～150ms。此期的形成是由于Ca^{2+}通道失活，K^+迅速外流所致。

4期 是动作电位复极完毕后的时期。在非自律细胞如心房肌、心室肌细胞4期内膜电位稳定于静息电位，称为静息期。浦肯野氏细胞4期内膜电位不稳定，有自发的缓慢去极化。当4期除极达到阈电位水平就可产生一次新的动作电位。浦肯野细胞0期去极化，可能是4期有Na^+内流。

（2）慢反应细胞动作电位的特征及形成机制 与快反应细胞跨膜电位相比，慢反应细胞电位具有以下特点。①慢反应细胞电位的0期去极化速度慢（7ms），波幅也低。②慢反应细胞的动作电位不出现明显的平台期。③慢反应细胞0期去极化是Ca^{2+}内流形成的。研究结果表明，窦房结动作电位的形成过程如下：当膜电位由最大复极电位自动去极化达到阈电位水平时，激活膜上钙通道，引起Ca^{2+}内流而导致0期去极化。随后，钙通道逐渐失活，Ca^{2+}内流逐渐减少，同时膜上一种钾通道被激活，出现K^+外流，由于Ca^{2+}内流减少，K^+外流逐渐增多而出现复极化。④窦房结细胞4期缓慢去极化，主要是由K^+外流进行性衰减和以Na^+为主的缓慢内流造成的（图8-17）。

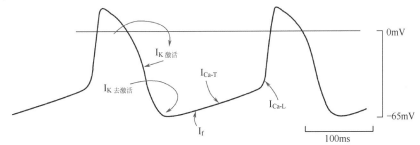

I_f：Na^+通道；I_{Ca-L}：L型钙通道；I_{Ca-T}：T型钙通道；I_K：K^+通道

图8-17 窦房结细胞动作电位及产生机制

二、心肌的一般生理特性

心肌细胞的生理特性主要包括自律性、兴奋性、传导性和收缩性。其中自律性、兴奋性、传导性以电活动为基础，特称为电生理特性。

1.自动节律性

心肌细胞在没有外来刺激的条件下能自动节律性地产生兴奋，称为**自动节律性**（autorhythmicity），简称**自律性**。心脏的自律性是由心脏特殊传导系中的自律细胞有节律地自动兴奋所引起的。特殊传导系统中自律性最高的是窦房结自律细胞，自动兴奋的频率每分钟约为105次；其次为心房传导组织、房室交界，每分钟约为50次；最低是浦肯野纤维，每分钟约25次。正常情况下，由自律性最高的窦房结发出的兴奋向外扩布，依次激动心房肌、房室交界、房室束、浦肯野纤维和心室肌，引起整个心脏的兴奋和收缩。可见，窦房结是引起整个心脏兴奋和收缩活动的**正常起搏点**（normal pacemaker）。以窦房结为起搏点的心脏节律性搏动称为**窦性心律**（sinus rhythm）。正常人窦房结的自律性经常处于迷走神经的抑制作用下，因而心率通常只有每分钟平均75次左右。安静时心率超过每分钟100次，称为窦性心动过速，而低于每分钟60次，则称为窦性心动过缓。

*心律失常

窦房结以外其他部位的自律细胞，虽然也具有自动节律性产生兴奋的能力，但平时并不能表现出来，所以称为**潜在起搏点**（latent pacemaker）。在某种异常情况下，如发生窦房结下传兴奋的传导阻滞，或其他部位自律细胞的自律性升高，此时其他部位的自律细胞就可能起搏心脏而成为**异位起搏点**（ectopic pacemaker）。以窦房结以外的部位为起搏点的心脏节律性搏动称为**异位心律**。例如，在发生完全性房室传导阻滞时，心电图上常出现心房节律与心室节律完全无关的表现，前者多在每分钟60～100次，而后者多在每分钟30～40次。表明此时的心室节律不是以窦房结为起搏点的心律。异位心律通常以异位起搏点所在部位来命名，如交界性心律、室性心律等。

2.兴奋性

心肌细胞与神经细胞相似，自兴奋开始至兴奋后短期内，其兴奋性也发生一系列的变化（图8-18）。现以心室肌细胞为例说明其变化过程。

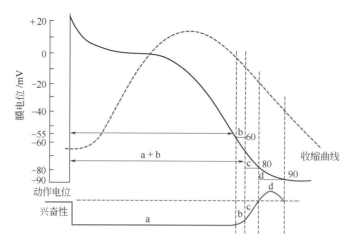

图8-18 心室肌动作电位期间兴奋性的变化及其与机械收缩的关系

a—绝对不应期；b—局部兴奋；a+b—有效不应期；c—相对不应期；d—超常期

（1）**绝对不应期**（absolute refractory period）和**有效不应期**（effective refractory period，ERP） 从0期去极开始到复极3期膜电位达-55mV这段时间，由于Na⁺通道处于激活或失活状态，故无论给予多大的刺激，心肌细胞都不发生反应，即兴奋性为零，此期称为绝对不应期。在膜电位由-55mV恢复到-60mV的时间里，只有极少部分Na⁺通道处于备用状态，若给予强刺激，可引起局部兴奋，但不能爆发动作电位，此期为局部反应期。由于在绝对不应期和局部反应期内，细胞受到强大刺激也不能产生动作电位，故将这两期合称为有效不应期。

（2）**相对不应期**（relative refractory period） 从复极-60mV到-80mV这段时间内，仍然有部分Na⁺通道处于失活状态，若用阈上刺激才可产生扩布性兴奋，这段时间称为相对不应期。

（3）**超常期**（supranormal period） 从复极-80mV到-90mV这段时间内，由于膜电位与阈电位的距离较近，并且全部Na⁺通道处于备用状态，用阈下刺激便能产生动作电位，此时兴奋性高于正常，称为超常期。此时发生的动作电位传播速度较慢，因此容易形成心律失常。

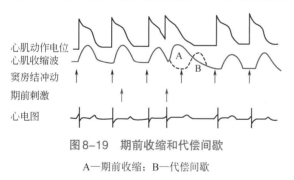

图8-19 期前收缩和代偿间歇

A—期前收缩；B—代偿间歇

超常期之后，膜电位恢复正常静息状态，兴奋性也恢复正常。

心肌细胞的有效不应期特别长，一直持续到舒张期早期，有效不应期之后用强刺激引起的收缩必然发生在上次收缩的舒张期之后，即心肌不会像骨骼肌那样发生强直收缩，这对心脏泵血功能的实现具有重要的生理意义。

正常情况下，每一次窦房结产生并下传到工作细胞的兴奋，都是在工作细胞前一次兴奋的兴奋性周期终结之后到达，因此整个心脏能够按照窦房结的节律而兴奋。但在某种异常情况下，如工作细胞在相对不应期或超常期内受到一个人工的或窦房结之外的病理性刺激，则可产生一次提前出现的额外兴奋，称为**期前兴奋**，这个期前兴奋将会引起工作细胞的**期前收缩**（premature systole）（图8-19）。期前兴奋也有它自己的有效不应期，随后由窦房结传来的兴奋正好落在其有效不应期内，因而这次窦房结下传的兴奋不能引起工作细胞兴奋和收缩，即出现一次"脱失"现象，而表现为期前收缩之后，一段较长的舒张期，称为**代偿间歇**（compensatory pause）。

3.传导性

心肌细胞将起搏点产生的兴奋传到心脏各处的特性称**传导性**（conductivity）。与神经纤维、骨骼肌细胞一样，心肌细胞的兴奋也以局部电流方式沿细胞膜扩布。兴奋同样以局部电流的方式通过心肌细胞间的闰盘，这使心肌成为功能上的合胞体。

正常情况下，窦房结发出的兴奋通过心房肌传播到右心房和左心房。由于心房和心室之间由结缔组织相连，兴奋从心房传到心室主要通过特殊传导系统。其传播途径为：窦房结→结间束→房室交界→希氏束→左、右束支→浦肯野纤维网→左、右心室肌。

心肌各部的传导速度不同，浦肯野纤维的传导速度可达4m/s，心房肌约为0.4m/s，心室肌约为1m/s，房室交界的传导速度很低，其中结区的传导速度最慢，仅为0.02m/s。由于房室交界的传导速度最慢，故兴奋由心房通过房室交界产生延搁（约为0.45～0.1s），称**房室延搁**（atrioventricular delay）。房室延搁可以保证心房收缩完毕后心室才收缩，有利于心室的充盈和射血。由于房室交界处的兴奋传导速度慢，故易发生传导阻滞。房室传导阻滞在临床上极为常见。

4.收缩性

心肌的收缩原理与骨骼肌一样，但心肌细胞的收缩还具有其自身的特点。①对细胞外液 Ca^{2+} 浓度的依赖性：与骨骼肌相比，心肌细胞的肌质网终池不发达，Ca^{2+} 储备量较少，心肌兴奋-收缩耦联所需的 Ca^{2+} 来自细胞外，在心肌兴奋过程中，0期、1期、2期钙离子通道开放，细胞外 Ca^{2+} 顺电位梯度与浓度梯度扩散到细胞内，引发肌细胞收缩。心肌细胞的横管系统远较骨骼肌发达，因而为 Ca^{2+} 内流提供了面积上的有利条件。实验中，在一定范围内增加细胞外液 Ca^{2+} 浓度，可增强心肌收缩力；反之，细胞外液 Ca^{2+} 浓度降低，则心肌收缩力减弱。②收缩具"全或无"现象：由于心肌细胞间存在闰盘结构，心肌细胞之间的兴奋传播很快，两心房心肌或两心室心肌几乎同步收缩，使得心房肌和心室肌的收缩像一条心肌的收缩一样，表现为"全或无"性。③不发生强直收缩。

三、心脏的泵血功能

1.心动周期

心脏每收缩和舒张一次构成一个机械活动周期，称为一个**心动周期**（cardiac cycle）。心动周期通常是指心室的活动周期而言。

心脏在1min内发生心动周期的次数，称为**心率**（heart rate）。正常成年人安静时的心率为每分钟60～100次，平均75次，则每个心动周期为0.8s。一般情况下，女性的心率较男性稍快；老年人心率较慢；小儿的心率较成年人快，尤其是婴幼儿，可以大于每分钟100次。此外，运动、情绪激动、妇女怀孕等情况下，心率也会加快。

如按成年人平均心率每分钟75次计算，其中心房收缩期为0.1s，舒张期为0.7s；心室收缩期为0.3s，舒张期为0.5s。当心房收缩时，心室处于舒张期；心房进入舒张期后，心室开始收缩；心室舒张的前0.4s期间，心房也处于舒张期，这一时期称为**全心舒张期**。当心率加快时，心动周期缩短，其中舒张期缩短更为显著。因此心肌工作时间相对延长，休息时间相对缩短，这对心脏的持久活动是不利的。

2.心脏泵血的过程和机制

在一个心动周期中，由于心室的收缩和舒张活动，造成了瓣膜两侧压力的变化，于是导致瓣膜的开放和关闭。血液的进出心室，也导致心室容积的改变。下以左心室为例，介绍一个心动周期中心室内压力、容积的改变，瓣膜的启闭及血流情况。

（1）**心室收缩期**　这个时期可再分为等容收缩期、快速射血期和缓慢射血期3个时期。

① **等容收缩期**。心房进入舒张期后，心室便开始收缩，室内压逐渐升高；当室内压超过房内压时，心室内血液即推动房室瓣关闭。此期持续时间约0.05s。

② **快速射血期**。心室继续收缩，室内压继续上升，当室内压超过主动脉压时，动脉瓣被推开，血液由心室射入主动脉。由于心室肌的收缩强烈，这一时期射出的血量占总射血量的80%～85%，同时室内容积迅速下降，此期持续时间约0.1s。

③ **缓慢射血期**。快速射血期后，由于大量血液进入主动脉，主动脉压相应增加，同时，心室收缩强度减弱，室内压迅速下降，当下降至低于主动脉压，但此时室内血液依其惯性作用继续流向主动脉，但射血量和射血速度都明显变慢，所以称为缓慢射血期，约占时0.15s。

（2）**心室舒张期**　心室舒张期分等容舒张期和心室充盈期。

① **等容舒张期**。心室开始舒张后，室内压迅速下降，主动脉内血液有向心室方向返流的趋势，推动动脉瓣关闭；此时房室瓣仍处于关闭状态，心室容积并不改变，此期称为等容舒张期，持续时间约0.07s。

② **心室充盈期**。当室内压降到低于心房压时，血液顺着房-室压力梯度由心房向心室方向流动，冲开房室瓣并快速进入心室，称**快速充盈期**，占时0.11s左右，此期进入心室的血液约为总充盈量的2/3。随后，血液以较慢的速度继续流入心室，心室容积进一步增大，称**缓慢充盈期**，占时0.22s左右。此后，心房开始收缩并向心室射血，心室充盈又快速增加。此期称为**心房收缩期**，占时约0.1s。

四、心输出量及其影响因素

一侧心室一次收缩所泵出的血量，称为**每搏输出量**（stroke volume），简称**心搏量**。安静时正常成人心搏量

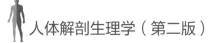
为60～80ml。一侧心室每分钟搏出的血量，称为**每分输出量**（minute volume），简称**心输出量**。心输出量等于搏出量和心率的乘积。若心率按75次/min计算，心输出量约5L左右。

凡是影响搏出量和心率的因素，均能影响心输出量。

1.心肌前负荷

心肌前负荷相当于心室舒张末期的充盈血量。在一定范围内，前负荷增大，心肌收缩的初长度增加，心肌收缩力也随之增强，搏出量增多。因心肌纤维的最适初长度相对较长，故一般情况下，心室充盈压远低于最适前负荷，表明心肌有较大的工作潜力，能随着心室充盈量的增加，心肌收缩力增加，心输出量增加，但长时间前负荷过大会引起心室肥厚和心力衰竭。

2.心肌后负荷

心肌后负荷是指心肌收缩时遇到的阻力，即动脉血压。在心肌前负荷和心肌收缩性不变的情况下，动脉血压升高时，心室收缩的阻力增大，半月瓣开放将延迟，等容收缩期延长，射血期缩短，搏出量减少。相反，动脉血压降低，搏出量增加。因此，临床上对因后负荷增大引起的心力衰竭，可用降压药治疗，以减少心肌后负荷，提高心输出量。

3.心肌收缩性

心肌收缩性是指在心肌前、后负荷不变的情况下，心肌内在的工作性能。在同等条件下，心肌收缩性增强，搏出量增多；心肌收缩性减弱，搏出量减少，心肌收缩性受神经、体液调节。

4.心率

在一定范围内，心率加快，心输出量增加。但心率过快，若超过每分170～180次时，由于心动周期缩短，特别是心舒期明显缩短，使心室充盈量减少，每搏输出量也随之减少；若心率减慢，低于40次/min，尽管心舒期延长，但心室容积有限，充盈血量并不能随时间的延长而增加，则最终心输出量减少。

*心音

心音（heart sound）是由于心肌收缩和舒张、瓣膜启闭、血流加速和减速以及形成涡流等因素引起机械振动而产生的。将听诊器放在胸壁一定部位可以听到心音。一般可以听到两个心音，即第一心音和第二心音。心脏某些异常活动可以产生杂音或其他异常心音。

第一心音出现在心脏的收缩期，是心室收缩的标志。特点是音调低，持续时间较长（约0.15s）。在心尖部较响，心底部较轻。主要是由于心室收缩、房室瓣突然关闭、心室射血引起大动脉扩张及血液产生涡流等引起的振动。其声音的强弱可以反映心室收缩的强度和房室瓣的功能状态。

第二心音出现在心脏的舒张期，是心室舒张开始的标志，主要是由于血流冲击动脉根部和半月瓣关闭所引起的振动形成的。在心底部较响，心尖部较轻。其强弱可以反映主动脉压和肺动脉压的高低。

*心电图

每一心动周期中，由窦房结产生的兴奋，依次传向心房和心室，在兴奋产生和传布的过程中，心肌的电位变化通过周围组织传到全身，使身体各部位在每一心动周期中都发生有规律的电位波动。用引导电极置于肢体或躯体的一定部位记录出来的图像即为**心电图**（electrocardiogram，ECG）（图8-20）。心电图与单个心肌细胞兴奋时膜内外电位变化曲线无对应关系，更与心脏的机械舒缩活动无关系。

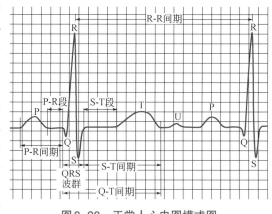

图8-20　正常人心电图模式图

记录心电图时，有多种安放测量电极位置的方法，安放方法不同，心电图波形有很大差别，但波形都有一个P波、一个QRS波群和一个T波。

正常典型心电图各波波形的意义如下。

（1）P波　P波是左、右两心房的除极过程中记录到的向上的波。P波波形小而圆钝，波幅不超过0.25mV，历时0.08～0.11s。在P波之后理应有一个代表心房复极的波形，由于与后面出现的QRS波群重叠而被掩盖，所以心电图上看不到代表心房复极的波形。

（2）QRS波群　QRS波群是在两心室除极过程中记录到的相连的三个波。在不同的导联中，3个波不一定都出现。并且各波波幅在不同导联中变化较大，波群历时0.06～0.10s。

（3）T波　T波指在两心室复极过程记录到的向上的波。T波的方向与QRS波群的主波方向相同。波幅一般为0.1～0.8mV。

有时在T波后出现一小的U波，方向一般与T波一致，波幅多在0.05mV以下，波宽0.1～0.3s。意义和成因尚不清楚。

（4）P-R间期（P-Q间期）　P-R间期是指从P波起点到QRS波起点之间的时程。P-R间期代表由窦房结产生的兴奋经传导引起心室开始兴奋所需要的时间。正常为0.12～0.20s，房室传导阻滞时延长。

（5）Q-T间期　Q-T间期指从QRS波起点到T波终点的时程，代表两心室开始除极到复极结束的时间。正常人一般为0.36～0.44s。

（6）ST段　ST段指从QRS波群终了到T波起点之间的线段。正常时该段曲线应与基线平齐，表明心室所有区域都处在除极状态，各部分之间无电位差。

第四节　血管生理

一、血流量、血流阻力与血压

1.血流量

单位时间内流过血管某一截面的血量称为血流量，也称容积速度。其单位为ml/min或L/min。血流量（Q）的大小与血管两端的压力差（ΔP）成正比，与血管对血流的阻力（R）成反比。即$Q=\Delta P/R$。

在整个体循环系统，Q相当于心输出量，R相当于总外周阻力，ΔP相当于平均主动脉压与右心房压之差。由于右心房压接近于零，故ΔP接近于平均主动脉压（P_A），它们之间的关系可以用公式$Q=P_A/R$表示。

而对某一器官来说，Q相当于器官的血流量，ΔP相当于灌注该器官的平均动脉压和静脉压之差，R相当于该器官的血流阻力。在整体内供应不同器官血液的动脉血压差别较小，供应不同器官血流量的多少，主要取决于该器官对血流的阻力。机体通过调节器官血流阻力达到对器官血流量的调节。

血流速度是指血液在血管内流动的直线速度，即单位时间内，一个质点在血管中前进的距离。各类血管中的血流速度与同类血管的总横截面积成反比，由于毛细血管的总横截面积最大，主动脉的总横截面积最小，因此，血流速度在毛细血管中最慢，为0.5～1mm/s，在主动脉中最快。除血管横截面积外，动脉的血流速度与心室的舒缩状态有关，在一个心动周期中，心缩期的血液流速较心舒期为快。

2.血流阻力

血流阻力指血液在血管内流动时所遇到的阻力，来源于血液内部的摩擦力和血液与血管壁的摩擦力。其大小与血液的黏滞系数（η）和血管长度（l）成正比，与血管半径（r）的四次方成反比。根据泊肃叶氏定律：

$$R=\frac{8\eta l}{\pi r^4}$$

人体内血管的长度通常不会发生较大变化。因此，血流阻力主要取决于血管口径和血液黏滞性。其中血管口径变化是形成血流阻力变化的主要因素。神经系统和体液因素通过调节血管口径达到对血流阻力的调节。

3.血压

血压（blood pressure）是血液在血管内流动时对血管壁的侧压力。测定血压时，取与大气压的比较值（与大气压的差）表示血压的高低，以千帕（kPa）或毫米汞柱（mmHg）（1mmHg=0.133kPa）为单位。

血液在流动过程中由于克服血流阻力不断消耗能量，血压逐渐降低。因此，不同部位血管的血压不同，动脉血压最高，毛细血管血压居中，而静脉血压最低。

二、动脉血压

1.动脉血压的概念

一般所说的**动脉血压**（arterial blood pressure）是指主动脉血压。因为在大动脉中血压降落很小，故通常将在上臂测得的肱动脉血压代表主动脉血压。在一个心动周期中，动脉血压随着心室的舒缩而发生周期性波动。心室收缩射血时，动脉血压快速上升，约在心室收缩中期达到的最高值，称为**收缩压**（systolic pressure，SP）；在心室舒张时，动脉血压下降，于心舒末期达到最低值，称为**舒张压**（diastolic pressure，DP）。收缩压与舒张压之差称为**脉搏压**，简称脉压（pulse pressure）。在一个心动周期中，动脉血压的平均值称为**平均动脉压**（mean arterial pressure），约等于舒张压加1/3脉压。我国健康青年人在安静状态时的收缩压为13.3～16.0kPa（100～120mmHg），舒张压为8.0～10.6kPa（60～80mmHg），脉搏压为4.0～5.3kPa（30～40mmHg），平均动脉压在13.3kPa（100mmHg）左右。

如果安静时收缩压高于18.7kPa（140mmHg）或舒张压持续超过12.0kPa（90mmHg），可视为高血压。舒张压低于6.6kPa（50mmHg），收缩压持续低于12.0kPa（90mmHg），则视为低血压。随着年龄的增长，血压有逐渐增高的趋势，收缩压增高较为显著。在性别方面，男性血压略高于女性。在情绪激动和运动状态下，由于交感神经活动增强，血压升高，特别是收缩压可明显增高。

2.动脉血压的形成及影响因素

（1）动脉血压的形成　血管系统内有足够的血液充盈量是形成动脉血压的前提；心室射血和外周阻力是形成动脉血压的基本条件。在心室收缩期，左心室射血所做的功，均转化为血液的动能，此后由于克服外周阻力，血液的动能一部分转为血管壁与血液的势能（表现为血压）；在心室舒张期，血管壁和血液的势能重新转化为血液的动能，维持血液连续流动。

（2）影响动脉血压的因素

① 心搏量。在心率和外周阻力不变的情况下，搏出量增加时，收缩压明显升高。由于血压高，推动血液向外周流动的速度加快，因此，到心舒期末期，大动脉内存留的血量增加并不多，故舒张压虽有所升高，但升高的程度不大，因而脉压增大。临床上左心功能不全时主要表现为收缩压降低，脉压减小。

② 外周阻力。心输出量不变情况下，外周阻力愈大则动脉血压愈高。外周阻力增大时，心舒期末主动脉和大动脉内的血量相对增多，舒张压明显升高。在心缩期内，由于动脉血压升高使血流速度加快，故收缩压升高不如舒张压升高明显，因而脉压减小。舒张压的高低能有效反映外周阻力的大小。

③ 动脉管壁的弹性。大动脉管壁的弹性对动脉血压起缓冲作用。当大动脉管壁的弹性降低时，表现为收缩压升高而舒张压不变或稍高，脉压增大。

④ 心率。搏出量和外周阻力不变的情况下，心率增快，心舒期缩短，舒张期内流向外周的血量减少，致使心舒末期主动脉内存留的血量增多，舒张压明显升高。心室收缩期由于动脉血压升高，可使血流速度加快，在心缩期内有更多的血液从主动脉流向外周，所以，尽管收缩压也升高，但不如舒张压升高明显，表现为脉压减小。故心率主要影响舒张压。

⑤ 循环血量和血管容积。在正常情况下，循环血量和血管容积相适应。如果血管容积不变而循环血量减小（如大失血），或者循环血量不变而血管容积增大（如中毒引起的毛细血管、小静脉扩张），都可使体循环的平均充盈压降低，回心血量减少，心输出量减少，动脉血压降低。

3.动脉血压相对稳定的生理意义

动脉血压是血液循环功能的重要指标，血压是推动血液流动的动力，同时又是心脏搏血的阻力，动脉血压过高或过低都会影响各器官的血液供应和心脏的负担。若动脉血压过低，将引起器官血液供应减少，尤其是脑和心脏等重要器官的供血不足，将导致严重后果。若血压过高，则心脏和血管的负担过重。长期高血压患者往往引起心脏代偿性肥大，心功能不全甚至导致心力衰竭。血管长期承受高压，血管壁本身易发生病理性改变，甚至可导致破裂而引起像脑出血这样的严重后果，所以保持动脉血压的相对稳定是十分重要的。

动脉粥样硬化（atherosclerosis，AS）是冠心病、脑梗死、外周血管病的主要原因。动脉粥样硬化始发儿童时期而持续进展，通常在中年或中老年出现症状，其特征是动脉内膜粥样斑块形成。

其发展过程大致如下：在动脉内膜功能紊乱、解剖损伤和长期高血胆固醇等危险因素作用下，携带胆固醇的低密度脂蛋白胆固醇（LDL-C）透过内皮细胞深入动脉内膜，并通过氧化作用形成氧化修饰的低密度脂蛋白胆固醇（oxLDL-C）；单核细胞迁入内膜变成巨噬细胞并吞噬oxLDL-C，当其摄取量较大后变成泡沫细胞。LDL-C不断进入血管内膜和泡沫细胞的不断积累，在血管内表面形成隆起的脂纹；充满氧化修饰脂蛋白的巨噬细胞分泌很多生长因子（如血小板源生长因子、成纤维细胞生长因子），生长因子促进平滑肌细胞从中膜迁入内膜增殖和分泌基质，并吞噬脂质形成肌源性的泡沫细胞；两种泡沫细胞的累积较多时，便出现泡沫细胞的坏死崩解，形成糜粥样坏死物，即粥样斑块形成，同时粥样斑块的深面纤维组织增生和钙化使动脉管壁硬化；在血压升高或因血管狭窄造成的血管壁受力变化时，动脉内膜内皮回缩或损伤，暴露出内皮下组织，激活血小板或凝血反应，形成血栓。动脉内膜的损伤也促使斑块表面增生形成纤维帽，而形成纤维粥样斑块；粥样斑块表面内皮或纤维帽很易破损、坏死、溃疡而引发血栓产生。若动脉粥样硬化发生于冠状动脉及其分支，会因血管狭窄引起心肌缺血或因产生血栓造成心肌梗死，这便是医学上被广泛重视的**冠心病**（coronary heart disease）；若动脉粥样硬化发生在脑血管，在严重情况下会发生脑血栓和脑出血。

动脉粥样硬化是多因素共同作用引起的，发病机制目前尚未完全阐明。主要危险因素有高血压、高血胆固醇、大量吸烟、糖尿病、肥胖和遗传因素等。

三、静脉血压和静脉回心血量

由于静脉系统容量大，因此是机体的贮血库。静脉通过其舒缩活动，能在一定程度上调节回心血量。

1.静脉血压

根据测量的部位，将静脉血压分为中心静脉压和外周静脉压。

（1）**中心静脉压**（central venous pressure）　是指胸腔内大静脉或右心房的压力。正常成人中心静脉压约为 $0.4 \sim 1.2$ kPa。中心静脉压的高低取决于两个因素。①心脏泵血功能。如果心脏泵血功能良好，能及时将回流入心脏的血液射入动脉，则中心静脉压较低。如果心脏泵血功能减退（如心力衰竭、心肌损害），中心静脉压将会升高。②静脉回流速度。如果静脉回流速度加快（如输血、输液过多），则中心静脉压升高；反之，则中心静脉压降低。临床上治疗休克时除了观察动脉血压外，中心静脉压可作为控制补液速度和补液量的指标。

（2）**外周静脉压**（peripheral venous pressure）　是指各器官的静脉血压。正常人静脉压常以平躺时静脉血压为代表，正常值约为 $0.5 \sim 1.4$ kPa。外周静脉压受外周静脉回流速度和重力影响。

2.影响静脉回流的因素

在体循环中，静脉回心血量取决于外周静脉压与中心静脉压的压力梯度。压力梯度的形成主要取决于心脏的收缩力，同时也受体位改变、呼吸运动、骨骼肌的收缩等影响。

（1）心收缩力　心室收缩力强，搏出量大，中心静脉压降低，外周静脉压与中心静脉压的压力梯度增大，则静脉回流量增加。反之，中心静脉压升高，外周静脉回流受阻。右心衰竭时，血液回流减慢，将导致外周静脉压和毛细血管血压升高，造成静脉系统淤血和水肿。左心衰竭时，易引起左心房和肺静脉压升高，造成肺淤血和肺水肿。

（2）体位改变　平卧时，多数血管与心脏处于同一水平，故各血管的静水压基本相同。直立不动时，因重力作用，低于心脏水平的下肢静脉压升高，而高于心脏水平的颈部静脉压降低甚至出现负压。

（3）呼吸运动　吸气时胸腔容积增大，胸腔内大静脉和右心房因其外部压力减小而扩张，使中心静脉压降低，外周静脉压与中心静脉压之间的压力梯度增大，有利于静脉回流。呼气时，静脉回流则减少。

（4）骨骼肌的挤压作用　因静脉瓣的存在，静脉血只能向心流动，当骨骼肌收缩时，肌肉间和肌肉内的深静脉受到挤压，加速了深静脉的血液向心回流；骨骼肌松弛时，深部静脉血压下降，促使外周端血管内血液和浅静脉血液流入深静脉，当骨骼肌再次收缩时，又挤压血液向心流动。骨骼肌舒缩和静脉瓣的配合，对静脉回流起着一种"泵"的作用，所以把它们称为肌肉泵（图8-21）。

四、微循环

微循环指微动脉与微静脉之间的血液循环（途径）。微循环的组成随器官而异。典型的微循环一般由微动脉、后微动脉、毛细血管前括约肌、真毛细血管、通血毛细血管、动-静脉吻合支和微静脉七部分组成（图8-22），微循环的血液可通过三条途径由微动脉流向微静脉。

1.迂回通路

血液依次从微动脉经后微动脉、毛细血管前括约肌、真毛细血管网流向微静脉。由于真毛细血管迂回曲折，穿行于细胞之间，血流缓慢，加之真毛细血管管壁薄，通透性高，因此，此条通路是血液与组织进行物质交换的主要场所，故又称**营养通路**。因毛细血管前括约肌舒缩活动受组织氧气浓度、二氧化碳浓度等调控，故真毛细血管的血流是间断进行的。安静时，骨骼肌中真毛细血管网大约只有20%处于开放状态，运动时，真毛细血管开放数量增加。

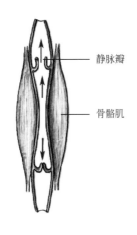

图8-21　肌肉泵示意图

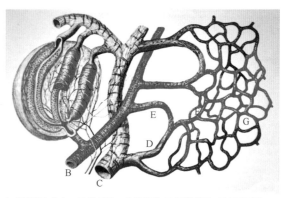

A:动静脉吻合支　B:微动脉　C:微静脉　D:后微静脉　E:后微动脉
F:通血毛细血管　G:毛细血管网

图8-22　微循环模式图

2.直捷通路

血液依次从微动脉经后微动脉、通血毛细血管流向微静脉。通血毛细血管管径较粗，血液较快。这条通路的作用不在于物质交换，而是使一部分血液快速通过微循环返回心脏。

3.动-静脉短路

血液从微动脉通过动-静脉吻合支直接流向微静脉。动静脉吻合支的管壁厚，有完整的平滑肌层，无物质交换能力。动-静脉短路多分布在皮肤、手掌、足底和耳郭，其口径变化与体温调节有关。当体温升高时，吻合支开放，上述组织的血流量增加，有利于散热；当体温偏低时，吻合支关闭，有利于保存体内的热量，因此，此通路在体温调节中发挥作用。

安静状态时，真毛细血管仅有20%开放，即可容纳全身血量的5%～10%，可见微循环有很大的潜在容量。如果某些原因引起全身真毛细血管大量开放，循环血量将大量滞留在微循环的血管内，导致静脉回心血量和心输出量减少，动脉血压将会严重下降。因此，微循环血流量直接与整体的循环血量密切相关。

4.组织液的生成原理及其影响因素

（1）组织液的产生与回流　　组织液（interstitial fluid）是血浆经毛细血管壁滤过而形成的，新生的组织液90%还会被毛细血管重吸收，组织液的生成和重吸收与四个力有关，即毛细血管血压、血浆胶体渗透压、组织液静水压、组织液胶体渗透压。毛细血管血压和组织液的胶体渗透压是组织液的生成动力；血浆胶体渗透压和组织液的静水压是组织液向毛细血管回流的动力。这两对力量之差称为**有效滤过压**（effective filtration pressure）。若有效滤过压为正值，则造成组织液的生成；若有效滤过压为负值，则组织液回流入血。有效滤过压可用下公式来表示：

有效滤过压＝（毛细血管血压+组织液胶体渗透压）-（血浆胶体渗透压+组织液静水压）

人体的血浆胶体渗透压约为3.3kPa（25mmHg），动脉端毛细血管血压约为4.0kPa（30mmHg），静脉端约为1.6kPa（12mmHg），组织液胶体渗透压约为2.0kPa（15mmHg），组织液静水压约为1.3kPa（10mmHg），因此：

毛细血管动脉端有效滤过压＝（4.0+2.0）-（3.3+1.3）＝+1.4kPa（10mmHg）

毛细血管静脉端有效滤过压＝（1.6+2.0）-（3.3+1.3）＝-1.0kPa（-8mmHg）

由此可见，在毛细血管动脉端血浆小分子成分过滤到毛细血管外形成组织液，静脉端组织液被毛细血管重吸收。在微循环中，生成的组织液约90%被重吸收入血，剩余约10%的组织液则进入毛细淋巴管成为淋巴液，经淋巴循环回到血浆循环系统（图8-23）。

（2）影响组织液产生与回流的因素　　正常情况下，组织液的生成与回流维持着动态平衡，保证了血浆与组织液含量的相对稳定，一旦因某种原因使这种动态平衡失调，将产生组织液减少（脱水）或过多（水肿）的不良后果。由组织液生成与回流机制可见，凡影响有效滤过压和毛细血管壁通透性的各种因素，都可以影响组织液的生成与回流。

① 毛细血管血压。毛细血管前阻力血管扩张时，毛细血管血压升高，有效滤过压增大。静脉压升高时，也使毛细血管血压升高，有效滤过压增大，而组织液生成增加，如右心衰竭，因中心静脉压升高，静脉回流受阻，毛细血管后阻力增大，毛细血管血压升高，结果组织液生成增加，造成组织水肿。

② 血浆胶体渗透压。当血浆蛋白减少时，如长期饥饿、消耗病造成的营养不良或肝病造成的血浆蛋白合

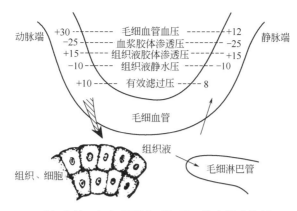

图 8-23　毛细血管、组织间隙和毛细淋巴管之间液体循环示意图

成障碍、肾病造成的血浆蛋白丢失过多等，都可使血浆胶体渗透压降低，结果有效滤过压增大，组织液生成过多而造成组织水肿。

③ 淋巴回流。当淋巴液回流受阻（如丝虫病、肿瘤压迫等因素）时，则受阻部位外周端组织发生水肿。

④ 毛细血管壁的通透性。若毛细血管壁通透性异常增加，致使部分血浆蛋白漏出血管，使得组织液胶体渗透压升高，其结果，有效滤过压增大，组织液生成增多，引起局部水肿。

五、淋巴液循环

淋巴液经毛细淋巴管、淋巴管、淋巴干、淋巴导管导入静脉。其生理功能在于：淋巴液可以将组织液中不能被毛细血管重吸收的大分子物质以及组织中的细菌等带回到血液中；淋巴管系是胃肠道运输吸收脂肪的重要途径，由肠道吸收的脂肪有 80%～90% 都经由这一途径被运送入血；淋巴循环可调节血液与组织液的平衡；淋巴液在循环途中要经过免疫器官，后者可将淋巴液中的微生物等清除。

毛细淋巴管的内皮细胞通过结合细丝连接到外周结缔组织，在毛细淋巴管起始处，内皮细胞的边缘相互覆盖，形成只能向管腔内开启的单向活瓣，阻止进入淋巴管的组织液返流入组织间隙。组织间隙中的胶原纤维和毛细淋巴管之间的胶原细丝可以拉开相互重叠的内皮细胞边缘，使内皮细胞之间出现较大的缝隙，便于组织液进入毛细淋巴管。

组织液进入毛细淋巴管成为淋巴液的动力是组织液与毛细淋巴管内淋巴液之间的压力差。淋巴液在淋巴管道内流动的动力来自淋巴管平滑肌的舒缩活动和周围组织的挤压（如肌肉收缩）。正常成年人在安静状态下每小时大约有 120ml 的淋巴液进入血液循环，其中约 20ml 经由右淋巴导管导入静脉，100ml 通过胸导管导入静脉。

第五节 ▶ 心血管活动的调节

机体在不同的生理情况下，各器官、组织对血流量的需求不同。机体通过神经系统和体液因素调节心脏和血管的活动，改变心输出量协调各器官之间的血流量分配，从而满足各器官、组织在不同情况下对血流量的需要。神经系统和体液因素对心血管的调节作用是通过改变心肌收缩能力、心率以及血管的口径（阻力血管、容量血管）而达到的。

一、神经调节

1.心脏的神经支配

心脏受心迷走神经和心交感神经的双重支配，前者使心脏活动抑制，后者使心脏活动增强。

（1）心交感神经　心交感神经节前神经元位于脊髓胸段 1～5 节（$T_1 \sim T_5$）灰质侧角。

心交感神经节后纤维末梢释放的神经递质是**去甲肾上腺素**（norepinephrine），它作用于心肌细胞膜上的肾上腺素能 β_1 受体，提高心肌细胞膜对 Ca^{2+} 通透性，使 Ca^{2+} 内流量增加，结果心肌收缩力加强，房室交界的慢反应细胞动作电位 0 期除极速度和幅度增大，使兴奋经房室交界的传导过程加速；去甲肾上腺素还可使窦房结 P 细胞 4 期自动除极速度加快，导致自律性升高，心率加快。

（2）心迷走神经　心迷走神经的节后纤维末梢释放的神经递质是乙酰胆碱（acetylcholine），它作用于心肌细胞膜上的胆碱能M受体，通过提高心肌细胞膜对K^+通透性及减少Ca^{2+}内流，使心肌收缩力减弱、房室传导延缓，甚至可出现房室传导阻滞等效应；乙酰胆碱还使窦房结P细胞动作电位4期自动除极速度减慢及最大舒张电位水平下移（超极化），导致自律性降低，心率减慢。

2. 血管的神经支配

绝大多数血管（主要指动脉）受单一的交感缩血管神经纤维支配，只有少数器官的血管还受副交感神经支配，这点与心脏的双重神经支配不同。交感神经中含有**缩血管神经纤维**（vasoconstrictor fiber）和**舒血管神经纤维**（vasodilator fiber）两大类。副交感神经纤维可使血管平滑肌舒张，故称为副交感舒血管神经纤维。

（1）**交感缩血管神经纤维** 交感缩血管神经的节后纤维末梢释放去甲肾上腺素，主要与血管平滑肌细胞膜上α受体结合，产生缩血管效应。整体来讲，外周阻力血管收缩可以增加外周阻力，升高动脉血压。交感缩血管神经纤维的分布密度在不同类型的血管和不同部位的血管是有差异的，小动脉和微动脉的分布密度最高，静脉较相应的动脉为少，毛细血管前括约肌中的缩血管神经纤维也很少。皮肤、骨骼肌和内脏的小动脉和微动脉有丰富的交感缩血管神经纤维分布，特别是皮肤血管。而冠状血管和脑血管几乎没有此类神经纤维的分布。静息状态下，交感缩血管神经纤维经常紧张性发放冲动，频率为$1 \sim 3$次/s，维持着大多数血管的紧张性。

（2）**交感舒血管神经纤维** 主要分布于骨骼肌内血管、心壁小动脉、面颊皮肤血管等，节后纤维为胆碱能纤维。末梢释放的乙酰胆碱与血管平滑肌细胞膜上的M受体结合，产生舒血管效应。安静状态下，无紧张性活动，只在机体处于激动、恐慌和剧烈运动时才发挥作用，使骨骼肌的血流量大大增加。目前认为，这类神经纤维可能参与机体的防御反应。

（3）**副交感舒血管神经纤维** 副交感神经节后纤维主要分布在脑、舌、唾液腺、胃肠的腺和外生殖器的血管。节后纤维末梢释放的乙酰胆碱与血管平滑肌细胞膜上的M受体结合，产生舒血管效应。其主要作用是调节局部器官组织的血流量，对循环系统的总外周阻力影响很小。

3. 心血管中枢

心血管中枢（cardiovascular center）是指位于中枢神经系统之内，与心血管反射有关神经元集中的部位。目前认为，心血管中枢广泛分布在中枢神经系统的各级水平，包括脊髓灰质侧角、脑干网状结构、下丘脑、小脑、大脑边缘叶以及大脑皮质的一些部位，但维持血压稳定的基本中枢位于延髓。调节心血管活动的各部分中枢之间以及它们与机体其他功能神经中枢之间可以发生整合，从而使心血管活动与机体其他功能活动相互协调。

（1）**延髓心血管中枢** 动物实验中，如在延髓上缘横断脑干后，动脉血压并无明显变化，但如果将横断水平逐步移向脑干尾端，则动脉血压逐步降低，当横断水平下移至延髓下部时，血压很快下降至$40 \sim 50$mmHg。由此说明延髓存在有调节心血管活动的基本中枢，该中枢在相当大的程度上对血压、心输出量及器官血流量分配等进行了综合调节。

目前认为：控制心交感神经和交感缩血管神经活动的神经元主要集中分布于延髓头端腹外侧部，即所谓的**心交感中枢**和**交感缩血管中枢**。而心迷走中枢则位于延髓的迷走神经背核、疑核及孤束核区域。正常情况下，延髓心血管中枢的神经元经常不断地受到传入冲动（来自各种感受器和高位中枢的冲动），能经常处于一定程度的兴奋状态。

（2）**延髓以上的心血管中枢** 在延髓以上的脑干、下丘脑及大脑和小脑中，都存在与心血管活动有关的神经元。特别是下丘脑和大脑有着较复杂的整合作用，即把来自不同方面的刺激信号和生理反应统一起来，形成一个完整协调的生理过程。延髓则是接受它们调节的低位中枢。

4. 心血管活动的反射性调节

（1）**颈动脉窦和主动脉弓压力感受性反射** 当动脉血压快速升高时，颈动脉窦和主动脉弓血压感受器的传入冲动频率增加，经舌咽神经和迷走神经（图8-24）将冲动传入延髓孤束核及其邻近区域，通过与延髓和延髓以上的各级心血管中枢的联系，引起心迷走中枢兴奋，心交感中枢和交感缩血管中枢抑制。于是，心交感神经和交感缩血管神经传出冲动减少，心迷走神经传出冲动增多，结果使心率减慢，心肌收缩能力减弱，心输出量减少；使血管平滑肌舒张，外周阻力下降，最终使血压回降，故又称为减压反射。反之，当动脉血压快速降低时，颈动脉窦和主动脉弓血压感受器传入冲动频率减少，结果延髓心迷走中枢抑制，心交感中枢和交感缩血管中枢兴奋，使动脉血压回升。减压反射呈紧张性活动，是动脉血压的一种负反馈调节，由于颈动脉窦血压感受器具有一定的适应性，故主要对快速的血压变化起调节作用，因此，其生理意义在于维持动脉血压的相对稳定。

（2）**颈动脉体和主动脉体化学感受性反射** 当血液中某些化学成分发生变化时，如缺O_2和CO_2，H^+浓度增加时，颈动脉体和主动脉体化学感受器传入冲动增加，由窦神经和迷走神经传入延髓，可反射性引起心率增快，心输出量增加。

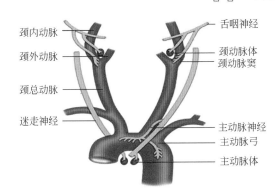

颈内动脉
颈外动脉
颈总动脉
迷走神经

舌咽神经
颈动脉体
颈动脉窦
主动脉神经
主动脉弓
主动脉体

图8-24　颈动脉窦区与主动脉弓区的压力感受器与化学感受器

　　颈动脉体和主动脉体化学感受器反射的生理意义主要是调节呼吸运动。正常情况下对心血管活动不起明显的调节作用。只有在机体发生低氧、窒息、动脉血压过低或酸中毒等情况下才发挥作用。

二、体液调节

　　心血管活动的体液调节是指血液和组织液中的一些化学物质对心脏和血管平滑肌活动的调节，可分为全身性体液调节和局部性体液调节两大类。

　　1.全身性体液调节

　　（1）肾上腺素和去甲肾上腺素　血液中的**肾上腺素**（adrenergic）和去甲肾上腺素主要由肾上腺髓质分泌，在化学结构上，都属于儿茶酚胺类化合物。交感神经兴奋可促进肾上腺髓质分泌肾上腺素和去甲肾上腺素。

　　肾上腺素和去甲肾上腺素对心血管的作用各有其特点和优势，这主要决定于心肌和血管平滑肌细胞膜上肾上腺素能受体的类型及密度。分布于心肌的肾上腺素能受体主要是β_1受体，分于皮肤、肾脏、脾、肠胃等内脏血管平滑肌的受体主要是α受体。骨骼肌内血管、肝脏内血管和冠脉血管平滑肌β_2受体数量占优势。α受体兴奋，产生缩血管效应；β_1受体兴奋产生"强心"效应，β_2受体兴奋产生舒血管效应。

　　肾上腺素激活α和β两种受体，但对β受体的作用更强：肾上腺素作用于心肌细胞膜的β_1受体，与心交感神经的作用一样，使心跳加快，传导加速、心肌收缩能力加强，心输出量增多，收缩压明显升高；肾上腺素还可作用于骨骼肌血管和冠脉血管的β_2受体，使这些血管舒张，使外周阻力降低，对α受体作用很弱。故肾上腺素一方面强心，另一方面降低外周阻力，故血压变化不大，只有轻度的升血压表现。

　　去甲肾上腺素与心交感神经、缩血管神经节后纤维递质是同一种物质，因此去甲肾上腺素的效应与心交感神经、缩血管神经一致。去甲肾上腺素主要能激活α受体和β_1受体，而对β_2受体的作用很小。去甲肾上腺素作用于心肌β_1受体，引起心跳加强；作用于α受体，引起缩血管效应，使体内大多数组织器官，特别是皮肤、肾脏、肠胃等内脏器官的血管明显收缩，使总外周阻力明显增高，收缩压和舒张压均明显升高。在完整机体内，注射去甲肾上腺素后通常会出现心率减慢，这是因为去甲肾上腺素造成的血压升高，会引起压力感受性反射，使心率减慢，从而掩盖了去甲肾上腺素的强心效应。

　　（2）**血管紧张素**（angiotensin）　是一组多肽类物质。其前体为血浆中的一种球蛋白，由肝脏产生，称为**血管紧张素原**（angiotensinogen）。当肾缺血、血钠降低或肾交感神经兴奋时，可刺激肾脏近球细胞分泌肾素，肾素是一种蛋白水解酶，能使血浆中的血管紧张素原水解形成活性不强的血管紧张素Ⅰ（10肽），血管紧张素Ⅰ在肺部的一种转氨酶的作用下再水解掉两个氨基酸，形成血管紧张素Ⅱ（8肽），血管紧张素Ⅱ又被氨基肽酶水解为血管紧张素Ⅲ（7肽）。

　　血管紧张素Ⅱ最为重要的效应是升高血压，这主要通过两个方面的作用来实现。①缩血管作用：能广泛强烈的收缩血管，使外周阻力增加，血压升高。②通过刺激肾上腺皮质球状带分泌醛固酮，间接地使血容量增加。

　　生理状态下，肾血流量充足，肾素分泌很少，而且很快被酶所破坏，对血压调节所起作用不大。但在大失血等情况下，随着血压下降，肾血流量减少，肾素大量分泌，使血浆中血管紧张素浓度增高，机体出现广泛而持续的外周血管收缩，从而阻止了血压的过度下降。由此可见，血管紧张素在血压、血容量的调节方面起着很重要的作用。

　　（3）**血管升压素**（vasopressin）　是由下丘脑**视上核**（supraoptic nucleus）和**室旁核**（paraventricular nucleus）的神经元合成的一种9肽激素，经神经元轴突的轴浆运输到垂体后叶贮存，平时少量释放。由于血管升压素能促进肾脏对水的重吸收（见第十三章），故又称为抗利尿激素（ADH）。

过去认为血管升压素在生理浓度范围内只有抗利尿作用，非生理剂量才有升压效应。近年研究证明，血管升压素在生理浓度范围内，对维持正常血压的稳定和血管紧张性亦有作用。在禁水、失血等情况下大量释放，使保留体液、升高血压的作用显得更为明显。

（4）**心房钠尿肽**（atrial natriuretic peptide） 又称"心钠素""心房肽"，是由心房肌细胞合成和释放的一类具有生物活性的多肽。在循环血量增加时，心房壁受到牵拉，心房钠尿肽分泌量增加。心房钠尿肽可使每搏输出量减少，心率减慢，心输出量减少，外周血管扩张，血压降低。它还作用于肾脏引起排水、排钠增多。

2.局部性体液调节

（1）**激肽**（kinin） 是一类具有舒血管作用的多肽。血浆或某些组织（肾、唾液腺、胰腺）中含有激肽释放酶，此酶被激活后，可使血浆中的激肽原转变为缓激肽或血管舒张素，二者皆有强烈的舒血管作用，可使局部血流量增多，并能使毛细血管壁的通透性增加。当组织发生损伤、抗原抗体反应或炎症时，均可激活激肽释放酶原，进一步产生激肽，使局部血管舒张，通透性增加，组织液生成增多；还可刺激感觉神经末梢引起痛觉，产生红、肿、热、痛等反应。现认为缓激肽可能是产生局部炎症或过敏反应的直接原因。

（2）**组织胺**（histamine） 是组氨酸的脱羧产物，广泛存在于各种组织中，由结缔组织中肥大细胞和血液嗜碱性粒细胞产生。当组织损伤、炎症或过敏反应时大量释放，在局部发生作用。组织胺有很强的舒血管作用，并能使毛细血管、微静脉管壁内皮细胞收缩，从而扩大了内皮细胞之间的裂隙，使血管壁通透性增加，血浆漏出而形成局部水肿。冻疮、荨麻疹、青霉素过敏等引起的充血性水肿主要是由组织胺引起的。

（3）**前列腺素**（prostaglandin，PG） 是一组含有20个碳原子的不饱和脂肪酸，存在于全身各组织之中，因首先在前列腺中被发现，故称为前列腺素。PG根据其分子结构的差异，可分为多种类型，不同类型的PG对血管的作用不同，如PGE_2具有强烈舒血管作用，PGF_2具有缩血管作用。一般认为PG主要起调节局部血流量作用。

在心血管活动的调节中，除神经和体液调节外，还存在心血管活动的自身调节。实验证明，当去除某些器官血管的神经和体液因素，该器官组织的血流量仍保持相对稳定。这是通过局部血管舒缩活动的自身调节而实现的（如肾、脑血管）。

*高血压病

高血压病指原发性高血压。高血压病是一个常见的心血管病，不仅患病率高，而且易引起严重的心、脑、肾并发症，是脑卒中、冠心病的主要因素。按照世界卫生组织（WHO）所建议的血压标准，成人收缩压≥21.3kPa（160mmHg），和/或舒张压≥12.6kPa（95mmHg）应为高血压。高血压不仅会引起一些不适症状，如头晕、头痛、心悸、失眠、乏力等，长期高血压还会使心脏负荷加重，最终会引起心肌肥厚与心室扩大，病情进展到一定程度可出现心力衰竭。持久的高血压会促进脂质在大、中动脉内膜的沉积而发生动脉粥样硬化，进而引起冠心病、脑血管病等。高血压病的发病机制至今还未完全被阐明，但已知道血压升高与全身广泛小动脉痉挛，外周阻力增加有关。目前认为导致高度广泛小动脉痉挛的机制可能与以下几方面有关。①神经系统调节功能异常。由于长期的高度精神紧张，血压调节中枢逐渐形成顽固的病理兴奋灶，使交感神经兴奋性升高和肾上腺髓质激素分泌增加，引起血管紧张性升高。②肾素-血管紧张素系统活动增强。肾素-血管紧张素系统是调节体内钠钾平衡、血容量和血压的重要环节，某些原因使肾分泌肾素量增加，最终使阻力血管紧张性增加。③血管内皮功能异常。血管内皮细胞能产生一些舒血管物质（如前列腺素、内皮依赖性舒张因子等），也能产生一些缩血管物质（如内皮素、血管收缩因子等），当内皮细胞分泌的舒血管物质与缩血管物质失衡的情况下便可能引起阻力血管紧张性增加。一般认为引起高血压病的因素主要有以下几种。①遗传因素。②膳食因素。大量研究结果显示食盐摄入量与高血压的发生密切相关，高钠摄入可使血压升高，而低钠摄入可降低血压。③肥胖。流行病学调查结果表明，肥胖与高血压发病率呈正相关。肥胖可能影响到肾素-血管紧张素系统的活动，影响到血中肾上腺髓质激素的分泌量，也影响到细胞膜离子转运功能。④精神紧张。长期处于注意力高度集中、精神紧张的人，高血压发病率比较高。⑤吸烟、饮酒等不良习惯。

复习思考题

1.名词解释：动脉、静脉、血窦、浅静脉、动脉瓣、静脉瓣、房室瓣、心传导系统、体循环、肺循环、颈动脉小体与主动脉小体、颈动脉窦、心包、淋巴、微循环、血压、收缩压、舒张压、平均动脉压、中心静脉压、有效滤过压、房室延搁、窦性心律。

2.心脏分为哪几个腔室？各腔室主要结构有哪些？

3.心脏传导系由哪些结构组成？窦房结和房室结各位于什么部位？

4.试述全身各部的动脉主干走行位置。

5.简述化学感受器和压力感受器的部位和功能。

6.经手背静脉网进行静脉点滴，试述药物到达肺部的循环途径。

7.口服肝泰乐时，药物是如何到达肝脏的？

8.比较大、中、小、微动脉的结构特点及其功能。

9.心室肌细胞的动作电位有何特征？各时相产生的离子机制如何？

10.心肌一次兴奋过程中，其兴奋性将发生哪些变化？与心肌收缩活动有什么关系？

11.以左心室为例，试述心脏泵血过程中心脏内压、容积和瓣膜的变化情况。

12.影响心输出量的因素有哪些？

13.动脉血压是如何形成的？动脉血压相对稳定有何生理意义？

14.影响动脉血压的因素主要有哪些？

15.试述组织液产生与回流的原理。

16.减压反射是怎样调节血压的？

17.肾上腺素和去甲肾上腺素对心血管系统有何调节作用？

Chapter

第九章

免疫

　　免疫是机体对异种、异体及自身物质所产生的反应，即机体"自我识别、排除异己"，以达到自身稳定的一种复杂的生理性保护，并且与人体的胚胎发育、疾病发生、衰老等一系列的生命过程有密切关系，是人体进化的结果。免疫过程主要由免疫系统完成。**免疫学**是研究人类和实验动物体内、外免疫反应的本质及其变化规律的科学。

　　免疫系统（immune system）是由淋巴器官（胸腺、骨髓、淋巴结、脾和扁桃体）、淋巴组织以及免疫细胞借助血液和淋巴循环相互联系而组成的功能系统（图9-1）。

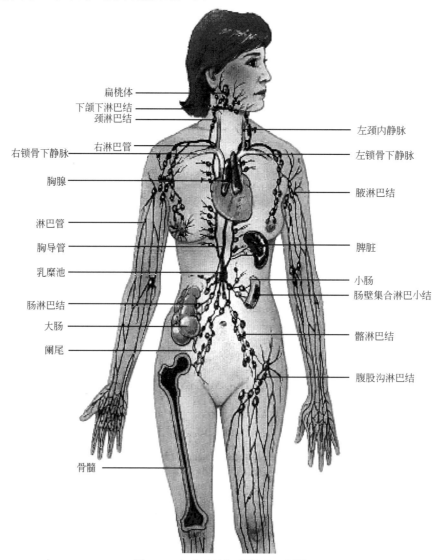

扁桃体
下颌下淋巴结
颈淋巴结
右淋巴管
右锁骨下静脉
胸腺
淋巴管
胸导管
乳糜池
肠淋巴结
大肠
阑尾
骨髓

左颈内静脉
左锁骨下静脉
腋淋巴结
脾脏
小肠
肠壁集合淋巴小结
髂淋巴结
腹股沟淋巴结

图9-1　免疫系统组成概况示意图

免疫系统的功能主要是防御功能，包括两个方面。①清除入侵的抗原，如微生物及其产物、异体细胞等。②监视和清除机体自身改变了的细胞，如病毒感染的细胞、癌变细胞、衰老和损伤的细胞及其碎片。

机体免疫反应的方式可分为两类，即非特异性免疫和特异性免疫。

1.非特异性免疫

非特异性免疫（nonspecific immunity）是机体在长期的进化过程中逐渐建立的，具有相对稳定性，能遗传给下一代的防御能力（也称**先天免疫**）。主要包括：①屏障结构，是阻挡病菌侵入的一些结构和物质，如皮肤的角质层是良好的机械屏障，皮脂腺分泌的脂肪酸能杀菌，呼吸道表面的纤毛能清除细菌，胃肠黏膜的分泌物、泪液中的溶菌酶、唾液和鼻腔的分泌物均有杀菌作用；②吞噬细胞，血液中的中性粒细胞，肝、脾、肺、淋巴结及结缔组织、神经组织中的巨噬细胞，它们具有吞噬功能，构成人体的第二道防线；③抗微生物物质，指正常体液特别是血清中含有的各种抗微生物物质，如补体、溶菌酶、干扰素等。

2.特异性免疫

特异性免疫（specific immunity）是指在抗原刺激下产生的，专门对某一种病菌有识别和杀灭作用的免疫。人体感染过某种病菌或者预防注射过某种菌苗以后，可获得对该种病菌特有的防御功能，如患过伤寒病的人对伤寒杆菌有终生免疫力。特异性免疫按其作用机理不同，可分为体液免疫和细胞免疫两种（见本章第三节）。

第一节 ▶ 免疫细胞

所有参加免疫反应的细胞均称**免疫细胞**，主要指能识别抗原，产生特异性免疫应答的淋巴细胞，包括T细胞、B细胞、NK细胞、K细胞四种。除淋巴细胞外，参与免疫应答的细胞还有中性粒细胞、单核—巨噬细胞、肥大细胞等。在免疫应答过程中，接受抗原物质刺激后能分化增殖，完成免疫应答的细胞称**免疫活性细胞**（**immunocompetent cell**，ICC），主要指T细胞和B细胞；在免疫应答过程中起重要辅佐作用的细胞，包括捕获和处理抗原，以及将抗原递呈给免疫活性细胞的免疫细胞称**免疫辅佐细胞**（accessory cell，AC），如单核巨噬细胞和树突状细胞等。

一、淋巴细胞

淋巴细胞（lymphocyte）起源于骨髓的多能干细胞，一般可分为四类。

1.胸腺依赖性淋巴细胞

胸腺依赖性淋巴细胞（thymus dependent lymphocyte）简称**T细胞**，此类细胞是由胸腺内的淋巴干细胞增殖分化而成，然后从胸腺散播至周围淋巴器官和非淋巴器内的淋巴组织。T细胞约占血液内淋巴细胞总数的75%。T细胞可分为如下几个亚群。①**辅助性T细胞**（helper T cell，Th细胞），胞体小，数量较多，细胞器不发达，它能协助T细胞或B细胞识别抗原，和T、B细胞活化，引起和增强免疫应答。②**抑制性T细胞**（suppressor T cell，Ts细胞），体积略大，数量较少，含有较多的线粒体和溶酶体。它能抑制免疫应答，与辅助性T细胞共同调节免疫应答的强弱。③**细胞毒性T细胞**（cytotoxic T cell，Tc细胞），与抑制性T细胞形态相似。细胞毒性T细胞的胞膜上有抗原的受体，通过抗原受体与携带抗原的靶细胞接触后，释放穿孔素、颗粒酶、促凋亡蛋白FasL、肿瘤坏死因子（TNF）等，最终杀死靶细胞（主要是病原微生物感染的细胞、癌细胞等）。另外还有参与变态反应的T细胞（T_d细胞），记忆性T细胞（T_m细胞），作用于T_h细胞、T_s细胞扩大免疫效果的放大T细胞（T_a细胞）。

2.骨髓依赖性淋巴细胞

骨髓依赖性淋巴细胞（bone marrow dependent lymphocyte）简称B细胞，由骨髓中的淋巴干细胞增殖分化而来，然后从骨髓散播至周围淋巴器官和淋巴组织。B细胞占血液内淋巴细胞总数的10%～15%。B细胞的细胞膜上有抗原的受体，受抗原刺激后增殖分化为浆细胞。浆细胞可合成和分泌与该抗原相对应的抗体（免疫球蛋白），进行**体液免疫**（humoral immunity）。

3.杀伤性淋巴细胞

杀伤性淋巴细胞（killer lymphocyte）简称**K细胞**，由骨髓的淋巴干细胞发生，占血液内淋巴细胞总数的5%～7%。K细胞本身无特异性，但它的表面有抗体的受体（Fc受体），可借助抗体的介导特异性地与靶细胞结合，能通过释放细胞毒裂解靶细胞，故K细胞又称**抗体依赖性细胞毒细胞**。K细胞杀伤的靶细胞主要包括病毒感染的细胞、肿瘤细胞、移植物中的异体细胞和较大的病原体（如寄生虫）。

4.自然杀伤性淋巴细胞

自然杀伤性淋巴细胞（natural killer lymphocyte）简称**NK细胞**，约占血液内淋巴细胞总数的5%。细胞中等大小，胞质中有大小不一的颗粒，此种颗粒为溶酶体，故NK细胞又称**大颗粒淋巴细胞**。NK细胞不需抗原激活，其细胞膜上有靶细胞表面分子的受体结构，通过此受体与靶细胞结合而释放穿孔素、颗粒酶等直接杀伤某些靶细胞。凡能被受体结合的靶细胞均可被NK细胞溶解（图9-2）。NK细胞主要能杀伤肿瘤细胞、病原微生物感染细胞和骨髓移植细胞等。

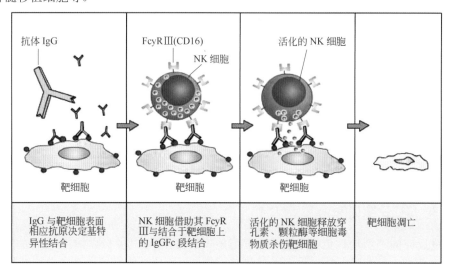

图9-2　NK细胞介导的细胞毒性作用

二、辅佐细胞

辅佐细胞又称**抗原呈递细胞**（antigen presenting cell，APC），主要有**单核-巨噬细胞**（mononuclear phagocyte）、**树突状细胞**（dendritic cell，DC）、**朗格罕细胞**（langhan's cell，LC）等。

1.单核-巨噬细胞

单核-巨噬细胞指血液中的单核细胞和组织中的巨噬细胞单核-巨噬细胞表面有多种受体，如IgG的Fc受体、补体受体，均参与吞噬作用。当吞噬外来抗原后，细胞内酶将吞噬物降解，并保留抗原特征性的分子片段（抗原决定簇片段），随后细胞内的**组织相容性复合分子**（major histocompatibility complex molecules，MHC）Ⅱ类分子与这些小片段结合，形成抗原片段-MHCⅡ类分子复合物，通过膜泡转运移向细胞表面，而后呈递给具有相应抗原受体的T细胞和B细胞。

内源性抗原经细胞内酶处理后，在内质网内与MHCⅠ类分子结合成抗原肽-MHCⅠ复合物，通过膜泡转运移到细胞表面（图9-3）呈递给具有相应抗原受体的T细胞与B细胞。巨噬细胞还能合成与分泌许多生物活性物质，如蛋白酶、溶菌酶、白细胞介素-1、干扰素、补体等。

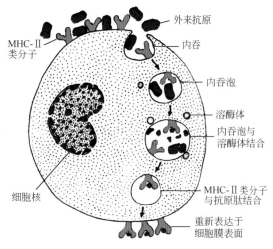

图9-3　巨噬细胞吞噬、处理抗原示意图

2.树突状细胞

树突状细胞为多突起的细胞，广泛分布于淋巴组织、上皮组织（称朗格罕斯细胞）、结缔组织（肝、肠、肺、呼吸道、心、肾、生殖道等处）和血液中。未成熟的树突状细胞具有极强的迁移能力和抗原吞噬能力，吞噬抗原后能将抗原特征性分子片段结合到MHC-Ⅱ类分子上，并表达于细胞表面，同时向淋巴组织迁移。吞噬抗原后的树突状细胞会变为成熟树突状细胞。成熟树突状细胞在淋巴组织将抗原呈递给T细胞，激发特异性免疫应答。

3.其他免疫细胞

中性粒细胞有很强的移动性和吞噬性，细胞表面有Fc受体，还可分泌炎症介质，促进炎症反应，还可处理抗原提供给巨噬细胞；肥大细胞、嗜碱性粒细胞表面都有Fc受体，通过相应的抗体间接地与特异性抗原结合，引起过敏反应；嗜酸性粒细胞在调节过敏反应中起重要作用。

*艾滋病

获得性免疫缺陷综合征（HIV-human immunodeficiency，AIDS）简称**艾滋病**，是由人类免疫缺陷病毒（HIV）侵入机体引起以细胞免疫严重损伤，进而导致以机会性感染、恶性肿瘤和神经系统病变为特征的疾病，蔓延速度之快已成为全球最棘手的问题之一。

1. HIV的特性

HIV可对淋巴细胞造成损伤。HIV对TH细胞有特殊的亲嗜性，从多个方面对TH细胞造成损伤，除造成TH细胞减少外，还造成TH细胞的功能异常，如淋巴因子产生减少，对B细胞的辅助功能降低等。HIV对外界抵抗力较弱，对热敏感，HIV一般离开人体数小时后即死亡，且容易被高温和消毒剂杀灭，HIV在煮沸的情况下数分钟即可灭活，30%酒精、0.2%次氯酸钠、0.1%家用漂白粉，5min可将病毒灭活。

2. AIDS的传染源及传播途径

AIDS的传染源是HIV的无症状携带者和AIDS患者。患者的传染性最强，无症状病毒携带者在流行病学上意义更大，病毒主要存于血液、精液、子宫和阴道分泌物中。乳汁、唾液、泪水等均能检出病毒。传播途径主要有性接触传播、注射途径传播以及母婴垂直感染等。此外，还可经器官或骨髓移植、人工授精等传播。由于HIV抵抗力较弱，在体外很快失去感染力，日常生活和工作接触是不会传播的，如握手，拥抱，共用办公用具，共用马桶圈、卧具、浴池等也不会传播。由于感染需要一定量的HIV，所以蚊子叮咬也不会引起传播。

3. AIDS的主要表现

HIV感染后首先出现一过性类似传染性单核细胞增多症样症状，起病急骤，发热、出汗、咽痛、恶心、厌食、全身不适、关节与肌肉痛等，约1～2周后进入无症状感染期，持续2～10年甚至更长，这是机体对HIV产生了极好的免疫反应，HIV被抑制或被清除。但在感染过程中，HIV基因不断产生变异，产生毒性强、复制快的新变异株，使TH细胞数量逐渐减少，免疫功能受损害，最后导致整个免疫系统崩溃。高致病株使感染者0.5～2年内发展至AIDS。

AIDS的主要表现有以下几种。①一般症状，即发热、乏力、全身不适、盗汗、厌食、淋巴结肿大、脾肿大等。②机会性感染：是AIDS死亡的主要原因，常见的机会性病原体包括肺孢子菌、白假丝酵母菌、带状疱疹病毒、巨细胞病毒、结核分枝杆菌、隐孢子虫、鼠弓形虫等。③恶性肿瘤：亦是AIDS死亡的常见原因，约30%AIDS患者伴发Kaposi肉瘤，其他常见的有恶性淋巴瘤等。④神经系统疾病：约60%以上AIDS患者出现AIDS痴呆症，表现为记忆力衰退、偏瘫、颤抖、痴呆等神经和精神症状。AIDS患者一般在发病后两年内死亡。

由于HIV易发生变异以及存在其他多种免疫逃避机制，因此使AIDS疫苗研制面临极大的困难。目前还没有一种预防AIDS的理想疫苗，也缺乏完全有效的抗HIV药物。

第二节 ▶ 淋巴组织与淋巴器官

一、淋巴组织

淋巴组织（lymphoid tissue）是含有大量淋巴细胞和巨噬细胞的网状结缔组织，根据结构、功能、发生和分布的不同，分为中枢淋巴组织和周围淋巴组织。

1. 中枢淋巴组织

中枢淋巴组织仅由**上皮性网状细胞**及网眼中的淋巴细胞、巨噬细胞构成。上皮性网状细胞能分泌激素，形成诱导淋巴细胞分裂分化的微环境。造血干细胞进入中枢淋巴组织可分裂分化为不同功能及不同特异性的淋巴细胞。中枢淋巴组织发生较早，胎儿出生前已基本发育完善，并开始向周围淋巴组织输送淋巴细胞。中枢淋巴组织分布于中枢淋巴器官（胸腺和骨髓）。

2. 周围淋巴组织

周围淋巴组织由网状细胞、网状纤维及网眼中的淋巴细胞、巨噬细胞构成。淋巴细胞最初由中枢淋巴组织迁来，淋巴组织内有丰富的巨噬细胞、树突状细胞，能迅速捕捉抗原和处理抗原，并将抗原呈递给免疫活性细胞，因此是发生免疫应答的组织。主要分布在周围免疫器官（淋巴结、脾、扁桃体）和消化道、呼吸道、泌尿生殖道黏膜下。根据淋巴细胞聚集的程度和方式的不同可分为以下两种。

（1）**密集淋巴组织** 淋巴细胞密集，主要由大量B细胞和少量T细胞组成，其中淋巴细胞排列成球形者称**淋巴小结**（lymphoid nodule），排列成条索状者称淋巴索。淋巴小结的数量和体积随抗原刺激的情况而增减，无抗原刺激时减少或消失，受抗原刺激后增大、增多，是体液免疫应答的重要指标。

（2）**弥散淋巴组织** 弥散淋巴组织比密集淋巴组织相对松散，与周围结缔组织之间无明显境界，其中含有T细胞及B细胞，常以T细胞为主，抗原刺激能使弥散淋巴组织区域增大。

二、淋巴器官

淋巴器官（lymphoid organ）是以淋巴组织为主构成的器官，外包以结缔组织被膜，淋巴器官依其发生和功能的不同分为**中枢淋巴器官**和**周围淋巴器官**两类。

中枢淋巴器官指胸腺和骨髓，主要由中枢淋巴组织构成。淋巴细胞在中枢淋巴器官内分裂分化形成具有不同功能和不同特异性的**处女型淋巴细胞**。中枢淋巴器官在出生前已基本发育完善，并开始向周围淋巴器官及淋巴组织输送处女型淋巴细胞。

周围淋巴器官指淋巴结、脾及扁桃体等，由周围淋巴组织构成。周围淋巴器官内的淋巴细胞是由中枢淋巴器官迁来的，在抗原刺激下分裂与分化产生大量**效应淋巴细胞**，因此周围淋巴器官是发生免疫应答的场所。

（一）胸腺

1.胸腺的形态与位置

胸腺（thymus）位于胸骨后方，纵隔上部，分左、右两叶，呈扁条状（图9-4）。胸腺有明显的年龄性变化，出生时重10～15g，至青春期达到最高峰，重约30～40g，以后逐渐退化萎缩。

2.胸腺的组织结构

胸腺表面包有薄层结缔组织被膜。被膜成分伸入实质形成胸腺**小叶间隔**，将胸腺分成许多小叶，每个小叶的周边为皮质，深部为**髓质**（图9-5）。

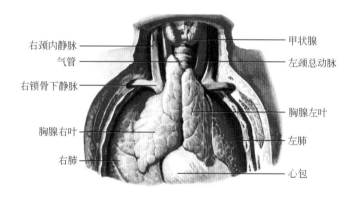

图9-4 胸腺的位置与形态

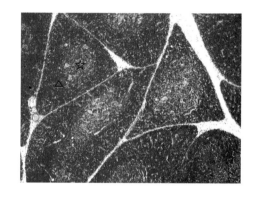

图9-5 胸腺切片低倍像

△一皮质；☆一髓质

（1）**皮质** 主要由上皮性网状细胞和淋巴细胞构成，相邻上皮性网状细胞的突起互相连接成网状，构成组织的支架，在网眼内分布着密集的淋巴细胞与一些巨噬细胞等（图9-6），染色较深而均匀。胸腺内的淋巴细胞又称**胸腺细胞**，它们是由胸腺内的淋巴干细胞增殖分化而来。邻近被膜与小叶间隔的淋巴细胞较大而幼稚，增殖较快。近髓质处的淋巴细胞较小而成熟。淋巴细胞表面逐渐出现特异性抗原的受体，这种受体是由细胞基因重组而表达的，种类繁多，但每种细胞只有一种受体。皮质内的淋巴细胞约占胸腺淋巴细胞总数的85%。上皮性网状细胞的功能主要是分泌**胸腺素**（thymosin）、**胸腺生成素**（thymopoietin）、**胸腺体液因子**（thymic humoral factor）等多种激素，构成微环境，诱导干细胞分裂分化成各种T细胞，并获得识别机体自身抗原及异体抗原的能力，近来还发现，胸腺内的巨噬细胞能分泌白细胞介素-1，它参与组成胸腺的微环境，促进胸腺细胞的分化与增殖。

（2）**髓质** 含有较多的上皮性网状细胞，淋巴细胞较少（图9-7），故着色较淡。髓质内常见**胸腺小体**，后

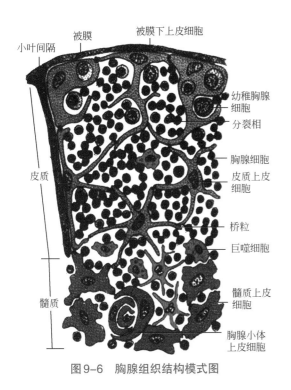

图9-6 胸腺组织结构模式图

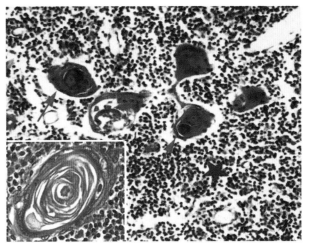

图9-7 胸腺髓质

★—髓质；→—胸腺小体

者呈椭圆形或不规则形，是由多层扁平的上皮性网状细胞呈同心圆排列围成的，胸腺小体的功能不清，但无胸腺小体的胸腺不能培养出功能完善的T细胞。

3.胸腺的功能

① 分泌胸腺激素。

② 产生并向周围淋巴组织和器官输送T淋巴细胞，包括Th细胞、Ts细胞和Tc细胞。

（二）淋巴结

1.淋巴结的形态与位置

淋巴结（lymphoid node）串联在淋巴管上，多聚集成群，分布于身体特定部位，在四肢多位于关节的屈侧；在体腔内多沿血管干排列或位于器官门的附近；在头颈部多位于头颈交界处（图9-1）。淋巴结为扁椭圆形的小体，质软、灰红色，其一侧隆凸，连接数条**淋巴输入管**，另一侧凹陷，有1～2条**淋巴输出管**由此穿出。

2.淋巴结的组织结构

淋巴结表面包有薄层致密结缔组织被膜，被膜伸入淋巴结内形成许多**小梁**，小梁粗细不等，互相连成淋巴结内的粗网架。在粗网架之间充填着的网状组织，构成淋巴组织的微细支架，淋巴结的实质由周围淋巴组织和淋巴窦构成，可分为浅层的皮质和深部的髓质，皮质与髓质没有明显的界线（图9-8）。

（1）皮质 位于浅层，由淋巴小结、副皮质区（弥散淋巴组织）和皮质淋巴窦组成。

① **淋巴小结**。位于皮质浅层（图9-9），含有大量的B淋巴细胞并有少量T细胞和巨噬细胞。淋巴小结的形态构造随抗原刺激情况而多变，新生的无菌动物的淋巴结内淋巴小结很少且很小，甚至不存在淋巴小结。发育良好的淋巴小结有一个明显的中央区，称**生发中心**，是B淋巴细胞分化增殖和产生大量抗体的场所。生发中心又可分为**帽、明区**和**暗区**。帽朝向被膜，呈新月形，由密集的小淋巴细胞构成，其中小部分为记忆细胞，大部分为处女型B细胞。明区居中间，含中等大的淋巴细胞、较多的网状细胞和巨噬细胞，该区的B细胞是暗区B细胞增殖分化产生的（图9-10）。B淋巴细胞在近帽处形成两类细胞：一是浆细胞的前身，它们离开小结后可迁移到髓质，或通过淋巴及血液循环进入其他淋巴器官、淋巴组织及慢性炎症灶附近的结缔组织内，转变为浆细胞，分泌抗体；二是记忆B细胞。暗区朝向髓质部，含有许多淋巴母细胞和大淋巴细胞，另外有浆细胞、T细胞和巨噬细胞等。

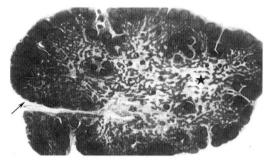

图9-8　淋巴结切片

△—皮质；★—髓质；→—输出淋巴管

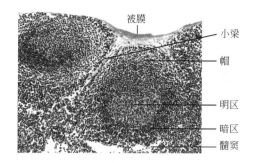

图9-9　淋巴结皮质

②　**副皮质区**。位于淋巴小结之间及皮质深层，为弥散淋巴组织，主要由T细胞聚集而成，经抗原刺激后T细胞在此转化并分裂分化，形成大量的效应T细胞和一些记忆细胞，以及进一步产生细胞免疫效应。去胸腺的新生动物，此区缺乏T淋巴细胞，故该区又称**胸腺依赖区**。副皮质区内毛细血管后微静脉为**高内皮后微静脉**，由立方形内皮细胞围成（图9-11），是淋巴细胞由血液进入淋巴组织的重要通道。

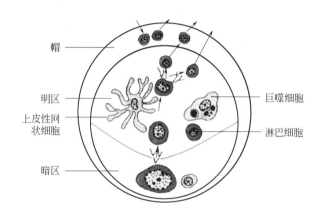

图9-10　淋巴小结内淋巴细胞增殖分化示意图

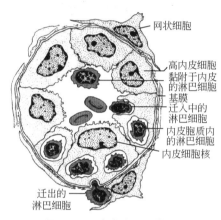

图9-11　高内皮后微静脉

③　**皮质淋巴窦**（cortical sinus）。是淋巴结皮质内淋巴流动的通道，可分为被膜下淋巴窦和小梁周窦。窦壁由扁平内皮细胞围成（实际是扩大的淋巴毛细管），在淋巴组织侧的窦壁内皮细胞间有间隙，基膜不完整，有利于淋巴细胞穿越。淋巴窦内有许多星状的网状细胞做支架（图9-12），并有许多巨噬细胞附着其上或游离于窦腔内，巨噬细胞可吞噬抗原，清除异物，协助淋巴细胞识别抗原，引起免疫应答。

（2）**髓质**　位于淋巴结深层，由髓索和髓窦组成（图9-13）。

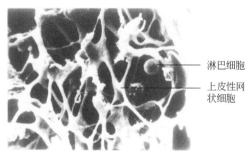

图9-12　淋巴窦扫描电镜像

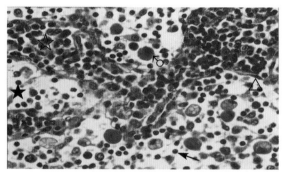

图9-13　淋巴结髓质

→：淋巴细胞　♂：巨噬细胞　☆：髓索　★：髓窦　△：内皮细胞

①　**髓索**（medullary cord）。即髓质的淋巴细胞索，是由淋巴小结向髓质延伸而成，形状不规则，彼此连接成网。髓索是淋巴结产生抗体的部位，主要含有B细胞、浆细胞、巨噬细胞和T细胞等，髓索内的细胞数量与

各种细胞的比例因免疫应答状态而发生变化，在慢性炎症时，浆细胞大量增多。

② 髓窦（medullary sinus）。是位于髓索之间及髓索与小梁之间的淋巴通道。相互连接呈网状，与皮质淋巴窦相通连。髓窦的结构与皮质淋巴窦相似，但网状细胞及巨噬细胞更丰富，故有更强的过滤功能。

3.淋巴结的功能

淋巴结是执行免疫功能的主要场所。

① 滤过淋巴液，淋巴窦内的巨噬细胞能及时清除随淋巴而入的病菌及抗原等物质，淋巴结对细菌的清除率可达99%以上，但对病毒和癌细胞清除作用很差。

② 增殖和贮存淋巴细胞，以保持机体所需淋巴细胞的动态平衡。

③ 淋巴结是免疫应答的场所，抗原随淋巴进入淋巴结后，巨噬细胞和交错突细胞（一定发育阶段的树突状细胞）捕获和处理抗原，并递呈给具有相应抗原受体的处女型T细胞，后者在副皮质区增殖分化为大量效应T细胞。B细胞接触抗原后，在TH细胞的辅助下，于淋巴小结增殖分化，并在髓索中分泌抗体。

（三）脾

1.脾的形态位置

脾（spleen）位于左季肋区的后外侧部，界于胃底与膈之间，与第9～11肋相对，其长轴与第10肋相平行。脾呈卵圆形、暗红色，质软而脆（图9-14）。

2.脾的组织结构

脾外包一层较厚的致密结缔组织被膜（含平滑肌纤维），被膜结缔组织伸入脾实质形成小梁构成脾的粗支架。脾实质主要由淋巴组织和脾窦组成，可分为白髓、红髓和边缘区（图9-15）。

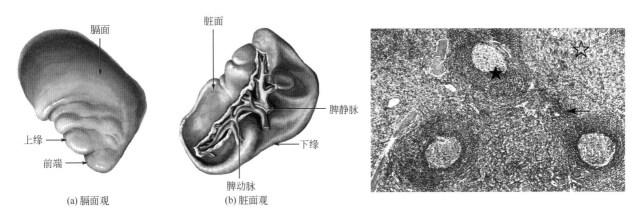

图9-14 脾的外面观   图9-15 脾的组织结构

★—白髓；☆—红髓；→—动脉周围淋巴鞘

（1）**白髓**（white pulp） 白髓呈球状和长筒状。球状白髓称**脾小结**，即淋巴小结，主要由B细胞组成，另外有浆细胞和巨噬细胞。发育较大的脾小结也可区分出帽、明区和暗区，帽朝向红髓，在脾小结中央穿行1～2支小动脉，称**中央动脉**。当抗原由血液进入脾内引起体液免疫应答时，淋巴小结增多。长筒状白髓称**动脉周围淋巴鞘**（periarterial lymphatic sheath），是中央动脉周围的弥散淋巴组织，随中央动脉的分支而逐渐变薄，主要由T细胞构成，另有一些巨噬细胞，此区相当于淋巴结的副皮质区，为胸腺依赖区，当抗原引起细胞免疫应答时此区明显增大。

（2）**红髓**（red pulp） 红髓位于小梁周围及白髓之间，由脾索和脾窦构成，因含大量的血细胞而呈红色。

① **脾索**（splenic cord）。脾索是排列成索状的淋巴组织，与血窦相间分布（图9-16），并相互连成网状。脾索内含有许多B细胞、浆细胞、巨噬细胞和多种血细胞，为滤过血液和产生抗体的部位。脾索内含有细小的笔毛动脉，其毛细血管末端多开放于脾索淋巴组织，也有的直接通入脾窦。

② **脾窦**（splenic sinusoid）。为血窦，形状不规则，相互连成网。窦壁由长梭形或长杆状的内皮细胞纵向平行排列而成。内皮细胞间有明显的间隙（图9-17），内皮外有不完整的基膜及环行围绕的网状纤维，使血窦壁成为栅栏状、多缝隙的结构，有利于血细胞穿越。

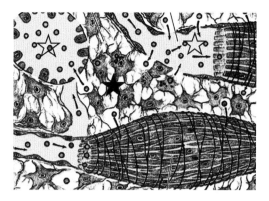

图9-16　脾索与脾窦关系模式图

☆：脾窦；★：脾索

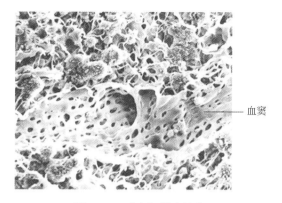

图9-17　脾窦扫描电镜像

（3）**边缘区**　位于白髓与红髓交界处，T细胞、B细胞兼有，但以B细胞为主，并含有较多的巨噬细胞及一些血细胞。从白髓中央动脉分支而来的毛细血管开口于此区的淋巴组织或血窦（称为边缘窦），血窦的内皮细胞有间隙，血细胞由此进入淋巴组织，故边缘区是淋巴细胞从血流进入淋巴组织的重要通道，是脾内首先接触抗原引起免疫应答的重要部位。

3.脾的功能

① 滤血。脾的边缘区和脾索是重要的滤血结构，其中含有大量巨噬细胞，能及时吞噬清除血内的异物、抗原、衰老的红细胞和血小板等。②免疫。脾受到抗原刺激时，可产生大量的浆细胞和效应性T细胞，引起免疫反应。③造血与储血。脾在胚胎期能产生各种血细胞，出生后脾只能产生淋巴细胞，当严重缺血或在某些病理条件下，脾可恢复造血功能。脾血窦内血细胞及血小板较多，当机体需要时，血细胞释放入血。

（四）扁桃体

扁桃体（tonsils）是位于咽壁与舌根部的淋巴器官包括腭扁桃体、舌扁桃体和咽扁桃体。扁桃体主要由周围淋巴组织组成，包括密集淋巴组织（淋巴小结）和弥散淋巴组织。淋巴小结主要为B细胞。淋巴小结间为弥散淋巴组织，其中80%～90%为T细胞，也有散在的浆细胞和毛细血管后微静脉，后者是淋巴细胞进出扁桃体的主要通道。

第三节 ▶ 特异性免疫

一、免疫分子

参与免疫应答的免疫分子很多，包括细胞因子、黏附分子、免疫球蛋白与抗体、补体等。

1.细胞因子

细胞因子（cytokines，CK）是机体的许多细胞（特别是免疫细胞）分泌的激素样微量多肽类因子，通过与细胞表面的相应受体结合而发挥作用。有许多种细胞因子参与免疫细胞的激活、增殖与分化过程，有些细胞因子能在异常情况下引起发烧、炎症、休克等病理反应。现已发现的细胞因子有近百种，包括淋巴细胞产生的**淋巴因子**、单核细胞产生的**单核因子**、各种**生长因子**等。许多细胞因子是根据它们的功能命名的，如**白细胞介素**（IL）、**干扰素**（IFN）、**集落刺激因子**（CSF）、**肿瘤坏死因子**（TNF）、**红细胞生成素**（EPO）等。

2.黏附分子

黏附分子（adhesion molecules，AM）是介导细胞与细胞间相互接触和结合的一类物质，化学本质为糖蛋白，位于细胞表面基质中，多以受体形式接受相应的配体后发挥作用。黏附分子使细胞与细胞间，细胞与基质间发生黏附，参与细胞的识别，细胞活化和信号转导，细胞增殖与分化，细胞的伸展与运动，免疫应答，炎症发生，凝血，肿瘤转移，创伤愈合等一系列重要生理和病理过程。协同T细胞识别配体的黏附分子常见的有CD86、CD4/MHC Ⅱ类分子、CD8/MHC Ⅰ类分子、CD28/CD80或CD2/CD58、LFA-1/ICAM-1等。

3.免疫球蛋白与抗体

机体在抗原物质刺激下，由浆细胞所产生的可与相应抗原发生特异性结合反应的免疫球蛋白称为**抗体**

（antibody）。1964年世界卫生组织召开会议，将具有抗体活性及化学结构与抗体类似的球蛋白统称为**免疫球蛋白**（Ig），因此所有抗体都是免疫球蛋白，但并非所有免疫球蛋白都是抗体（如骨髓瘤蛋白）。

抗体的作用主要包括以下几点。①中和作用，若抗原是病毒或细胞产生的毒素，抗体与其结合后，掩盖了其与机体细胞结合的部位，从而阻断病毒入侵细胞或毒素对细胞的毒害作用。②调理吞噬作用，针对细菌菌体成分的抗体与细菌菌体成分结合后，虽不能杀死靶细胞，但可作为免疫调理素促进单核-吞噬细胞的吞噬作用。③激活补体系统抗体与相应抗原结合后，借助暴露的补体结合点激活补体系统，激发补体的溶菌、溶细胞等免疫作用。④**抗体依赖性细胞介导的细胞毒性作用**（antibody-dependent cell-mediated cytotoxicity，ADCC），IgG类抗体，可通过其Fc段与K细胞结合，从而使K细胞对靶细胞产生非特异性杀伤作用，以杀伤病毒感染的靶细胞及癌变细胞。

抗体可分为以下五类。

① IgG。是血清和细胞外液中含量最高的免疫球蛋白，约占血清总免疫球蛋白的75%～80%。IgG是再次免疫应答产生的主要抗体，其亲和力高，在体内分布广泛，是机体抗感染的"主力军"，具有重要的免疫效应。

② IgM。占血清免疫球蛋白总量的5%～10%，血清浓度约1mg/ml。IgM是初次体液免疫应答中最早出现的抗体，血清中检出IgM，提示新近发生了感染。结合型IgM表达于B细胞表面，构成B细胞表面的抗原受体；分泌型IgM是五聚体。

③ IgA。分为两型：血清型为单体，主要存在于血清中，仅占血清免疫球蛋白总量的10%～15%；分泌型IgA（sIgA）为二聚体，由分泌性上皮细胞产生，存在于外分泌液中。

④ IgD。正常人血清IgD浓度很低（约30μg/ml），仅占血清免疫球蛋白总量的0.2%。IgD可在个体发育的任何时间产生，易被蛋白酶水解，故其半寿期很短。

⑤ IgE。是正常人血清中含量最少的免疫球蛋白，血清浓度极低，约为5×10^{-5}mg/ml。主要由黏膜下淋巴组织中的浆细胞分泌，可能与机体抗寄生虫免疫有关。

4.补体

19世纪末，Bordet证明，新鲜血清中存在一种不耐热的成分，可辅助特异性抗体介导的溶菌作用。由于这种成分是抗体发挥溶细胞作用的必要补充条件，故被称为**补体**（complement，C）。补体并非单一分子，而是存在于血清、组织液和细胞膜表面的一组经活化后具有酶活性的蛋白质，包括30余种可溶性蛋白和膜结合蛋白。

体内多种组织细胞均能合成补体蛋白，其中肝细胞和巨噬细胞是补体的主要产生细胞。抗体-抗原复合物能与补体结合，并激活补体。补体的作用主要表现为以下几个方面。①溶细胞作用。抗体的作用只是特异性地定位靶细胞和活化补体，而靶细胞的溶解则是补体系统的作用结果。激活后的特定补体结合成复合物插入靶细胞膜中，通过系列催化反应，使靶细胞膜穿孔，杀死革兰阴性杆菌、支原体、异体红细胞等；革兰阳性菌对补体不敏感。②免疫复合物清除作用。补体在活化过程中生成的中间产物，例如C3b和C4b等，能与单核-巨噬细胞和中性粒细胞表面相应受体结合，再经过与抗体-抗原复合物的结合，使抗体-抗原复合物与单核吞噬细胞连接起来，促进吞噬细胞对抗原-抗体复合物的吞噬作用。③炎症介质作用。补体是机体重要的炎症介质之一，可通过许多途径引起不同的炎症。有些活化的补体作用于肥大细胞和嗜碱性粒细胞使细胞脱颗粒，释放组胺、白三烯及前列腺素等活性介质，引起类似过敏反应；有些活化的补体是中性粒细胞和单核-巨噬细胞的**趋化因子**（chemotaxin），可使这些吞噬细胞向炎症部位聚集，加强对病原体的吞噬和消除，同时引起炎症反应；有些活化的补体具有激肽样活性，能增强血管的通透性，引起炎性充血。

二、抗原

抗原（antigen，Ag）是指能够刺激机体免疫系统诱导免疫应答，并能与相应免疫应答的产物（抗体或致敏淋巴细胞）在体内或体外发生特异性结合反应的物质。一个完整的抗原应具有免疫原性和抗原性两种性能。免疫原性是指抗原具有刺激机体产生免疫应答，诱导机体产生抗体或致敏淋巴细胞的能力；抗原性是指具有与抗体或致敏淋巴细胞在体内或体外发生特异性结合反应的能力。凡具有免疫原性和抗原性的物质称为**完全抗原**。只有抗原性而无免疫原性的物质称为**半抗原**或**不完全抗原**。抗原的分类如下。

1.根据诱导的免疫应答分类

（1）**胸腺依赖性抗原**（TD-Ag） 需要T细胞辅助才能激活B细胞产生抗体。绝大多数的天然抗原都是TD-Ag，如病原微生物、血细胞和血清蛋白等均属此类抗原。TD-Ag诱导的体液免疫应答，主要产生IgG类抗体。TD-Ag也可诱导细胞免疫应答和免疫记忆。

（2）**非胸腺依赖性抗原**（TI-Ag） 不需要T细胞辅助，可直接刺激B细胞产生抗体。在自然界中存在较少，如细菌脂多糖、荚膜多糖和聚合鞭毛素等属于此类抗原。TI-Ag一般只引起体液免疫应答，产生的抗体仅为IgM类，多不能引起细胞免疫应答，也不引起免疫记忆。

（3）**超抗原**（superantigen，SAg）　只需要极低浓度（1～10ng/ml）即可激活2%～20% T细胞克隆，产生极强的免疫应答。超抗原的作用无严格的抗原特异性。

2.根据抗原与宿主的亲缘关系分类

（1）**异种抗原**　来自另一物种的抗原性物质称为异种抗原。通常情况下，异种抗原的免疫原性较强，容易引起较强的免疫应答，如各种病原微生物、细菌的外毒素。

（2）**同种异型抗原**　同一种属不同个体之间存在的抗原称为同种异型抗原。如血型抗原是人类红细胞表面的同种异型抗原。

（3）**自身抗原**　能诱发免疫应答的自身组织成分称为自身抗原。正常情况下，免疫系统对自身组织细胞不会产生免疫应答。但在外伤、感染、电离辐射或药物的作用下，自身组织结构发生改变或隐蔽的自身抗原释放，或者免疫系统本身发生异常时，免疫系统会将自身物质当作抗原性异物来识别，诱发免疫应答，甚至可引起自身免疫病。

另外，也可根据抗原的制备方法将抗原分为**天然抗原**、**人工抗原**（人工修饰的天然抗原）与**合成抗原**三种类型。

三、免疫应答反应

机体免疫系统识别和排除抗原性异物的过程称为**免疫应答**（immune response）。根据参与免疫应答和介导免疫效应的组分和细胞种类不同，机体对外来抗原的免疫应答可分为T细胞介导的细胞免疫和B细胞介导的体液免疫。

1.T细胞介导的细胞免疫应答过程

细胞免疫应答的过程分为三个阶段。①识别启动阶段。抗原被抗原呈递细胞摄取、加工和处理，以抗原肽-MHC复合物形式表达于细胞表面，T细胞利用细胞表面的黏附分子与抗原呈递细胞表面的相应配基暂时结合，在此过程中，T细胞表面的**抗原受体**（T cell receptor，TCR）识别相应的特异性抗原肽-MHC复合物，从而T细胞与抗原呈递细胞发生特异性结合。②活化、增生、分化阶段。T细胞抗原受体借助相应的黏附因子的辅助将识别信号向细胞内转导，活化转录因子，经细胞的一系列生化反应最终使T细胞活化。活化的T细胞在多种细胞因子的参与下，分裂增殖分化为效应性T细胞（图9-18），其中Th细胞分泌的淋巴因子是重要的因素；部分T细胞分化为记忆性细胞，参与对相应抗原的再次应答。③效应阶段。细胞免疫的免疫效应分别由淋巴细胞的几个不同亚群来执行，其中Th、Ts细胞行使免疫调节功能，效应T细胞（Tc）可直接杀伤靶细胞，T_{DTH}产生迟发性超敏反应（图9-18）。效应T细胞在趋化因子的作用下，离开淋巴组织向感染灶聚集，效应T细胞的抗原受体能有效地结合具有相应抗原的靶细胞，效应T细胞的抗原受体识别特异性抗原后，细胞发生变化，释放细胞内的**穿孔素**（perforin）和**颗粒酶**（granzyme），穿孔素可插入靶细胞膜，在钙离子的存在下聚合成孔道，使水、电解质迅速进入细胞，导致细胞崩解；颗粒酶属丝氨酸蛋白酶，颗粒酶释放后循穿孔素形成的孔道进入靶细胞，通过激活与凋亡相关的酶系统而介导细胞凋亡。

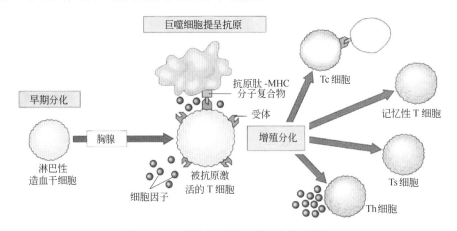

图9-18　T细胞的激活、增殖分化示意图

外周免疫器官是产生免疫应答的主要场所。免疫应答发生时，常伴有局部淋巴结肿大，这是由于抗原特异

性淋巴细胞增生、多种细胞因子的作用以及炎性细胞聚集、浸润等诸多因素的作用所致。

2. B 细胞介导的体液免疫应答过程

B 细胞抗原受体（B cell antigen receptor，BCR）能与胸腺依赖性抗原（TD-Ag）结合（无须抗原呈递细胞呈递，也不受 MHC 分子限制），这是 B 细胞活化的第一信号。B 细胞内吞 TD-Ag 加工处理形成抗原短肽，并形成抗原肽 -MHC Ⅱ 类分子复合物表达于细胞表面，B 细胞借助抗原肽 -MHC Ⅱ 类分子复合物和黏附分子与 Th 细胞接触。同时，B 细胞表面形成的抗原短肽与 MHC- Ⅱ 类分子复合物，借助黏附因子与 TH 细胞接触，刺激 Th 细胞活化。同时活化的 Th 细胞表面表达 CD40L，后者与 B 细胞表面的 CD40L 受体结合是 B 细胞活化的第二信号。活化的 B 细胞增殖分化为浆细胞和记忆细胞，浆细胞产生抗体完成体液免疫。

B 细胞抗原受体与非胸腺依赖性抗原（TI-Ag）结合后，不经 Th 细胞的帮助就能分化增殖产生浆细胞。

*预防接种

人为地获得特异性免疫称**人工免疫**，人工免疫是免疫预防的重要手段，包括人工主动免疫和人工被动免疫。

1. 人工主动免疫

预防接种就是一种重要的人工主动免疫方法，《中华人民共和国传染病防治法》第 12 条明确规定：国家实行有计划的预防接种制度。国家对儿童实行预防接种证制度。

国际上把细菌性制剂、病毒性制剂以及类毒素统称为疫苗，国内常将用细菌制作的人工主动免疫用生物制品称为**菌苗**，而将用病毒、立克次体、螺旋体等制成的人工主动免疫用生物制品称为疫苗。疫苗制剂的种类包括以下几种。①死疫苗，选用免疫原性好的细菌、病毒、立克次体、螺旋体等，经人工培养，再用物理或化学方法将其杀灭制成。②活疫苗，用人工定向变异方法，或从自然界筛选出毒力减弱或基本无毒的活微生物制成减毒活疫苗。常用的活疫苗有卡介苗（BCG，结核病）、麻疹疫苗、脊髓灰质炎疫苗（小儿麻痹症）等。③组分疫苗，从病原微生物中抽提的免疫原成分制成的疫苗。④基因重组疫苗，通过基因工程生产的疫苗。⑤类毒素，细胞外毒素经甲醛处理后失去毒性，仍保留免疫原性，称为**类毒素**。

预防接种是运用免疫学的原理把疫苗接种在健康人的身体内，使人在不发病的情况下，产生抗体，获得特异性免疫。例如，接种卡介苗预防肺结核，种痘预防天花等。预防接种的途径和方法主要有四种：①皮上划痕；②注射，包括皮下、皮内、肌肉注射；③口服；④喷雾吸入等。

2. 人工被动免疫

人工被动免疫是给人体注射含特异性抗体的免疫血清或细胞因子等制剂，以治疗或紧急预防感染的措施。免疫物质并非由被接种者自己产生。

四、影响免疫反应的因素

1. 抗原刺激因素

抗原的化学成分、分子量大小、分子结构、物理状态等理化特征均影响免疫反应。蛋白质一般抗原性较强，可刺激机体产生细胞免疫应答和体液免疫应答；细菌的荚膜多糖和脂类抗原通常只诱导 IgM 应答；微生物刺激机体产生细胞免疫应答，而可溶性蛋白抗原则易激发体液免疫应答。

抗原进入机体的数量、途径，两次免疫间的时间间隔和次数都明显影响机体对抗原的应答。免疫途径以皮内免疫最佳，皮下免疫次之，大剂量腹腔注射和静脉注射效果较差，口服易诱导免疫耐受。就剂量而言，很大剂量的抗原通常抑制特异性的 T、B 细胞的免疫应答。

2. 免疫系统内部的调节

免疫调节是机体本身对免疫应答过程做出的生理性反馈，是基因水平、蛋白质水平、细胞水平上完成的调节。

（1）免疫细胞的相互作用与免疫反应的反馈调节　Th 细胞被抗原激活后，调节机体的细胞免疫与体液免疫。Ts 细胞对特异性抗原识别和自身活化后，通过诱导免疫耐受而表现为负反馈调节细胞免疫与体液免疫。B 细胞产生的抗体，在与抗原结合形成免疫复合物后，免疫复合物的抗原部分和抗体部分均与 B 细胞结合，这种结合可抑制 B 细胞的活化和产生抗体，这称为抗体的反馈性抑制。B 细胞间存在着通过相互识别而相互抑制或激活的关系，这种相互作用调节着体液免疫的强度。

补体与细胞因子在免疫调节中起到重要角色，既参与促进免疫细胞的辨认、活化、增殖分化和应答反应，又参与免疫应答的反馈调节。

（2）群体遗传水平的调节　机体对抗原产生免疫应答的物质基础是长期进化遗传的结果，对不同抗原产生免疫应答的能力是受遗传因素控制的。不同抗原针对同一个体，同一抗原针对不同个体，所产生免疫应答的水平是不同的。

3.神经—体液因素对免疫功能的调节

在机体的免疫应答过程中，不仅存在免疫系统的自我调节，亦有来自免疫系统外部的调节作用，免疫系统与其他系统一样，受神经和内分泌系统的调控作用。神经递质、内分泌激素以及体内、外环境因素都对免疫系统的调节起着非常重要的作用。

神经系统对免疫应答的调控，一方面是通过支配免疫器官自主神经实现的；另一方面是通过释放神经肽和激素等液性分子进行的调控。分布于免疫器官中的交感神经末梢释放去甲肾上腺素作用于淋巴细胞上的肾上腺素 β_2 受体，对抗体产生、NK细胞活性起抑制作用；分布于免疫器官中的副交感神经末梢释放乙酰胆碱，作用于蕈毒碱受体促进抗体产生。现已证明雌激素、皮质醇可抑制免疫应答，而生长素、甲状腺素和胰岛素则有免疫促进作用。

免疫细胞产生的一些细胞因子也可以作用于中枢神经系统，或（和）引起发热，食欲减退，ACTH、内啡肽等分泌增多，肾上腺皮质系统活动加强等多种神经内分泌反应。

*五、免疫耐受及变态反应

1.免疫耐受

在生理条件下，机体免疫系统对外来抗原进行"免疫正应答"，以清除病原。但在某种情况下机体免疫系统接触某种抗原后产生特异性无应答状态，表现为当机体再次接触同一种抗原时，T与B细胞不能被激活产生特异免疫效应细胞，从而不能执行正免疫应答，这种现象称为**免疫耐受**（immunological tolerance）。免疫耐受具有免疫特异性，即只对特定的抗原不应答，对不引起耐受的抗原，仍能进行良好的免疫应答。

（1）先天接触抗原导致的免疫耐受　在胚胎发育期，不成熟的T及B细胞接触抗原，不论是自身抗原或外来抗原，形成对所接触抗原的免疫耐受，出生后再遇相同抗原，不予应答，或不易应答。

Owen于1945年首先报道了在胚胎期接触同种异型抗原所致免疫耐受的现象。他观察到异卵双胎小牛的胎盘血管相互融合，血液自由交流，呈自然联体共生。出生后，两头小牛体内均存在两种不同血型抗原的红细胞，构成红细胞嵌合体，互不排斥。且将一头小牛的皮肤移植给其孪生小牛，亦不产生排斥。然而，将无关小牛的皮肤移植给此小牛，则被排斥。

（2）后天接触抗原导致的免疫耐受　T及B细胞的特异性免疫应答，是在适宜的抗原激活及多类免疫细胞的协同作用下产生的，在这个过程中，某个阶段出现阻断，便造成T/B细胞发生免疫耐受。不适宜的抗原量、特殊的抗原表位及抗原表位的变异均会导致免疫耐受。一般来说，TI抗原需高剂量才能诱导B耐受，而TD抗原高剂量和低剂量均可诱导耐受，低剂量仅使T细胞产生耐受，高剂量能使T、B细胞均产生耐受。另外抗原变异引发免疫耐受也多见，如人类免疫缺陷病毒（HIV）、丙型肝炎病毒（HCV），病原体抗原发生变异不仅使原有免疫力失效，也会因变异产生的模拟抗原与特异应答的T及B细胞表达的受体结合，使细胞处于免疫耐受状态。

2.变态反应

变态反应（allergy）又称为超敏反应，是机体受到某些抗原刺激时，出现生理功能紊乱或组织细胞损伤的异常的免疫应答。

（1）Ⅰ型超敏反应　又称**过敏反应**，可发生于局部，亦可发生于全身。变应原（引起变态反应的抗原物质）（allergen）通过各种途径进入体内，刺激机体产生相应的IgE抗体，其Fc段与肥大细胞或嗜碱性粒细胞表面的Fc受体结合，使机体处于致敏状态（致敏阶段）。当相同的变应原再次进入致敏机体时，即可与吸附在上述细胞表面的IgE结合，抗原与抗体的反应导致肥大细胞、嗜碱性粒细胞释放血管活性物质和炎症介质。其中有些是预先形成的（如组胺，类胰蛋白酶），或是从膜脂质中新合成的（如白三烯，前列腺素），这些介质可导致血管扩张，毛细血管通透性增加，腺体分泌亢进，平滑肌收缩及嗜酸粒细胞和其他炎症细胞在组织的浸润。

常见的过敏反应变应原有：①某些药物或化学物质，如青霉素、磺胺、普鲁卡因等。其本身有抗原性，但没有免疫原性，进入机体后与某种蛋白结合而获得免疫原性，成为变应原。②吸入性变应原，如花粉颗粒、真菌菌丝及孢子、昆虫毒液、动物皮毛等。③食物变应原，如蛋、奶、鱼虾、蟹贝等食物蛋白或部分肽类物质。④有些酶类物质可作为变应原引发Ⅰ型超敏反应，如尘螨中的半胱氨酸蛋白是一种与木瓜蛋白酶同源的变应原，可引起呼吸道过敏反应。

（2）Ⅱ型超敏反应 是由抗体与细胞或组织的抗原性成分结合引起的，以细胞溶解或组织损伤为主的反应。当抗体与机体细胞的相应抗原结合后，抗原和抗体反应可激活一些细胞毒细胞（如杀伤性淋巴细胞，巨噬细胞）产生抗体介导的细胞毒（ADCC）反应，而且通常还涉及补体的激活，通过激活补体组分对结合抗体的细胞产生调理性黏附（其后果是细胞被吞噬），或可使整个补体系统激活导致细胞溶解或组织损伤。常见的Ⅱ型超敏反应主要有：①输血反应，多发生于ABO血型不符的输血。②新生儿溶血症，母子间Rh血型不符是引起新生儿溶血症的主要原因。③自身免疫性溶血性贫血，服用甲基多巴类药物，或某些病毒（如流感病毒）能使红细胞膜表面成分发生改变，从而刺激机体产生红细胞自身抗体，发生自身免疫性溶血性贫血。④药物过敏性血细胞减少症，青霉素、磺胺等与血细胞膜蛋白或血浆蛋白结合获得免疫原性，从而刺激机体产生特异性的抗体。这种抗体与药物结合的红细胞、粒细胞或血小板作用，可引起药物性溶血性贫血、粒细胞减少症和血小板减少性紫癜。

（3）Ⅲ型超敏反应 是免疫复合物介导的疾病，由循环中可溶性抗原抗体免疫复合物沉着在血管或组织所致的反应。免疫复合物激活补体而引起一连串变化，导致中性粒细胞、嗜碱性粒细胞移动，并在组织内释放溶酶体蛋白酶和渗透因子，从而使组织产生充血水肿、局部坏死、中性粒细胞浸润等急性炎症。免疫复合物的形成，部分取决于免疫复合物中抗原与抗体的相对比例，当抗体过多时，复合物急速地沉积于抗原附近（如类风湿关节炎时沉积于关节内），或被巨噬细胞吞噬。当抗原稍多于抗体时，则复合物有易溶倾向，可沉积于不同器官而引起全身性反应。

（4）Ⅳ型超敏反应 是一类由致敏T淋巴细胞接触抗原后所引起的反应。致敏T细胞接触特异性抗原而被激发或激活后，可由于直接毒性作用或通过释放可溶性物质（淋巴毒素）引起免疫损伤。感染型Ⅳ型超敏反应多发生于胞内寄生物感染，如结核杆菌等分歧杆菌和某些原虫感染等；接触型Ⅳ型超敏反应以接触性皮炎为典型，导致局部皮肤出现红肿、皮疹、水疱，严重者可出现剥脱性皮炎。

复习思考题

1.名称解释：特异性免疫、胸腺依赖性淋巴细胞、骨髓依赖性淋巴细胞、NK细胞、抗原呈递细胞、中枢淋巴组织、密集淋巴组织、组织相容性复合分子、细胞因子、黏附因子、抗体、补体、胸腺依赖性抗原、免疫耐受、人工主动免疫、变态反应。

2.人体的免疫细胞包括哪些类别？各类免疫细胞的功能如何？

3.试比较淋巴结和脾脏组织结构的异同。

4.试比较中枢免疫器官与外周免疫器官的组成和功能。

5.机体内有哪些重要的免疫分子？它们大体作用是什么？

6.试简述免疫应答反应过程的三个阶段。

10 Chapter

第十章

呼吸

机体与外界的气体交换称为**呼吸**（respiration）。参与呼吸活动的主要器官组成呼吸系统，呼吸系统可分为呼吸道和肺两部分（图10-1）。呼吸道包括鼻、咽、喉、气管、主支气管，医学上将鼻、咽、喉称为**上呼吸道**，将气管、主支气管及其在肺内的分支称为**下呼吸道**。呼吸道在呼吸过程中起导气作用，另外鼻内还有嗅觉感受器，喉还有发音功能。肺是换气器官，在肺内实现体内气与外界气的交换。

呼吸过程包括三个环节（图10-2）：①**外呼吸**，又分为**肺通气**（pulmonary ventilation）与**肺换气**（gas exchange）两个过程，肺通气指肺内（肺泡）气与外界气的交换；肺换气是指血液气与肺内气的交换。②气体在血液中的运输。③**内呼吸**，即在毛细血管处血液与组织细胞之间的气体交换。

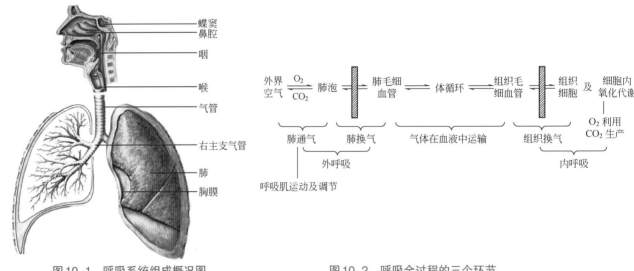

图10-1 呼吸系统组成概况图　　　　　图10-2 呼吸全过程的三个环节

第一节 ▶ 呼吸器官

一、呼吸道

1.鼻

鼻（nose）分为外鼻、鼻腔和鼻旁窦三部分。外鼻位于面部中央，是以软骨、骨为支架，外被皮肤构成的。上端狭窄，位于两眶之间，称为**鼻根**，向下延伸为**鼻背**，末端为鼻尖，鼻尖的两侧弧形扩大为**鼻翼**。鼻翼在平静呼吸的情况下，无显著活动，呼吸困难的患者，鼻翼可出现明显的扇动。

鼻腔（nasal cavity）为一顶窄底宽的狭长腔隙，由鼻中隔分隔为左右两腔（图10-3）。鼻中隔前部以软骨后部以犁骨为支架。鼻腔前起前鼻孔，与外界相通；后以后鼻孔与咽部相通。每侧鼻腔前下部有一弧形隆起称**鼻阈**，鼻阈前下方称**鼻前庭**，内衬皮肤，长有鼻毛。鼻阈后上方广大部分称**固有鼻腔**，内衬黏膜。鼻腔外侧壁自上而下有上、中、下三个鼻甲突向鼻腔，三个鼻甲的下方空间分别称为上、中、下鼻道。

鼻腔黏膜分**嗅区**与**呼吸区**两部分，嗅区位于上鼻甲及所对的鼻中隔处，呈淡黄色，此部分是嗅觉感受器，黏膜内分布着嗅觉传入神经元。呼吸区为嗅区以外的广大区域，微红色。呼吸区黏膜上皮为假复层纤毛柱状上皮，杯形细胞丰富，固有层内含有丰富的腺体（黏液腺和浆液腺）和静脉丛。呼吸区具有加温加湿空气的作用。鼻中隔前下部黏膜较薄，血管丰富而表浅，易受损伤而引起出血，称为**易出血区**。

鼻旁窦（paranasal sinuses）又称**副鼻窦**（图10-3和图10-4），由骨性鼻旁窦衬以黏膜而成，共有4对，都开口于鼻腔。其中上颌窦、额窦和筛窦的前、中群小房开口于中鼻道；筛窦后群小房开口于上鼻道；蝶窦开口于上鼻甲的后上方。由于鼻旁窦黏膜与鼻腔黏膜相连接，故鼻腔发炎时，可蔓延至鼻旁窦引发鼻旁窦炎。上颌窦的开口高于窦底，所以上颌窦炎症化脓时，常引流不畅致窦内积脓。鼻旁窦可调节吸入空气的温度和湿度，并对发音起共鸣的作用。

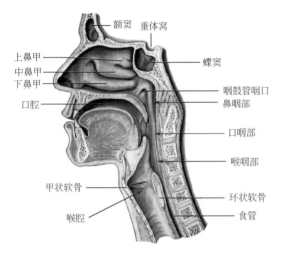 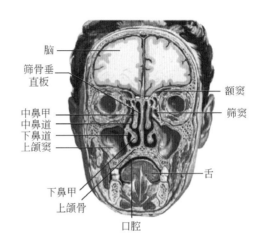

图10-3 头颈部正中矢状面　　　　图10-4 头部冠状切面（示鼻旁窦）

2.咽

咽（pharynx）是呼吸道与消化道的共同通道，上起颅底，下至环状软骨下缘平面，相当于第6颈椎体下缘平面，成人全长约12～14cm。咽的后壁与侧壁较完整，前壁自上而下分别与鼻腔、口腔和喉腔相通，依据咽与鼻腔、口腔、喉的位置对应关系将咽分为**鼻咽、口咽和喉咽**三部分（图10-5）。

鼻咽部位于鼻后孔的后方，上达颅底，下至软腭后缘平面。在鼻咽外侧壁上，左右各有一个咽鼓管咽口，是通向中耳鼓室的咽鼓管在咽部的开口。口咽位于口腔后方，咽部侧壁有一对**腭扁桃体**（palatine tonsil），是淋巴器官。喉咽位于喉的后方，较为狭窄，上端与口咽相续，下至第6颈椎体下缘平面与食管相接。

咽部具有丰富的淋巴组织，除腭扁桃体外，在咽后壁上和咽鼓管咽口附近黏膜内均有丰富的淋巴组织团，分别称为**咽扁桃体**（pharyngeal tonsil）和**咽鼓管扁桃体**（tubal tonsil）。咽部的淋巴组织较先接触外界空气与食物，对机体的免疫有重要意义。

3.喉

喉（larynx）位于颈前部正中，上通喉咽，下接气管，相当于第4～6颈椎体高度。喉是以软骨为支架，以关节、韧带、肌肉为连结，内衬黏膜而成的管状器官。

（1）**喉软骨**　喉软骨主要包括甲状软骨、环状软骨、会厌软骨各一块，杓状软骨一对（图10-5）。

① **甲状软骨**（thyroid cartilage）。形状如同竖立的向后半开的书，两侧为左右对称的甲状软骨翼板，翼板在颈前正中线愈合处的上部向前突出称**喉结**。甲状软骨翼板后缘向上、下各有一突起，分别称上角与下角。

② **环状软骨**（cricoid cartilage）。位于甲状软骨的下方，是喉与气管环中唯一完整的环形软骨，形似指环，前部低窄，后部高宽。后部上缘有两关节面，与两块杓状软骨相关节，侧面有一对关节面与甲状软骨下角相关节。环状软骨对维持喉腔通畅甚为重要。

③ **会厌软骨**（epiglottic cartilage）。扁平如树叶状，上缘游离呈弧形，下端细窄，借韧带附着于喉结后面的

下方。会厌软骨上面的组织疏松，感染时易肿胀。吞咽运动时，喉上提，会厌软骨可掩盖喉口，防止食物进入喉腔。

④ **杓状软骨**（arytenoid cartilage）。位于环状软骨后部上方，呈三角锥形，左右各一，顶尖向上，其底部和环状软骨形成环杓关节。底部向前方的突起称声带突，有声韧带连于甲状软骨后面。杓状软骨通过环杓关节的滑动和旋转可使声门张开或闭合。

（2）**喉肌** 喉肌是几块附于甲状软骨、环状软骨、杓状软骨的小肌，主要运动环甲关节与环杓关节，其功能是使声带紧张、声带松弛、声门开大与声门缩小。

（3）**喉腔**（laryngeal cavity） 喉腔壁的内表面衬有一层黏膜，中部两侧壁的黏膜，形成了上下两对皱襞。上方一对皱襞称**室襞**，两襞之间称前庭裂。另一对皱襞称**声襞**，也称声带，由声韧带、声肌及黏膜组成，其游离缘薄锐。两声带间的空隙称**声门裂**，简称**声门**（图10-6），是喉腔最狭窄部位。喉腔以两对皱襞为界分为三部分，前庭裂以上部分称**喉前庭**，前庭裂与声门裂之间称**喉中间腔**，声门裂以下部分称**声门下腔**。声门下腔组织疏松，炎症或过敏时易水肿，婴幼儿喉腔狭窄，常因水肿引起喉阻塞。

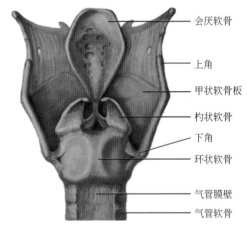

图10-5 喉软骨及其间骨连结（后面观）模式图

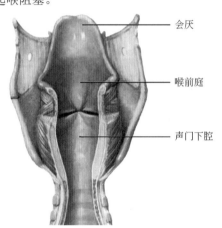

图10-6 喉腔

4.气管和支气管

（1）**气管** 气管为后壁略平的圆管，成年人长11～13cm。沿食管前方下降，上端平第六颈椎体下缘，与环状软骨相连，向下至第四、五胸椎体（相当胸骨角平面）交界处分为**左、右主支气管**（图10-7）。气管主要由14～16个半环状软骨构成，软骨为"C"字形，缺口向后，各软骨环间以韧带相连。

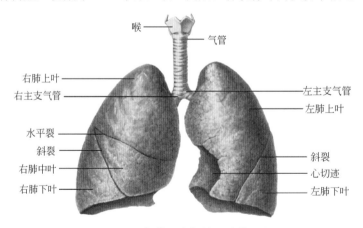

图10-7 气管、支气管、肺前面观

（2）**支气管** 支气管是气管分出的各级分支的总称，由气管分出的一级支气管，即左、右主支气管。右主支气管较短而粗，长约2.5cm，直径约1.4～2.3cm，与气管纵轴的延长线约成20°～30°角；左主支气管较细而长，长约5cm，直径约1.0～1.5cm，与气管纵轴成40°～45°角。由于右主支气管较粗短，走向较垂直，所以经气管堕入的异物多进入右主支气管。

（3）**气管与支气管壁的组织结构** 气管与主支气管的管壁分三层，由内向外依次是黏膜层、黏膜下层和外膜。

黏膜层由上皮和固有层组成。黏膜上皮为假复层纤毛柱状上皮，由纤毛细胞、杯形细胞、基细胞、刷细胞和小颗粒细胞组成（图10-8）。纤毛规律的摆动可将管腔内黏液及附着的灰尘向咽方向推送。固有层结缔组织内有丰富的弹性纤维、淋巴组织和浆细胞。黏膜下层为疏松结缔组织，与固有层和外膜均无明显的界限，含有许多混合腺，称**气管腺**。其分泌物经导管排入气管腔，分泌物中含有溶菌酶。外膜较厚，主要由软骨环、平滑肌和结缔组织构成。平滑肌主要位于软骨环缺口处，平滑肌的收缩可改变气管、支气管的口径。

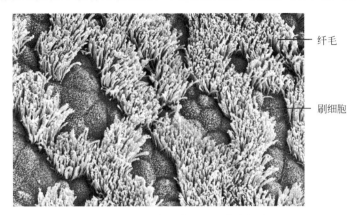

纤毛

刷细胞

图10-8 气管黏膜上皮扫描电镜像

二、肺

1.肺的形态与位置

肺（lung）位于胸腔内，**纵隔**（两肺间除胸膜外所有结构与组织的总称）两侧，左右各一。右肺宽短，左肺窄长（图10-7）。肺的表面被有浆膜，光滑、湿润，质地柔软而有弹性，肺内含有空气，呈海绵状。肺的颜色随年龄差别和职业的不同而有所不同，新生儿的肺为淡红色；成人的肺，由于不断吸入尘埃，并沉积于肺内而呈灰红色，并混有黑色斑点；老年人肺的颜色更深，呈蓝黑色。

肺的形态随吸入肺内空气充盈程度和胸廓形状的变化而有变化，一般呈半圆锥形。上部为肺尖，高出锁骨内侧上方2～3cm。下部为肺底，又称膈面，隔胸膜与膈相贴邻。外侧面称肋面，内侧面称纵隔面。在纵隔面中部有一凹陷，称**肺门**，是支气管、血管、淋巴管、神经出入肺的地方。这些结构被结缔组织包裹，称**肺根**。左肺有斜行的叶间裂将肺分为上、下两叶。右肺除有与左肺相应的叶间裂外，尚有一副裂，因此右肺分为上、中、下三叶。

2.肺的组织结构

肺表面覆有浆膜，肺内由实质和间质构成。实质是指肺内主支气管的各级分支和末端的肺泡，间质是指肺内结缔组织、血管、神经和淋巴管等。

主支气管进入肺内依次分支为**小支气管、细支气管、终末细支气管、呼吸性细支气管、肺泡管、肺泡囊**，这称为**支气管树**。每个细支气管及其所属的肺组织称一个**肺小叶**（图10-9）。小支气管、细支气管、终末细支气管只起到导气作用，故称为**肺的导气部**。呼吸性细支气管、肺泡管、肺泡囊和**肺泡**是肺换气的部位，称**肺的呼吸部**（图10-10）。

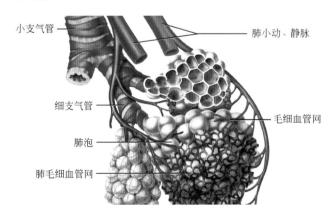

小支气管

肺小动、静脉

细支气管

毛细血管网

肺泡

肺毛细血管网

图10-9 肺小叶模式图

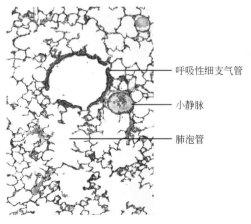

呼吸性细支气管

小静脉

肺泡管

图10-10 肺组织切片

（1）**导气部**　随着支气管逐级分支，管径渐小，管壁渐薄，管壁结构也发生相应的变化，主要表现有：①黏膜上皮由假复层纤毛柱状上皮变为单层柱状上皮，其中杯状细胞逐渐减少至消失；②黏膜下层气管腺逐渐减少至消失；③外膜软骨碎片逐渐变小至消失，平滑肌相对增多成平滑肌环，而成为管壁的支架结构。

（2）**呼吸部**　呼吸性细支气管是终末细支气管再分支形成的，管壁上有肺泡开口，其管壁已不完整；肺泡管是肺泡开口围成的管，但管壁上还有支气管壁的结构成分，即在相邻肺泡开口间有少量的立方上皮和上皮下结缔组织；肺泡囊是肺泡开口围成的囊。

肺泡（pulmonary alveoli）由单层上皮围成。肺泡上皮细胞有两种：一是扁平细胞，称**Ⅰ型细胞**，是肺泡壁的主要成分；二是镶嵌在Ⅰ型细胞间的球形细胞，称**Ⅱ型细胞**。Ⅱ型细胞能分泌**表面活性物质**（二软脂酰卵磷脂），具有调节肺泡表面张力作用。

肺泡间结缔组织称**肺泡隔**（alveolar septum），肺泡隔内有丰富的毛细血管、弹性纤维和巨噬细胞（称**尘细胞**）。

肺泡壁、毛细血管壁和二者之间的肺泡隔成分，是血液气与肺泡气进行交换所经过的膜膜，称**气血屏障**（blood air barrier）或**呼吸膜**。在电镜下可见呼吸膜分为六层（图10-11），自肺泡内表面向外依次为：含肺泡表面活性物质的液体层、肺泡上皮、上皮基底膜、肺泡与毛细血管之间的肺泡隔成分、毛细血管内皮基底膜和毛细血管内皮。呼吸膜厚0.2～0.5μm。人两肺呼吸膜的总面积可达70m²，在安静状态下，约有40m²参与气体交换，即可充分满足机体的需要。

三、胸膜与胸膜腔

胸膜（pleura）是衬于胸壁内表面和覆盖于膈上面、纵隔侧面、肺表面的一层浆膜（图10-12），衬于胸壁内表面和覆盖于膈上面、纵隔侧面的胸膜称**壁胸膜**，而覆盖于肺表面的胸膜称**脏胸膜**。胸膜脏、壁两层在肺根处相互移行围成一对密闭的潜在的间隙，称**胸膜腔**（pleural cavity），内含少量浆液。胸膜腔的内压（简称胸内压）低于大气压，呈负压状态。胸膜腔的负压状态和两层胸膜间浆液分子的内聚力对于维持肺的扩张状态起关键作用。

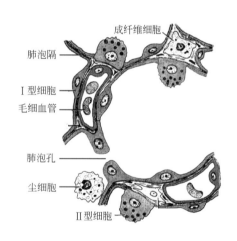

图10-11　肺泡壁与肺泡隔结构模式图

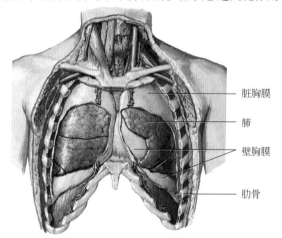

图10-12　胸膜的位置

第二节 ▶ 呼吸运动与肺通气

一、呼吸运动

呼吸肌舒缩造成胸廓扩大与缩小相交替的运动，称**呼吸运动**（respiratory movement）。包括吸气运动和呼气运动两个过程。

平静呼吸时，吸气运动是吸气肌主动收缩造成的，膈肌收缩使胸廓上下径增大，肋间外肌收缩使胸廓前后径增大，肺随之被牵拉扩大，形成主动的吸气。呼气运动是吸气肌舒张时，肺自然回缩力牵拉胸廓和胸廓本身的自然弹性回缩力使胸廓缩小的运动，因此是被动过程。肋间外肌收缩与舒张表现为胸廓的扩大与缩小，因此以肋间外肌舒缩引起的呼吸运动称**胸式呼吸**；膈的舒缩表现为腹部起伏，因此膈舒缩引起的呼吸运动称**腹式呼吸**。正常人都是胸式呼吸与腹式呼吸并存，以腹式呼吸为主的混合式呼吸。女性、儿童胸式呼吸相对明显。

用力而加深的呼吸运动，称为**用力呼吸**。用力吸气时，除吸气肌收缩加强外，其他辅助吸气肌（如胸锁乳头肌、胸大肌等）也参加收缩，使胸廓进一步扩大，吸气量增加。用力呼气时，除胸廓和肺的弹性回缩力外，尚有肋间内肌和腹肌等参加收缩促进胸廓回缩，使胸廓和肺容积更加缩小，呼气量增加。因此，用力呼吸时吸气和呼气都是主动过程。

青春期经常参加体育锻炼，能增加呼吸肌的收缩力量，扩大胸廓活动范围，提高呼吸运动的功能。

二、胸内压、肺内压与肺通气

肺通气的直接动力是肺内压与外界气压差。呼气运动时，肺自然回缩使肺内容积减小，肺内压升高，而高于外界气压，肺内气体呼出。吸气运动时，肺扩张使肺内容积扩大，肺内压下降，而低于外界气压，外界气体被吸入肺。

肺的扩张与回缩取决于胸内压的变化。拉肺扩张的力是胸内压与肺内气压的差（图10-13），即胸内负压的绝对值。使肺回缩的力（回缩压力）来自肺本身的两个方面，一是肺内弹性纤维产生的回缩力，约占肺回缩力总和的1/3；二是肺泡内表面液体层产生的表面张力，约占肺回缩力总和的2/3。当吸气运动时，胸腔容积的增大，使胸内负压绝对值增加，而大于肺回缩压力绝对值，结果肺被扩张；当呼气运动时，胸腔容积的缩小，使胸内负压绝对值减小，而小于肺回缩压力绝对值，结果肺回缩。

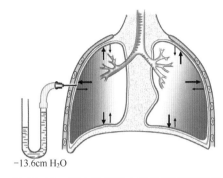

图10-13 肺内压与胸内压的关系示意图

由于胸内压的变化取决于胸腔容积的变化，胸腔容积的变化取决于呼吸运动，平静呼吸时，呼吸运动的动力是吸气肌的收缩，因此肺通气的动力最终来自吸气肌的收缩。

三、肺通气的阻力

呼吸运动产生的动力，在克服了肺通气所遇到的阻力后，方能实现肺通气功能。肺通气阻力包括**弹性阻力**和**非弹性阻力**两个方面。弹性阻力是指外力使胸廓扩张时，胸廓产生的弹性回缩力和肺固有的回缩压力。弹性阻力是平静呼吸时主要阻力，约占总阻力的70%；非弹性阻力，包括气道阻力、惯性阻力和组织的黏滞阻力。惯性阻力指胸廓、肺、气道内气体的固有的惯性；黏滞阻力指胸廓、肺等运动时组织的摩擦力；气道阻力指气道内气体与气道壁的摩擦力和气体内部的摩擦力。其中以呼吸道阻力为主。影响呼吸阻力的主要因素是呼吸道口径和气流速度。

四、肺的容积和肺通气量的变化

1.肺容积

肺容积是指肺内气体的容积（图10-14）。用肺量计可测量和描记呼吸运动中吸入和呼出的气体体积，有4种互不重叠的基本肺容积。①潮气量，每次呼吸时吸入或呼出的气量称为潮气量。平静呼吸时，潮气量为400～600ml。②补吸气量，平静吸气末，再尽力吸气所能增加吸入的气量称为补吸气量或吸气储备量。正常成年人为1500～2000ml。③补呼气量，平静呼气末，再尽力呼气所能增加呼出的气量称为补呼气量或呼气储备量。正常成年人为900～1200ml。④残气量，尽力呼气末尚存留于肺中不能再呼出的气量称为残气量或余气量。正常成人为1000～1500ml。

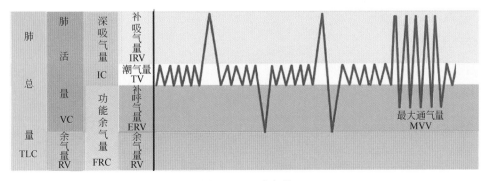

图10-14 肺容积

2.肺容量

肺容纳气体的量称为**肺容量**，是基本肺容积中两项或两项以上的联合气量。

（1）**深吸气量**　从平静呼气末再作最大努力吸气时所能吸入的气量称为深吸气量，它是潮气量和补吸气量之和，是衡量最大通气潜力的一个重要指标。

（2）**功能残气量**　平静呼气末尚存留于肺内的气量称为功能残气量或功能余气量，是残气量和补呼气量之和。正常成年人约为2500ml。功能残气量的生理意义是缓冲呼吸过程中肺泡气 O_2 分压（P_{O_2}）和 CO_2 分压（P_{CO_2}）的过度变化，使肺泡气 P_{O_2} 和 P_{CO_2} 不随呼吸而发生大幅度的波动，保证肺换气持续平稳进行。

（3）**肺活量、用力肺活量和用力呼气量**　尽力吸气后，从肺内所能呼出的最大气量称为肺活量，是潮气量、补吸气量和补呼气量之和。正常成年男性平均约3500ml，女性约2500ml。肺活量反映肺一次通气的最大能力。由于测定肺活量时不限制呼气的时间，所以不能充分反映肺组织的弹性状态和气道的通畅程度，即通气功能的好坏。**用力肺活量**（forced vital capacity，FVC）是指尽力吸气后，尽力、尽快呼气所能呼出的最大气量；而**用力呼气量**（forced expiratory volume，FEV）是指尽力吸气后再尽力、尽快呼气，在一定时间内所能呼出的气量。在一些阻塞性肺疾病早期患者中，肺活量可能并没有明显改变，但做用力呼气量测定时，往往需要延长时间才能呼出相当于肺活量的气体。因此，用力呼气量是一项较好的肺通气测定指标。

（4）**肺总量**　肺所能容纳的最大气量为肺总量，是肺活量和余气量之和。成年男性平均约5000ml，女性约3500ml。

3.肺通气量

（1）**每分通气量**　每分通气量是指每分钟吸进或呼出肺的气体总量，它等于潮气量乘以呼吸频率。正常成年人为6～9L/min。尽力作深快呼吸时，每分钟所能吸入或呼出的最大气量称**最大通气量**。它反映单位时间内充分发挥全部通气能力所能达到的通气量。最大通气量一般可达70～120L/min。

（2）**无效腔和肺泡通气量**　每分肺泡通气量是指每分钟吸入肺泡的新鲜气体量。肺内导气部与肺外呼吸道的容积（约150ml）称为解剖无效腔。因为每次呼吸，留在这段呼吸道内的气体不能参加肺泡与血液之间的气体交换。此外，进入肺泡的气体，也可因血流在肺内分布不均而未能与血液进行气体交换，这部分未能发生交换的肺泡容量称为**肺泡无效腔**。肺泡无效腔与解剖无效腔一起合称**生理无效腔**。健康人平卧时，肺泡无效腔几乎等于零。为了计算真正有效的气体交换量，应以**每分肺泡通气量**为准。每分肺泡通气量计算法如下：

$$每分肺泡通气量=（潮气量-无效腔气量）×呼吸频率（次/min）。$$

当潮气量减少而呼吸频率增加时，虽然每分通气量可能保持不变，而肺泡通气量却会明显减少，因此浅而快的呼吸是不利的。

＊慢阻肺　慢性阻塞性肺疾病的（COPD）的简称，是以持续气流受限并呈进行性发展的一种常见肺病，是与吸烟、空气污染和慢性支气管炎或肺气肿关系密切的肺实质及肺血管炎症改变，主要临床表现是慢性咳嗽、咳痰、气短或呼吸困难、喘息或胸闷等。主要病理表现是肺泡管、肺泡囊、肺泡腔扩大，或肺泡破裂或形成大疱；由于肺泡的挤压导致肺泡周围毛细血管减少，肺泡间血流量减少，肺换气能力降低，肺血流阻力增加；肺弹性纤维网破坏，肺组织弹性减退；肺支气管管壁炎症，导致管腔狭窄，气流阻力增加。慢阻肺并发症主要是气胸、慢性呼吸衰竭、慢性肺源性心脏病等，严重影响着患者的生活质量甚至危及生命。

第三节 ▶ 气体交换与气体在血液中运输

一、气体的交换

气体交换是指肺泡气与血液间的交换（肺换气）和血液与组织液间的气体交换（组织换气）。

1.气体交换的原理

肺换气与组织换气都是通过气体自由扩散完成的。任何物质都有在其所在的空间内均匀分布的趋势，总是从浓度高的区域扩散到浓度低的区域。气体分子运动产生的压力称气压，混合气体的压力是各种气体成分产生压力的总和，每种气体产生的压力称气体分压，气体分压的大小与该种气体浓度呈正比。

在气体与液体交界面上，气体分子会不断撞击液面而进入液体，这称为气体的溶解，气体溶解的速度与溶解的量一方面决定于液体的性质（气体的溶解度）；另一方面决定于气体分压的大小，这是气体溶解的动力。

溶解在液体内的气体还会不断地撞击液面而逸出，而逸出的力称气体在液体内的分压，分压的大小同样与气体在液体中的浓度呈正比。在气液交界面上既有气体的溶解，又有气体的逸出，某种气体分子运动的总趋向则决定于气相与液相中该气体的分压差。

2.气体交换过程

（1）肺换气 肺泡气与血液间的气体交换属于气相与液相间的气体扩散。肺泡气的O_2分压（P_{O_2}）高于静脉血的P_{O_2}，CO_2分压（P_{CO_2}）低于静脉血P_{CO_2}，故肺泡内O_2向静脉血方向扩散，而静脉血的CO_2向肺泡腔扩散（图10-15）。

（2）组织换气 血液与组织液间气体交换属于液体内的气体扩散，动脉血的P_{O_2}高于组织液的P_{O_2}，P_{CO_2}低于组织液的P_{CO_2}，故动脉血中的O_2向组织液方向扩散，而组织液中的CO_2向动脉血扩散。

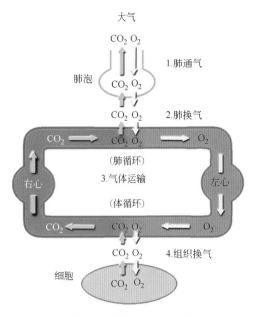

图10-15 肺换气与组织换气

二、气体在血液中的运输

从肺泡扩散入血液的O_2必须通过血液循环运送到各组织，从组织扩散入血液的CO_2也必须由血液循环运送到肺泡。O_2和CO_2在血液中运输的形式有两种：一是物理溶解，即气体分子直接溶解于血浆中；另一种是化学结合，即气体分子与血液中化学物质结合。

1.氧气在血液中的运输

（1）物理溶解形式 O_2在血液中的物理溶解量很少，约占O_2运输量的1.5%。

（2）化学结合形式 O_2主要是和红细胞内的血红蛋白（Hb）分子中的Fe^{2+}结合，形成氧合血红蛋白（HbO_2）。HbO_2是O_2在血液中运输的主要形式，约占O_2运输量的98.5%。每分子血红蛋白由1分子珠蛋白和4分子血红素组成，每分子血红素含有1分子Fe^{2+}，每分子Fe^{2+}可结合1分子O_2，因此，每分子血红蛋白可结合4分子氧气。血红蛋白与O_2的结合是可逆的，结合或解离主要取决于血中P_{O_2}。

$$Hb+O_2 \underset{\text{氧气分压降低}}{\overset{\text{氧气分压升高}}{\rightleftharpoons}} HbO_2$$

当血液流经肺部时，由于O_2不断扩散进入血液，血中P_{O_2}升高，化学反应向形成HbO_2方向进行。当血液流经组织时，由于O_2不断扩散进入组织液，血液P_{O_2}降低，化学反应向着HbO_2解离方向进行。

2.二氧化碳在血液中的运输

（1）物理溶解 CO_2在血浆中的溶解度比O_2大，占CO_2运输量的6%。

（2）化学结合 是CO_2在血液中运输的主要形式，约占CO_2运输量的94%，其结合方式有两种（图10-16）。

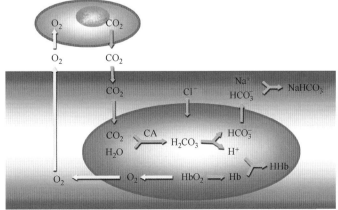

CO_2在血液中的运输

图10-16 二氧化碳在血液中的化学结合过程

① 碳酸氢盐形式。碳酸氢盐方式的运输约占CO_2运输总量的87%。从组织扩散入血液的CO_2又扩散进入红细胞，在红细胞内碳酸酐酶的催化作用下，与水结合生成碳酸，后者又迅速解离成HCO_3^-和H^+，HCO_3^-便顺浓

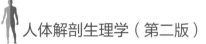

度梯度跨红细胞膜扩散进入血浆，而H^+不能透过细胞膜面留在红细胞内，HCO_3^-扩散进入血浆造成红细胞膜内外出现电位差，这促使Cl^-顺电位梯度扩散进入细胞，这称为**氯转移**（chloride shift）。由此过程可见血浆中的CO_2变成了HCO_3^-。

② 氨基甲酸血红蛋白形式。大约7%的CO_2进入红细胞与血红蛋白的自由氨基结合，生成氨基甲酸血红蛋白，并能迅速解离：

$$HbNH_2 + CO_2 \longrightarrow HbNHCOOH \longrightarrow HbNHCOO^- + H^+$$

由于还原血红蛋白与CO_2的结合能力远大于氧合血红蛋白，所以在组织处，还原血红蛋白的增多促进了CO_2与Hb结合，一部分CO_2以HbNHCOOH形式运输到肺部。在肺部，氧合血红蛋白的生成增加，促使HbNHCOOH释放出CO_2。由于在肺部HbNHCOOH将携带的CO_2全部释放出来，所以在肺部释放的CO_2量，约占CO_2总释放量的20%。

第四节 ▶ 呼吸运动的调节

呼吸运动是一种节律性的活动，而且其频率和深度随机体代谢水平变化而改变。呼吸肌属于骨骼肌，本身没有自动节律性。呼吸肌的节律性活动来自中枢神经系统。呼吸运动的深度和频率随机体活动（运动、劳动）水平变化而改变，以适应机体代谢的需要。如运动时，肺通气量增加能供给机体更多的O_2，同时排出更多的CO_2，维持了内环境的相对稳定，即维持血液中O_2分压、CO_2分压及H^+浓度相对稳定。呼吸运动强度的变化是通过神经和体液调节而实现的。

一、呼吸中枢与节律性呼吸运动发生的机制

1.呼吸中枢

中枢神经系统对呼吸运动的调节可分为两个方面：一是自动节律性的控制，主要是低位脑干一些结构的功能，它可以产生正常的呼吸节律；二是随意运动的控制，主要是大脑皮质的功能，它可以改变正常的呼吸节律，进行与意识有关的活动，如屏气、说话以及唱歌等。不同部位的中枢神经功能不一样。

（1）脊髓　脊髓中有支配呼吸肌的运动神经元，分别位于第3～5颈段（支配膈肌）和胸段（支配肌间肌和腹肌等）灰质前角。很早就发现在延髓和脊髓间横断脊髓，呼吸就停止，所以节律性呼吸运动不是在脊髓产生的。脊髓只是联系上位脑和呼吸肌的中继站和整合某些呼吸反射的初级中枢。

（2）延髓　动物实验表明，延髓存在着产生节律性呼吸的基本中枢。呼吸神经元主要集中在延髓背侧（孤束核的腹外侧部）和腹侧（疑核、后疑核和面神经后核附近的包氏复合体）两组神经核团内，分别称为背侧呼吸组和腹侧呼吸组。背侧呼吸组主要含吸气神经元，其轴突下行至脊髓灰质前角支配吸气肌的运动神经元，吸气神经元兴奋时引起吸气肌收缩；腹侧既有吸气神经元，又有呼气神经元。呼气神经元将冲动传到吸气神经元抑制吸气神经元的活动。

（3）脑桥　现一般认为脑桥内呼吸神经元相对集中于脑桥背侧前端的PBKF核群，被称为**呼吸调整中枢**，它们可能与延髓呼吸神经元之间存在双向联系，其作用是促使吸气向呼气转化。

（4）高位脑　呼吸还受脑桥以上部位的影响，如大脑皮质、边缘系统、下丘脑等。大脑皮质可以随意控制呼吸，发动说、唱等动作，在一定限度内可以随意屏气或加强加快呼吸。大脑皮质对呼吸的调节系统是随意呼吸调节系统，下位脑干的呼吸调节系统是自主节律呼吸调节系统。这两个系统的下行通路是分开的。临床上有时可以观察到自主呼吸和随意呼吸分离的现象。例如在脊髓前外侧索下行的自主呼吸通路受损后，自主节律呼吸甚至停止，但患者仍可进行随意呼吸。患者靠随意呼吸或人工呼吸来维持肺通气，如未进行人工呼吸，一旦患者入睡，可能发生呼吸停止。

2.节律性呼吸运动的形成

关于呼吸节律形成机制的解释，概括起来有两类学说。一是**起步细胞学说**，该学说认为延髓呼吸中枢中，有一些像窦房结起搏细胞一样能自动节律性地产生兴奋的神经元，称起步神经元，起步神经元的自动节律性活动引起节律性吸气，有实验证明初生动物脑内有电压依赖性的起步神经元，成年动物是否也存在这样的起步神经元还有待证实。二是**神经元网络学说**，该学说认为呼吸节律依赖于延髓呼吸神经元间的相互作用。在延髓内存在着一些起着吸气活动发生器的神经元，它们与一些中间神经形成一个兴奋性突触网络，这个网络的活动引起吸气神经元渐增性放电，产生吸气。中枢还存在着吸气切断作用的神经元，它们也形成一个网络，并与吸气

神经元相联系，它们的活动增强达一定阈值时，能使吸气活动终止，转为呼气，而吸气切断机制活动减弱时，吸气活动便再次发生，如此周而复始，形成呼吸节律。一些外周感受器的传入冲动可影响吸气切断作用神经元的活动，从而影响呼吸节律。

二、呼吸的反射性调节

呼吸节律虽然产生于脑，但其活动可接受来自呼吸器官、呼吸肌和其他部位感觉器传入冲动的反射性调节。

1.肺牵张反射

1868年Breuer和Hering发现，在麻醉动物向肺内充气或肺扩张时，引起吸气活动抑制；从肺内抽气或肺萎陷时，则引起吸气兴奋。切断迷走神经，上述反应消失，说明这是迷走神经传入成分参与的一种反射性活动，称为**黑-伯反射**（Hering-Breuer reflex）或**肺牵张反射**。其中肺扩张引起的吸气抑制效应称**肺扩张反射**，肺萎陷引起的吸气兴奋效应称**肺缩小反射**。肺扩张反射的感觉器位于从气管到细支气管的平滑肌中，是牵张感受器，阈值低，适应慢。当肺扩张牵拉呼吸道时，感觉器兴奋，冲动经迷走神经粗纤维传入延髓。在延髓内通过一定的神经联系促进吸气转入呼气。这样便加速了吸气和呼气的交替，防止了过深的吸气，使呼吸频率增加。肺缩小反射的感受器也在呼吸道平滑肌内，但反射过程尚不清楚。有人认为肺缩小反射是肺扩张反射活动减弱的结果。

在人平静呼吸时，肺扩张反射不参与呼吸调节。但在初生婴儿，存在这一反射，大约在出生4～5天后，反射就显著减弱。病理情况下，肺顺应性降低，肺扩张时气道扩张较大，感受器传入冲动较强，可以引起该反射，使呼吸变浅变快。

2.呼吸肌本体感受性反射

肌梭受到牵张刺激时可以反射性地引起受刺激肌梭所在肌的收缩，这是牵张反射，属本体感受性反射。在麻醉猫被切断双侧迷走神经和颈7脊髓节段横断脊髓的情况下，牵拉膈肌，膈肌肌电活动增强（即吸气肌收缩加强）；切断动物的胸脊神经背根，呼吸运动减弱，这提示吸气肌本体感受性反射参与呼吸调节。反射过程一般认为是：延髓吸气神经将冲动同时传至脊髓支配吸气肌的α和γ神经元，α神经元支配梭外肌收缩，产生吸气的动力，γ神经元支配梭内肌收缩，使梭内肌张力增加，这进一步增加了梭内肌表面的感觉神经末梢传入冲动的频率，使吸气肌牵张反射活动加强，进一步提高了α神经元的活动强度，加强了吸气肌的收缩。当吸气受阻时，因吸气肌缩短受阻，γ神经元支配梭内肌收缩引起的梭内肌张力大大增加，使肌梭传入冲动频率更高，牵张反射活动更强，最终吸气运动变得更强，从而克服吸气阻力，使吸气保持一定的深度。

3.防御性呼吸反射和异常呼吸

在整个呼吸道都存在着机械或化学感受器，它们受到刺激时，引起防御性呼吸反射，以清除刺激物。

（1）**咳嗽反射** 感受器位于喉、气管和支气管的黏膜，传入神经为迷走神经。咳嗽时，先是短促的深吸气，接着声门紧闭，呼气肌强烈收缩，肺内压和胸膜腔内压急速上升，然后声门突然打开，气体从肺内冲出，将呼吸道内异物或分泌物排出。

（2）**喷嚏反射** 是和咳嗽类似的反射，不同的是感受器位于鼻腔黏膜，传入神经是三叉神经，反射效应是呼出气主要从鼻腔喷出，以清除鼻腔中的刺激物。

4.化学感受性呼吸反射

机体通过呼吸强度（深度与频率）的调节使血液中的O_2、CO_2和H^+的浓度水平相对稳定，动脉血中O_2、CO_2和H^+浓度水平的变化又刺激化学感受器引起呼吸反射，调节呼吸的强度，如此形成的控制环维持着内环境O_2、CO_2和H^+浓度的相对稳定。参与呼吸调节的化学感受器有外周化学感受器与中枢化学感受器两类。

（1）**外周化学感受器** 颈动脉体和主动脉体是调节呼吸的重要外周化学感受器。在动脉血P_{O_2}降低、P_{CO_2}升高和pH值降低时，传入冲动增加，冲动经舌咽神经和迷走神经传入延髓，反射性地引起呼吸加深加快，也引起心血管活动变化。虽然颈动脉体、主动脉体都参与呼吸和循环的调节，但是颈动脉体主要参与呼吸调节，而主动脉体在循环调节方面较为重要。肺通气不足、肺换气障碍、剧烈运动等造成的血中P_{O_2}降低、P_{CO_2}升高、pH值降低，低氧环境造成的血P_{O_2}降低，食物性酸中毒、排泄障碍性酸中毒造成的血pH降低，都会通过刺激外周化学感受器引起呼吸反射，使呼吸的深度加大，呼吸频率提高，以适应机体的需要。

（2）**中枢化学感受器** 在延髓腹外侧浅表部位有一对H^+浓度化学感受器，能感受脑脊液H^+浓度的变化。当脑脊液pH值降低时，刺激中枢化学感受器，反射性引起呼吸加深加快。由于血中H^+不能透过血-脑脊液屏障，故不能直接作用于中枢化学感受器而引起呼吸反射。但血中CO_2能自由扩散进入脑脊液，进入脑脊液的CO_2与H_2O结合并解离出H^+，因此脑脊液中H^+浓度是血中P_{CO_2}的直接表现，中枢H^+浓度化学感受器感受的信号实际上是血液P_{CO_2}的信号。

复习思考题

1.名词解释：鼻旁窦、气血屏障、支气管树、胸膜腔、呼吸运动、肺通气、补吸气量、每分肺泡通气量、肺活量、生理无效腔、肺牵张反射。

2.试述肺的位置、形态和分叶。

3.简述肺泡的组织结构。

4.胸膜腔负压具有什么意义？

5.呼吸过程包括哪三个环节？

6.肺通气的动力和阻力是什么？

7.影响肺气体交换的因素有哪些？

8.血CO_2分压升高、pH值降低和缺O_2时对呼吸有何影响？其机制如何？

9.平静呼吸的节律是如何维持的？

10.在呼吸实验中，无效腔显著增加时，呼吸运动有何变化，其机制如何？

11.反映肺通气功能的主要指标有哪些？

12.为什么在一定范围内深而慢的呼吸比浅而快的呼吸效果好？

13.试述O_2与CO_2在血液中的运输形式和过程。

第十一章

消化与吸收

　　完成消化与吸收的主要器官组成消化系统。消化系统可分为**消化管**和**消化腺**两部分。消化管是一条弯曲的肌性管道，按其位置、形态、结构和功能的不同，分为口腔、咽、食管、胃、小肠和大肠。消化腺是分泌消化液的外分泌腺，包括唾液腺、胰和肝（图11-1）。消化管壁内还有许多分泌消化液的管状腺，称之为**壁内腺**。

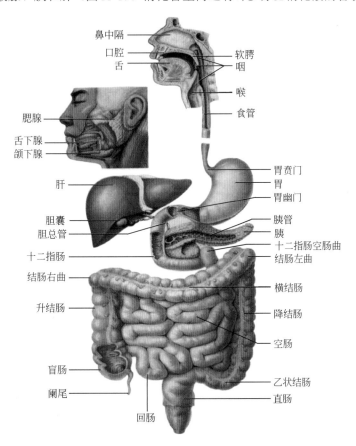

图 11-1　消化系统概况

　　消化系统的基本功能是对摄取的食物进行消化，并将消化后的各种营养物质吸收，以供机体需要，同时将未被消化的食物残渣排出体外。此外消化系统还具有内分泌功能和免疫功能。**消化**（digestion）是指食物在消化管内被磨碎，并被分解成小分子物质的过程。消化可分为两个过程：一是通过消化管的运动完成对食物摄取、研磨和将食物从消化管始端向末端推进，以及使食物与消化液充分混合等机械过程，这个过程称为**机械消化**（mechanic digestion）；二是消化腺分泌消化液，消化液将食物中大分子物质分解为小分子物质，这个过程称为**化学消化**（chemical digestion）。化学消化与机械消化是互相配合同时进行的。食物被消化后，营养物质透过消化道黏膜进入血液循环和淋巴循环的过程称为**吸收**（absorption）。

第一节 ▶ 消化器官

一、消化管

（一）消化管壁的一般组织结构

除口腔与咽外，消化管各段的管壁结构一般可分为四层（图11-2），由内向外依次是黏膜层、黏膜下层、肌层和外膜。

1.黏膜层

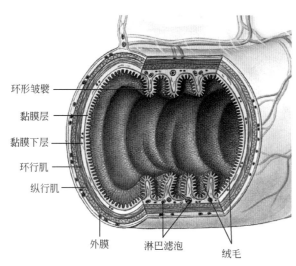

环形皱襞
黏膜层
黏膜下层
环行肌
纵行肌

外膜　淋巴滤泡　绒毛

图11-2　消化管壁结构模式图

黏膜层（mucous membrane）又分为三层，即黏膜上皮、固有膜、黏膜肌层。消化管的腔面表层为上皮组织，称**黏膜上皮**，口腔、咽、食管和肛门处为复层扁平上皮，其余部分均为单层柱状上皮。在胃肠部黏膜上皮内散在一些内分泌细胞。上皮之下为**固有膜**（lamina propria），由结缔组织构成，内含丰富的神经、血管、淋巴管，还常有淋巴组织、少量平滑肌和管状腺。管状腺是黏膜上皮下陷到固有膜形成的。黏膜层的最外层是**黏膜肌层**（muscularis mucosa），为薄层平滑肌，一般排列成内环行、外纵行两层。黏膜肌的收缩，可改变黏膜层的形状，有助于对物质的吸收、血液的运行和腺体的分泌。

2.黏膜下层

黏膜下层（submucosa）由疏松结缔组织构成，其中含有较大的血管、淋巴管、淋巴组织和**黏膜下神经丛**。黏膜下神经丛是由多极神经元和无髓神经纤维组成的神经网络。在食管、十二指肠中还有黏膜上皮下陷到黏膜下层形成的管状腺。

3.肌层

除口腔、咽、食管上段与肛门部的肌层（lamina muscularis）为骨骼肌外，其余部分均为平滑肌。平滑肌一般排列成内环行、外纵行两层。在两层肌纤维之间有少量结缔组织和**肌间神经丛**。通常将上述的黏膜下神经丛和肌间神经丛统称为**壁内神经丛**。

4.外膜

大部分消化管的外膜（adventitia）为浆膜，如胃、肠的外膜。浆膜表面光滑并分泌少量浆液，可减少消化管蠕动时的摩擦。贴于腹后壁并位置较固定的消化管部分外膜为纤维膜，即仅由结缔组织构成，如食管和直肠下段。

（二）消化管各部

1.口腔

口腔（oral cavity）是消化管的起始部（图11-3）。其前壁为上、下唇；两侧壁为颊；下壁为软组织和舌；上壁为**腭**，前2/3以骨为基础称硬腭，后1/3为软腭。口腔向前由口裂通外界，向后借咽峡与咽相通。口腔以牙列为界分为前部的口腔前庭和后部的固有口腔。

软腭后缘的正中有乳头状突起，称**腭垂**（或悬雍垂），其两侧各有两条弓形黏膜皱襞，前者称为**腭舌弓**，后者称为**腭咽弓**。前后皱襞间的凹陷内有卵圆形的**腭扁桃体**，为淋巴器官。腭垂、两侧腭舌弓及舌根围成口后界，称**咽峡**（isthmus faucium）。整个口腔内表面覆盖黏膜，黏膜内散在许多小唾液腺，分泌唾液，湿润口腔。

（1）**牙**（dentes）　牙是体内最坚硬的器官，嵌于上、下颌骨的牙槽内，主要作用是对食物进行咬切、撕裂和研磨，并具有辅助发音等功能。按其形态和功能的不同分为切牙、尖牙、前磨牙和磨牙（图11-4）。

在人的一生中，先后有两组牙出生。第一组称**乳牙**，一般在生后6个月内开始萌出，3岁初出全，共20颗，6岁开始自然脱落，同时逐渐长出的第二组牙，称**恒牙**，共32颗。至12岁前后除第3磨牙外，恒牙全部萌出。

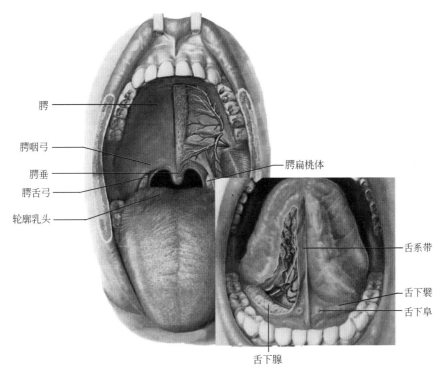

图 11-3　口腔

第3磨牙一般在20岁以后萌出，又称智齿，智齿也可终生不出，因此恒牙28～32颗均为正常。

　　每颗牙可分为露在外面的**牙冠**、嵌在牙槽内的**牙根**及两者交界处被牙龈包被的**牙颈**。牙主要由牙质构成。牙质致密坚硬，是牙冠、牙颈、牙根的主体。牙冠表面被有白色光亮而坚硬的**釉质**，在牙根和牙颈表面被有**牙骨质**。牙质内部有一腔隙，称**牙髓腔**。牙髓腔在牙根内的延续称**牙根管**，并开口于牙根尖端的**牙根尖孔**。牙髓腔内含有疏松结缔组织、神经和血管，称**牙髓**（dental pulp）。牙髓有营养牙和形成牙质的作用。牙髓经牙根尖孔与牙周组织相连（图11-5）。

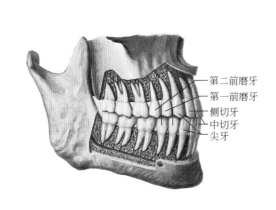

图 11-4　恒牙的分类

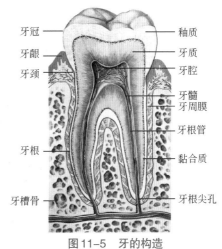

图 11-5　牙的构造

　　牙周组织包括**牙周膜**、牙槽处骨膜及**牙龈**等。牙周膜为包绕在牙根周围的致密结缔组织。牙龈是口腔黏膜的一部分。牙周组织有连接固定牙和缓冲咀嚼力的作用。

*牙的卫生保健

　　远离龋齿　　龋齿是龋病的俗称，多认为龋病的发生是由于寄居在牙齿表面的细菌利用牙面上残留的食物产酸，经过一定时间后形成龋齿。预防龋齿的具体方法有：饮用水加氟法、涂氟法、牙膏加氟法、窝沟封闭法。患了龋病应尽早修补，龋洞经过修补后可以阻止龋病的发展，恢复牙齿的功能，保持牙列的完整。若不进行及时治疗，病变就会越来越大，当损伤到达牙髓，引起牙髓炎，此时牙痛会十分严重；病变再进一步发展，会引起根尖炎等疾病，使牙齿的龋坏甚至缺失。龋齿内有大量的细菌，为一潜在的病灶，可引起其他多种疾病如肾炎及风湿性心脏病。补牙能够预防这些病的发生，所以患了龋病应当及早补牙。

牙周疾病　许多人都曾经有过牙龈出血和口臭的问题，对于多数人而言最常见的原因是牙周疾病，多由牙齿表面寄生的细菌刺激牙龈及牙周组织引起。牙周疾病早期多以牙龈炎为主，这时牙龈常瘀血发红，被触碰时可流血，在除去病因后数日至1周内即可治愈。主要通过洁治术（俗称洗牙）彻底清除牙石，控制菌斑；消除菌斑滞留和刺激因素；使用正确的刷牙方法等。如果牙龈炎未得到及时处理将进一步发展成为牙周炎，这时将有牙周袋形成，牙槽骨吸收，牙齿将逐渐松动，它是导致成年人牙齿丧失的主要原因。预防牙周疾病，最重要的是良好的刷牙方法与使用牙线。由于牙石无法用上述方法去除，还需定期检查、治疗。

（2）**舌**（lingua）　位于口腔底，以骨骼肌为基础，表面覆以黏膜。舌上面称**舌背**，前部称**舌尖**，中部称**舌体**，后部称**舌根**。舌尖与舌体没有界线，舌体与舌根间有一人字形界沟。舌下面较光滑，正中线上有一黏膜皱襞，与口腔底相连，称**舌系带**。舌系带下端的两侧，各有一黏膜突起，称**舌下阜**。舌下阜的后外侧，有一斜行黏膜皱襞，称**舌下襞**，其深面有舌下腺等结构。

舌背及侧缘有不同形状的黏膜突起，总称**舌乳头**（papillae linguales）。舌乳头形态不一。密集绒丝样的为**丝状乳头**；数量较少，形体稍大，红色钝圆形突起为**菌状乳头**；界沟前方有更大的**轮廓乳头**；小儿舌体侧缘后部有**叶状乳头**。除丝状乳头外，其他各类乳头内均有味觉感受器——**味蕾**（taste bud）。舌根部黏膜内有很多淋巴组织集聚而成的小结节，称**舌扁桃体**（tonsilla lingualis）。

2.咽

见第十章呼吸。

3.食管

（1）**食管的形态、位置**　食管（oesophagus）是消化管的最狭窄部分，为前后扁窄的肌性长管。食管上端平第6颈椎体下缘，与咽相续，全长沿脊柱前面下降，向下穿过膈的食管裂孔入腹腔。下端在第11胸椎左侧与胃的贲门连接，全长约25～30cm［图11-6（a）］。

食管全长有三处生理性狭窄区［图11-6（b）］，第一个狭窄在食管的起始处；第二个狭窄在食管与左主支气管交叉处；第三个狭窄为食管穿膈的食管裂孔处。这些狭窄是异物停留和肿瘤易发部位。

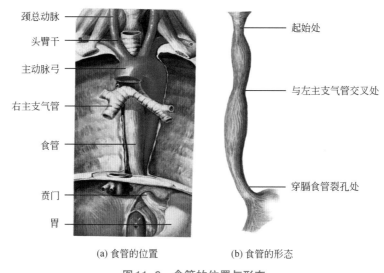

颈总动脉
头臂干
主动脉弓
右主支气管
食管
贲门
胃

起始处
与左主支气管交叉处
穿膈食管裂孔处

(a) 食管的位置　　(b) 食管的形态

图11-6　食管的位置与形态

（2）**食管的组织结构特征**　黏膜上皮为复层扁平上皮，具有保护作用。黏膜下层含有血管及**食管腺**。食管腺为黏液腺，腺的导管开口于黏膜表面。肌层，上段为骨骼肌，下段为平滑肌，中段骨骼肌与平滑肌混合存在。外膜为一层薄的纤维膜。

4.胃

（1）**胃的形态、位置**　胃（ventriculus）位于腹腔内，大部分在左季肋部，小部分位于腹上部，是消化管最膨大的部分（图11-7）。上缘较短，凹向右上方，称**胃小弯**，其最低点弯曲成角状，称角切迹。下缘较长，凸向左下方，称**胃大弯**。胃上端的入口称**贲门**（cardia），与食管相接；下端的出口称**幽门**（pylorus），与十二指肠相连。

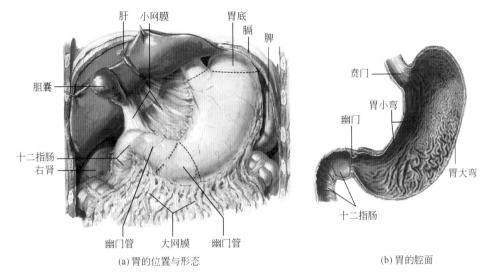

肝　小网膜　　胃底
膈
脾

胆囊

十二指肠
右肾

幽门管　大网膜　幽门管

(a) 胃的位置与形态

贲门

胃小弯

幽门

胃大弯

十二指肠

(b) 胃的腔面

图11-7　胃的位置与形态

胃可分为四部分：近贲门的部分称为**贲门部**，近幽门的部分称为**幽门部**，中间的大部分称为**胃体**，自贲门向左上方突出的部分称为**胃底**。

（2）胃的组织结构特征　胃黏膜上皮为单层柱状上皮，黏膜上皮向固有膜凹陷形成管状的胃腺。位于贲门部的胃腺称为贲门腺，位于幽门部的胃腺为幽门腺，位于胃体和胃底的胃腺称胃底腺。贲门腺与幽门腺的分泌物均以黏液为主，胃底腺的分泌物除含黏液外，还富含胃蛋白酶原和盐酸。

胃底腺主要由四种细胞组成（图11-8）：①**主细胞**，又称胃酶细胞，呈柱状，胞质嗜碱性，数量较多，分泌胃蛋白酶原；②**壁细胞**，又称**盐酸细胞**，呈卵圆形，较大，胞质嗜酸性，数量较少，主要分泌盐酸，还能产生一种与维生素B_{12}吸收有关的糖蛋白，称"内因子"；③**颈黏液细胞**，数量较少，主要位于腺体的颈部，形态与黏膜上皮相似，有分泌黏液的功能；④**内分泌细胞**，细胞基底部有分泌颗粒，可被硝酸银或铬盐着色。

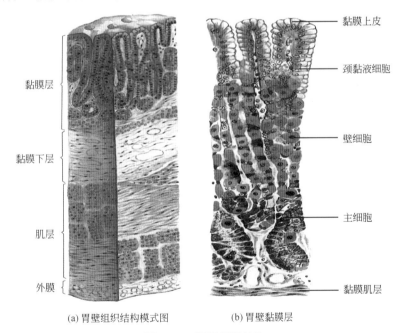

黏膜层

黏膜下层

肌层

外膜

黏膜上皮

颈黏液细胞

壁细胞

主细胞

黏膜肌层

(a) 胃壁组织结构模式图

(b) 胃壁黏膜层

图11-8　胃壁组织结构

肌层特别厚，分内斜行、中环行和外纵行三层。外膜为浆膜。

5.小肠

（1）小肠的形态、位置　小肠（intestinum tenue）是消化管最长的一段，上端起自胃的幽门，下端与盲肠相连，成人约5～7m。小肠分为十二指肠、空肠和回肠三部分。

十二指肠（duodenum）　位于上腹部，紧贴腹后壁，长25～30cm，全长呈"C"字形，包绕胰头（图11-9）。十二指肠按其位置可分上部、降部、下部和升部。上部接幽门，较膨大，又称球部，是溃疡好发部位。在降部后内侧壁上有一纵行皱襞，其下端有一突起，称**十二指肠大乳头**，胆总管和胰管共同开口于此。

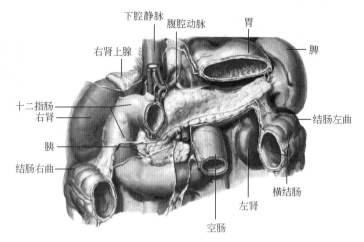

图11-9　十二指肠与胰腺的位置形态

空肠（jejunum）和**回肠**（ileum）　盘曲于腹腔中，借助肠系膜固定于腹后壁，二者间无明显界限。空肠上接十二指肠，主要位于腹腔左上部，约占空回肠全长的2/5，回肠主要位于腹腔右下部，约占全长的3/5（图11-10）。空肠与回肠相比，其管径较大，管壁较厚，环状皱襞和绒毛均高而密集。

（2）小肠的组织结构特征（图11-11）　黏膜上皮为单层柱状上皮，上皮内有杯状细胞，黏膜上皮游离面有密集的微绒毛。黏膜上皮与固有膜向肠腔突起形成许多绒毛样结构，称**小肠绒毛**（intestinal villus），每个绒毛长约0.5～1.5mm。

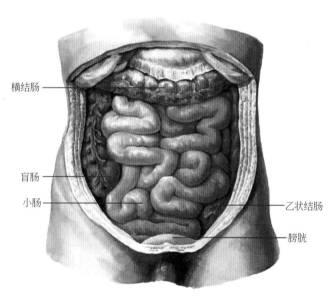

图11-10　腹腔内消化管

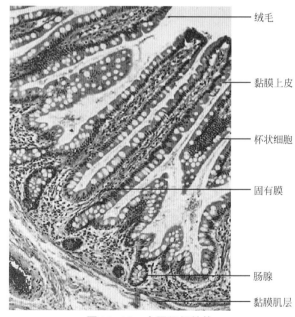

图11-11　小肠组织结构

小肠绒毛是小肠特有的结构和吸收的基本功能单位，绒毛的轴心由固有膜组成，内有1～2条以盲端起始的毛细淋巴管，称**中央乳糜管**；中央乳糜管的周围有纵行排列的平滑肌纤维和丰富的毛细血管，平滑肌收缩与舒张能促进物质吸收绒毛内物质随血液和淋巴液转运。

固有膜内有大量的管状腺，称**肠腺**（intestinal gland），是小肠黏膜上皮凹陷进入固有膜中形成的。固有膜还有淋巴滤泡（淋巴小结）和散在的淋巴细胞，在回肠淋巴组织较丰富。淋巴滤泡常聚集成群，称集合淋巴滤泡。

黏膜下层与黏膜层共同向肠腔突起，形成**环形皱襞**。在十二指肠黏膜下层内有黏膜上皮下陷形成的十二指肠腺，为分支管泡状腺。

6.大肠

（1）大肠的形态、位置　大肠（intestinum crassum）是消化管的末段，起始于盲肠，末端终于肛门，全长约1.5m，分为盲肠、阑尾、结肠和直肠四部分。大肠在腹腔内围成一个半封闭的方框。空肠和回肠盘踞在内，大肠的直径较粗，肠壁较薄。除直肠和阑尾外，结肠和盲肠表面有平行排列的三条纵行**结肠带**，由肠壁纵行肌增厚形成；由于结肠带短于肠管的长度，使肠壁皱起，形成很多有横沟隔成的囊状突起，称**结肠袋**；在结肠带附近有许多大小不等的脂肪组织突起，称**肠脂垂**。结肠带、结肠袋和肠脂垂是大肠与小肠相区别的三个重要形态标志。

① **盲肠**（cecum）和**阑尾**（vermiform appendix）。盲肠（图11-12）是大肠的起始部，位于右髂窝内，长6～8cm，左接回肠，向上移行为结肠。回肠末端突入盲肠处有环形肌增厚，并覆有黏膜，形成上、下两个半月形皱襞，称**回盲瓣**。此瓣具有括约肌作用，既控制回肠内容物进入盲肠的速度，又可防止盲肠内容物的逆流。在盲肠的后内侧壁上有阑尾腔的开口。阑尾长6～8cm，末端为盲端，阑尾内有丰富的淋巴组织，故有人认为阑尾与机体的免疫功能有关。

② **结肠**（colon）。围绕小肠周围，按位置依次分为升结肠、横结肠、降结肠、乙状结肠四部分。**升结肠**移行于盲肠，沿腹后壁右侧上升，至肝右叶下面转向左，移行于**横结肠**，此弯曲称**结肠右曲**。横结肠向左行至脾下折转向下，移行为**降结肠**，此弯曲称**结肠左曲**。横结肠完全被腹膜包裹，以系膜悬挂于腹后壁，形成下垂的弓形弯曲，活动性大。降结肠沿腹后壁左侧下降至左髂嵴处移行为**乙状结肠**。乙状结肠呈乙字形弯曲，向下进入盆腔，于第三骶椎高度移行为直肠。

③ **直肠**（rectum）。位于盆腔内，为大肠的末段，12～15cm，下行穿过盆膈，终于**肛门**（anus）。直肠上部位于盆腔内，有2～3条半月形横行皱襞，称**直肠横襞**（图11-13）。直肠肛门部黏膜突起形成6～10条纵行黏膜皱襞，称**肛柱**。各柱的下端有半月形小皱襞相连，这些皱襞称**肛瓣**。直肠下部黏膜层固有膜及黏膜下层内有丰富的静脉丛，易发生淤血而导致静脉曲张，形成**痔**。

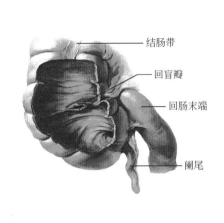

图11-12　盲肠

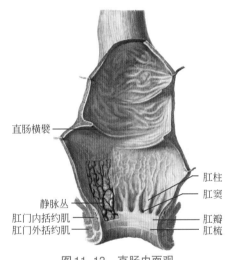

图11-13　直肠内面观

在肛门周围有内、外括约肌包绕。肛门内括约肌由直肠管壁的环行肌增厚形成。肛门外括约肌由骨骼肌构成，具有括约肛门、控制排便的功能。

（2）大肠的组织结构特征　黏膜上皮为单层柱状上皮，杯状细胞特别多。固有膜内有大量肠腺，为单管腺，其细胞组成与黏膜上皮相同。固有膜还有许多孤立淋巴小结。肌层的环行肌较厚，纵行肌集中形成三条结肠带。浆膜内含有大量脂肪细胞，形成肠脂垂。

二、消化腺

1.唾液腺

唾液腺（glandula salivales）包括腮腺、下颌下腺、舌下腺各一对（图11-14）。

（1）**腮腺**（glandula parotis）　位于耳的前下方，略成三角楔形，为浆液腺，其导管开口于正对上颌第二磨牙的颊黏膜上。

（2）**下颌下腺**（glandula submandibularis）略呈卵圆形，位于下颌骨的内面，是以浆液性腺细胞为主的混合腺，导管开口于舌下阜。

（3）**舌下腺**（glandula sublingualis）　较小，

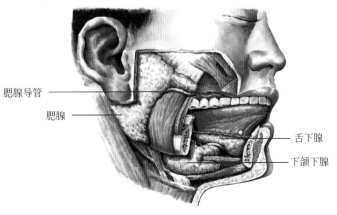

图11-14　唾液腺位置

呈长杏核状，位于舌下襞黏膜深部，是以黏液性腺细胞为主的混合腺，大导管开口于舌下阜，小导管开口于舌下襞。

2.肝与输胆管道

（1）肝的形态、位置　肝（hepar）是人体内最大的消化腺（图11-15），成人的肝重约为1500g，大部分位于右季肋部和腹上部，小部分在左季肋部。呈楔形，右端宽厚，左端扁窄红褐色，质软而脆。肝上面贴于膈，故称膈面，有**镰状韧带**将肝分为左右两叶。肝的下面凹陷，在中部有左、右两条纵沟和位于二者中间的横沟，三者相连成"H"形。横沟为**肝门**（porta hepatis），有肝管、肝动脉、门静脉、淋巴管和神经出入。左纵沟前部有**肝圆韧带**，后部有**静脉韧带**。右纵沟前部有胆囊窝，容纳**胆囊**；后部为腔静脉窝，下腔静脉由此经过。

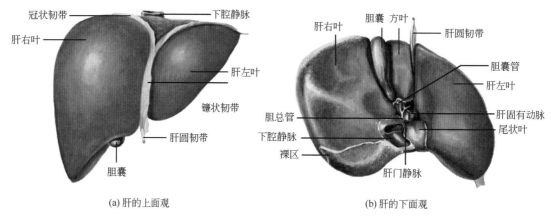

(a) 肝的上面观　(b) 肝的下面观

图11-15　肝的形态

（2）肝的组织结构　肝表面的大部分被有浆膜，浆膜深面为一薄层纤维膜，被膜的结缔组织深入肝的实质，将肝分成50万～100万个结构基本相同的**肝小叶**（hepatic lobule），（图11-16）。

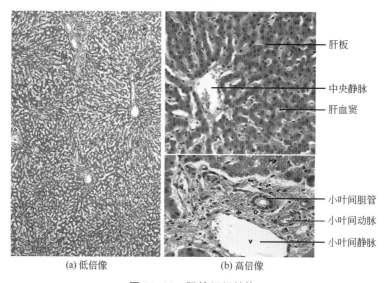

(a) 低倍像　(b) 高倍像

图11-16　肝的组织结构

　　肝小叶是肝结构和功能的基本单位，呈多面棱柱体状，长约2mm，宽约1mm。每个肝小叶中央贯穿一条小静脉称为**中央静脉**（central vein），在肝小叶的横切面上，肝细胞以中央静脉为中心，向四周呈放射状排列，形成一行行的肝细胞索，简称**肝索**，肝索分支吻合呈网状。从立体结构看，肝细胞排列成单层细胞的板状结构，称**肝板**（hepatic plate）。相邻肝板互相吻合连接。肝板之间的空隙内有血窦，称**肝血窦**（hepatic sinusoid）。在肝血窦壁上有枯否（Kupffer）氏细胞（位于肝内的巨噬细胞），能吞噬细菌和异物。肝板内相邻的肝细胞膜对应性的局部凹陷形成的微细小管，称**胆小管**（bile canaliculus），能将肝细胞分泌的胆汁向肝小叶外输送，胆小管互相连成网状。在肝门处进出肝脏的门静脉、肝动脉和肝管统称肝门管。门静脉、肝动脉在肝内的分支与肝管在肝内的属支伴行于肝小叶之间的结缔组织内，分别称为小叶间静脉、小叶间动脉和小叶间胆管，它们所在的区域称为**门管区**（portal area）或称**汇管区**。小叶间动脉、小叶间静脉均沿途发出分支通入肝血窦，小叶间胆管通过闰管连于胆小管。

（3）**肝的血液循环** 门静脉是肝的功能性血管，它是介于胃、肠、胰、脾等处毛细血管与肝血窦之间的静脉干，收集腹腔不成对脏器（除肝外）的静脉血，含有丰富的营养物质，入肝后反复分支，在肝小叶间形成小叶间静脉。肝动脉是肝的营养性血管，在肝小叶间分支成小叶间动脉。小叶间静脉和小叶间动脉中的血液流入肝血窦汇合，肝血窦内的血液流入肝小叶中央静脉，然后汇入小叶下静脉，最后汇集成肝静脉，注入下腔静脉。

血液循环路线如下：

肝动脉→小叶间动脉↘
　　　　　　　　　　　 肝血窦→中央静脉→小叶下静脉→肝静脉→下腔静脉
门静脉→小叶间静脉↗

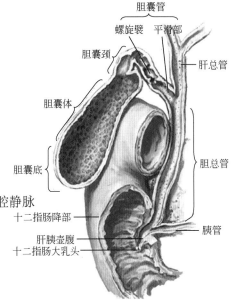

图11-17 输胆管道

（4）**输胆管道** 肝细胞分泌的胆汁进入胆小管，胆小管将胆汁汇入小叶间胆管，后者反复汇集到左、右**肝管**。肝管离开肝脏后汇合成**肝总管**，肝总管与**胆囊管**汇合形成**胆总管**，胆总管在小网膜（见后）右侧下降，经十二指肠上部后方至十二指肠降部与胰头之间，在此与胰管汇合，开口于十二指肠大乳头。在胆总管与胰管汇合处有环形平滑肌，称奥狄括约肌。空腹时奥狄括约肌收缩，肝分泌的胆汁经肝总管、胆囊管进入胆囊（vesica fellea）贮存（图11-17）。胆囊可吸收水分使胆汁浓缩。进食后，胆囊收缩，奥狄氏括约肌舒张，使胆囊中的浓缩胆汁排入十二指肠，以助食物消化和吸收。

*（5）**肝的功能** 肝为体内最大的消化腺，也是极为重要的代谢器官。肝具有消化、代谢、清除、解毒、造血和排泄等功能。

①分泌胆汁。脂类不溶于水，胆汁中的胆盐能将脂类乳化，促进脂类消化与吸收。

②代谢功能。肝细胞除具有一般细胞共有的代谢功能外，还对糖、脂类及蛋白质等代谢起主要作用。

糖代谢中对维持血糖浓度恒定起重要作用。当血葡萄糖浓度增高时，肝脏将其合成肝糖原而贮存起来；当血糖浓度下降时，肝脏将肝糖原分解成葡萄糖释放入血，以补充血糖。

在脂类代谢中，肝将消化道吸收来的脂肪酸和甘油合成甘油三酯，饥饿时贮存的脂肪又被动员出来。脂肪酸在肝内氧化成乙酰辅酶A，而后送到其他组织氧化。肝还能将来自其他组织的酮体氧化成乙酰辅酶A，或转化成糖。

大部分血浆蛋白由肝合成，氨基酸的转氨基、脱氨基、脱羧基等都在肝内进行。当摄入氨基酸过多时，肝细胞将氨基酸脱氨转化为糖。

维生素A、维生素B、维生素C、维生素D、维生素K的合成与贮存与肝关系密切，如体内95%的维生素A贮存在肝内。肝还可将维生素A的前身物质转变为维生素A。

③清除功能。肝血窦内有吞噬力很强的枯否（Kupffer）细胞，又称肝内巨噬细胞，可吞噬或胞饮血液中的细菌、衰老破坏的红细胞、病毒、抗原、变性的蛋白体及抗原-抗体结合物等，使血液净化。

④解毒和排泄功能。氨基酸分解产生的氨，具有很强的毒性，氨中毒严重时可引起肝昏迷，肝细胞通过鸟氨酸循环将其转变为无毒的尿素。肝还将一些排泄物质如胆色素分泌入胆汁，随粪便排出体外。

3.胰

胰（pancreas）是人体中很重要的消化腺，由外分泌部和内分泌部组成。外分泌部的分泌物（胰液）含有多种消化酶，对食物有重要的消化水解作用。内分泌部的分泌物（激素）参与体内的糖、脂肪蛋白质代谢。

（1）**胰腺的位置和形态** 胰在胃的后方，相当于第1、2腰椎高度，横贴于腹后壁。重65～75g，呈长条形，灰红色，分头、体、尾三部。头被十二指肠环绕、尾抵达脾门（图11-9）。

（2）**胰腺的组织结构** 胰表面仅覆以薄层疏松结缔组织，不形成明显被膜。胰腺实质分为外分泌部与内分泌部（图11-18）。

① **外分泌部**。为复管泡状腺，由许多腺泡和导管组成。腺泡为浆液性腺泡，分泌液富含消化酶，胰腺的小导管能分泌碳酸氢盐。小导管汇入一条横贯全腺体的胰管，经胰头穿出，与胆总管汇合，共同开口于十二指肠大乳头。

② **内分泌部**。位于外分泌部的腺泡之间，由散在的大小不等的腺细胞团组成，称**胰岛**（pancreas islet）。其主要由 **A（甲）细胞、B（乙）细胞、D（丁）细胞**和**PP细胞**组成，分别分泌**胰岛素、胰高血糖素、生长抑素**和**胰多肽**等激素。

三、腹膜

腹膜（peritoneum）是衬于腹壁、盆壁内表面和覆盖于腹腔、盆腔脏器表面的一层浆膜，薄而光滑（图11-19）。衬于腹壁、盆壁内表面的部分称**腹膜壁层**，覆盖于脏器表面的部分称**腹膜脏层**。壁层和脏层互相移行，形成一个不规则的潜在性的腔隙称为**腹膜腔**（peritoneal cavity）。男性腹膜腔是密闭的，女性的腹膜腔可借两侧输卵管腹腔口，经输卵管、子宫和阴道与体外相通。腹膜从腹壁、盆壁移行于脏器或由一脏器移行至另一脏器时形成了特化结构，包括**网膜、系膜、韧带、陷凹**和**隐窝**等结构。网膜分大网膜与小网膜。大网膜是胃前、后面腹膜在胃大弯处向下移行又反折移行到横结肠的前、后面形成的四层腹膜特化结构；小网膜是肝下面腹膜皱襞向下移行至胃、十二指肠上部的双层腹膜特化结构。系膜是连于腹后壁与肠管间的双层腹膜特化结构，将肠管固定于腹后壁。韧带也是双层腹膜形成的，有悬吊和固定脏器的作用。陷凹是腹膜移行处形成的较为固定的间隙，是腹膜腔的一部分。

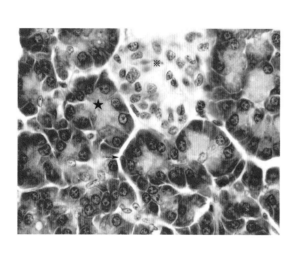

图11-18　胰腺组织结构

※—胰岛；★—腺泡；→—腺泡细胞

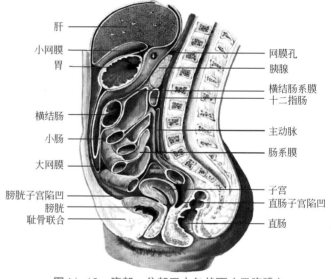

图11-19　腹部、盆部正中矢状面（示腹膜）

正常情况下，腹膜分泌少量浆液，可减少脏器之间的摩擦，腹膜还有固定脏器和吸收血管渗出液体等功能。

第二节 ▶ 食物的消化

一、概述

1.消化管平滑肌的生理特征

（1）电生理特性

① 静息电位与动作电位。一般内脏平滑肌静息电位约为-60～-55mV。静息电位的形成主要是细胞内 K^+ 向细胞外扩散形成的 K^+ 平衡电位。动作电位波幅较低，持续时间较长（10～20ms），动作电位的去极化一般认为主要是 Ca^{2+} 内流形成的。

② **基本电节律**（basic electrical rhythm）。当胃和小肠处于安静状态时，在纵行肌细胞能记录到一种自发的节律性的去极化波，称为基本电节律，又称**慢波**（slow wave）（图11-20）。波幅在5～15mV变动，持续时间

为 1 ～ 4s，频率随组织的不同而不同，例如人的十二指肠为 11 ～ 12 次 /min，回肠末端为 8 ～ 9 次 /min。慢波发生时，平滑肌细胞的兴奋性提高，在此情况下，受神经、体液和肠道理化刺激的影响，肌细胞在慢波基础上将连续发生兴奋，而引发肌细胞收缩，因此慢波虽不能直接引起动作电位，却是肌细胞收缩的起步电位。

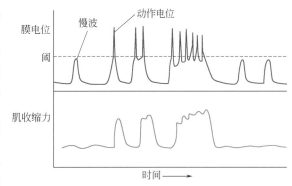

图 11-20 消化道平滑肌慢波与肌收缩力的关系

（2）一般生理特征 消化管平滑肌具有以下几个方面的特点。

① 兴奋性低，收缩缓慢。消化管平滑肌的兴奋性较骨骼肌低，其收缩的潜伏期、收缩期和舒张期所占时间均比骨骼肌长，并且变异大。

② 富有伸展性。消化管平滑肌伸展性很大，当消化管被食物扩张时，平滑肌在伸展至原长度 2 ～ 3 倍的情况下，其收缩功能不受影响，其中胃平滑肌的伸展性尤为显著。

③ 紧张性。消化管平滑肌能经常保持轻度的持续收缩状态，称为**紧张性**。这种紧张性收缩可使消化管腔保持一定的基础压力，有利于吸收，同时有利于消化管各部维持一定的形态，管腔内容物保持一定压力。这种紧张性是平滑肌细胞收缩缓慢且不同步造成的，消化管的各种运动都是在紧张性收缩的基础上发生的。

④ 自动节律性。消化管平滑肌具有自动节律性活动，但这种收缩的节律不如心肌规则，消化管平滑肌的自动节律性是在平滑肌细胞慢波基础上产生的。

⑤ 对化学、温度和机械牵张刺激的敏感性。消化管平滑肌对电刺激较不敏感，但对食物和消化液、生物活性物质等刺激（如化学刺激、温度刺激和机械性刺激）很敏感，这一特性适合于感受消化管内容物的理化变化。

2.消化器官的神经支配

支配消化器官的神经有两类，一是外来神经系统，即自主神经，包括副交感神经和交感神经，可实现经过中枢神经系统的反射性调节；二是内在神经系统，即壁内神经丛，可完成局部反射调节。

（1）自主神经 消化器官均受交感神经与副交感神经双重支配，其中副交感神经的作用是主要的。

① 交感神经。分布腹腔消化器官的交感神经节前纤维从脊髓的第 5 胸节至第 2 腰节灰质侧角发出，在腹腔神经节和肠系膜上、下神经节换元后，发出节后纤维分布于消化管壁及胰、肝等消化腺。节后纤维末梢释放去甲肾上腺素，作用于消化管壁平滑肌的 β_2 受体，使消化管运动减弱；作用于消化管括约肌的 α 受体使之收缩加强；作用于消化腺，使消化液分泌减少。

② 副交感神经。分布于消化器官的副交感神经节前纤维来自迷走神经和盆神经。迷走神经分布到胃、小肠、盲肠、阑尾、升结肠和横结肠的 1/3（即横结肠以上部位）及胰、肝等。盆神经分布于降结肠及以下消化管与肛门内括约肌。副交感节后纤维末梢大部分释放乙酰胆碱，能加强胃肠运动，促进消化液分泌与胃肠激素释放；少部分为非胆碱能纤维，其释放的递质可能是肽类递质，如血管活性肠肽、脑啡肽、生长抑素等，主要起抑制平滑肌收缩、促进小肠液及胰液分泌的作用。

（2）壁内神经丛 壁内神经纤维丛中包括感受神经元、整合神经元与运动神经元，共同构成了一个整合系统，能够相对独立地完成反射活动，称**局部反射**。

食物对消化管的刺激可引起黏膜下神经丛中感受性神经元兴奋，然后通过壁内神经纤维联系，引起肌间神经丛运动神经元兴奋，后者引起消化管壁平滑肌收缩和管状腺分泌活动。正常情况下，壁内神经丛的活动受外来植物神经调节。

壁内神经丛亦可称为**肠神经系统**（enteric nervous system）或**肠脑**（gut brain），这是由于颅脑与肠脑都发源于早期胚胎的神经嵴，随着胚胎的发育，一部分进入中枢神经系统，另一部分发育成肠神经系统。颅脑对肠脑有调控作用，来自胃肠感受器的信息不仅传至肠脑，还经肠脑传至颅脑。

3.胃肠激素

在胃肠道的黏膜上皮间分布不同类型的内分泌细胞，由于胃肠道黏膜的面积特别大，胃肠内分泌细胞的总数超过所有其他任何内分泌腺的细胞。因此，消化管也是身体内最大、最复杂的内分泌器官。胃肠道黏膜上皮内分泌细胞分泌的激素，统称为**胃肠激素**（gastrointestinal hormone），它们的化学结构属于肽类或胺类物质，是调节消化管运动和消化腺分泌的主要体液因素。

胃肠激素与神经系统一起，共同调节消化器官的运动、分泌和吸收功能，其中几种消化道激素对消化管运动和消化腺分泌最为重要（表10-1）。胃肠激素的作用主要有以下三方面。①调节消化管的运动和消化腺的分泌，如抑胃肽抑制胃运动和胃液分泌；胆囊收缩素引起胆囊收缩和促进胰酶的分泌等。②调节其他激素的释放，如抑胃肽不仅抑制胃运动和胃液分泌，而且有很强的刺激胰岛素分泌的作用。又如生长抑素、胰多肽、血管活性肠肽等，对生长激素、胰岛素、胰高血糖素、胃泌素等的释放均有调节作用。③营养作用。一些胃肠激素具有刺激消化管组织的代谢和促进生长的作用称为营养作用。如胃泌素能促进胃和十二指肠黏膜上皮细胞的蛋白质合成，从而促进其生长。又如胆囊收缩素能促进胰腺外分泌组织的生长等。

表10-1　胃肠激素

激素	氨基酸数	释放部位	主要作用	分泌的刺激因素
胃泌素	17，34	胃窦	促进胃黏膜壁细胞胃酸分泌	蛋白水解产物，胃扩张，
		十二指肠	增强胃窦收缩	迷走神经
胆囊收缩素（促胰酶素）	33	十二指肠	刺激胆囊收缩，增加胰酶分泌，抑制胃排空	蛋白水解产物，脂肪及水解产物
促胰液素	27	十二指肠	刺激胆管分泌碳酸氢盐，抑制胃酸分泌，	盐酸
抑胃肽	42	十二指肠、空肠	刺激胰岛素释放，降低胃酸分泌，抑制胃运动	葡萄糖，氨基酸，脂肪酸
胃动素	22	十二指肠、空肠	增强胃和肠的运动	乙酰胆碱

有些胃肠激素，除了存在于胃肠道外，还存在于脑组织内，而原来认为只存在于脑内的活性多肽，也在胃肠、胰等消化器官中发现，这种双重分布的肽类物质被称为**脑－肠肽**（brain-gut peptide）。胃泌素、胆囊收缩素、P物质、生长抑素、神经降压素等均属脑-肠肽。

胃肠激素由内分泌细胞释放后，有些通过血液循环到达靶细胞；有些通过很短的毛细血管，作用于邻近的靶细胞起作用；有些可能沿着细胞间隙弥散入消化管腔内而发挥作用。

二、食物在消化管各部的消化

（一）口腔内消化

1.唾液的成分与作用

正常成人每昼夜可分泌唾液1～1.5L，其中下颌下腺的分泌量最大。唾液基础分泌量为0.1～0.2ml，受刺激时最大分泌量可高达4ml/min。

（1）唾液的性质和成分　唾液是无色无味近中性（pH 6.6～7.1）的液体，其中水分约占99%，有机物主要为黏蛋白、唾液淀粉酶、溶菌酶、球蛋白等；无机物为水、Na^+、K^+、Ca^{2+}、HCO_3^-和Cl^-。

（2）唾液的主要作用　唾液可湿润口腔、润滑食物，使食物便于吞咽并引起味觉；可清洁口腔和保持口腔卫生；唾液中所含的溶菌酶有杀菌作用；唾液淀粉酶可使淀粉分解为麦芽糖；唾液中还含有表皮生长因子和神经生长因子，可促进黏膜细胞生长、利于伤口愈合。

2.咀嚼与吞咽

（1）**咀嚼**（mastication）　为一随意动作，是咀嚼肌和舌协调配合完成的一种复杂的反射动作。其作用是切割、磨碎食物，并使食物与唾液充分混合，形成食团，便于吞咽。

（2）**吞咽**（deglutition）　是将食物从口腔经咽、食管，送入胃的过程，为许多肌肉配合完成的一连串反射活动。反射中枢位于延髓，受意识控制。吞咽过程分为三期。

第一期：首先在舌的后面形成食团，然后舌尖上举，舌根后压将食团推向咽部。

第二期：食团刺激了软腭的感受器反射性引起软腭上升，咽后壁前突，封闭鼻咽通路；会厌向后弯曲，喉头上举并向前紧贴会厌，声门关闭，呼吸暂停。此时食管上口张开，食团由咽挤入食管。

第三期：食管蠕动将食团送入胃。食管蠕动是食管肌肉顺序舒张和收缩形成的一种向下推进的运动波，在食团的上方为收缩波，在食团的下方则为舒张波，舒张波和收缩波不断向下移动，使食团逐渐向下推进（图11-21）。

（二）胃内消化

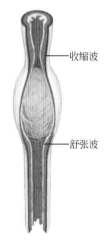

收缩波

舒张波

图11-21　食管的蠕动

胃的主要功能是贮存食物，在贮存的同时，将食物研磨，使之与胃液充分混合成半流体状**食糜**（chyme），再以适宜速率将食糜排放到十二指肠。胃液使食物中蛋白质变性和初步消化。

1. 胃的运动及其影响因素

（1）胃运动的形式

① **容受性舒张**（receptive relaxation）。食物刺激咽、食管等处的感受器引起胃壁肌肉逐渐舒张的反射活动，称为容受性舒张。随每一次吞咽动作而陆续发生，主要发生在胃底和胃体，使胃内压并不随胃内食物量的增多而升高。其生理意义在于使胃能容纳更多的食物，体现它的贮存功能。

② **紧张性收缩**（tonic contraction）。胃壁平滑肌经常处于一定程度的持续收缩状态，称紧张性收缩。这种收缩在空胃时尤为显著，紧张性收缩能使胃腔保持一定压力，维持胃的形态和位置，有利于其他运动形式有效进行。紧张性收缩还有利于胃液与食物混合，并协助推动胃内食物向十二指肠移行。

③ **蠕动**（peristalsis）。一般在食物入胃后约2～3min，胃即开始蠕动。蠕动波始于胃中部，向幽门方向推进，波的深度和速度都逐步增加，此波一般只移动较短距离，但有些可达幽门甚至到达十二指肠，此时便有一部分胃内容物送入十二指肠。一般胃的蠕动大约3次/min，是连续不断进行的，约需1min可到达幽门，故通常总是"一波未平一波又起"。其意义在于搅拌和粉碎食物，使食物与胃液充分混合，并将胃内食物经幽门推向十二指肠。

（2）胃的排空及其影响因素

① **胃的排空**（gastric emptying）。胃内容物由胃排入十二指肠的过程称为胃的排空。一般在食物入胃后5min开始，即有部分食糜排入十二指肠。从胃的排出物看，进入胃的食物是固体与液体的混合物，而离开幽门进入十二指肠的基本是流质。由于消化与排空同时进行，因此，胃的排空问题即是把液体部分排出而把固体物留在胃内。

幽门括约肌具有限制食糜进入十二指肠及十二指肠内容物倒流入胃的作用。幽门窦、幽门括约肌和十二指肠为一完整功能单位，幽门部蠕动时，幽门括约肌舒张，使胃内食物排入十二指肠。

② 影响胃排空的因素。胃排空的动力是胃与十二指肠的压力差，当胃内压超过十二指肠内压时，食糜即由胃排入十二指肠。胃的紧张性收缩与蠕动是产生胃内压的根源，因此，凡能增强胃运动的因素都能促进胃的排空。

食物的质和量是影响胃排空速度的主要因素。一般说来，流体食物比固体食物排空快，糖类食物较蛋白质食物排空快，脂肪类食物的排空最慢。对于混合食物，胃完全排空的时间约需4～6h。胃内容物的体积、渗透压及酸碱度也影响排空速度。食糜量越大则对胃的扩张刺激越强，壁内神经丛完成的局部反射及迷走神经反射引起胃运动加强。等渗溶液比水离开胃为快。

当食糜进入十二指肠后，刺激肠壁感受器，反射性地抑制胃运动，此称为**肠-胃反射**，同时食糜还能刺激小肠黏膜释放促胰液素、促胰酶素、抑胃肽等，也起到抑制胃运动的作用，从而延缓胃的排空。在小肠上段，食糜有充分的时间进行消化和吸收，随着肠内盐酸被中和，食物的消化产物被吸收，抑制胃运动的因素也逐渐消除，胃运动又逐渐加强，又推送一部分食糜进入十二指肠。如此反复进行，直至胃内食糜完全排空为止。因此，胃的排空是间断的，这是由促进胃运动和抑制胃运动两种作用相互消长的结果，亦与小肠的消化、吸收有密切关系。

*呕吐

呕吐是使胃内容物和一部分小肠内容物通过食管逆流出口腔的喷射动作。它是一种复杂的反射活动，呕吐中枢位于脑干网状结构。各种机械的和化学的刺激作用于舌根、咽、胃、肠黏膜、胆总管、泌尿生殖器官等处感受器时，以及视觉和内耳前庭的位觉感受器受刺激时，均可引起呕吐反射。

呕吐现象包括恶心、流涎、呼吸急迫和心跳加快等一系列不规则自主神经兴奋症状。呕吐时，鼻咽腔、声门紧闭，因此喉、鼻等呼吸通道被保护而避免呕吐物流入；胃底部、贲门和食管松弛，幽门和幽门区呈现收缩；同时，膈肌下降，腹肌收缩，对胃内容物给予足够的压力，使小肠及胃内容物通过松弛的贲门与食管，而进入口腔。

呕吐是具有保护意义的防御反射，它可清除胃肠内有害的物质。但剧烈频繁的呕吐对人体有害，它不仅影响进食和正常消化，还使大量消化液丢失，造成体内水和电解质代谢紊乱及酸碱平衡失调。

2. 胃液及其分泌调节

（1）胃液的成分与作用　纯净的胃液是无色透明的酸性液体，pH 0.8～1.5。正常成人每日分泌胃液1.5～2.5L。重要成分有盐酸、胃蛋白酶原和黏液等。

① 盐酸。也称胃酸，由胃腺的壁细胞分泌。胃液中的盐酸有两种形式：一种处于游离状态，称为游离酸；另一种与蛋白质结合，称结合酸。在纯净胃液中，绝大部分是游离酸。

盐酸的主要作用：激活胃蛋白酶原，使其转变为胃蛋白酶，并为该酶提供适宜的酸性环境；能使食物中蛋白质变性，易于水解；能抑制和杀死随食物进入胃内的细菌；盐酸进入小肠后，能促进胰液、胆汁和小肠液的分泌；它所造成的酸性环境还有助于小肠对铁和钙的吸收。盐酸若分泌过少，会引起消化不良；若分泌过多，对胃和十二指肠黏膜有损害。

② **胃蛋白酶**。是胃液中重要的消化酶，由胃腺主细胞分泌，在主细胞受刺激后以酶原颗粒形式释放出来，当**胃蛋白酶原**（pepsinogen）与胃酸或已激活的胃蛋白酶接触时会被激活。胃蛋白酶能将蛋白质初步水解产生蛋白胨、多肽和少量氨基酸。胃蛋白酶适宜 pH 值为 $1.5 \sim 2.0$。

③ **黏液**（mucus）。黏液的主要成分为黏蛋白，还有黏多糖等。胃液中的黏液是由胃黏膜上皮细胞、胃腺中黏液细胞分泌的。覆盖在黏膜表面的黏液具有滑润作用，使食物易于通过，并能保持胃黏膜免受机械性损伤；黏液与黏膜上皮细胞分泌的 HCO_3^- 共同构成**黏液-碳酸氢盐屏障**，在一定程度上防止胃酸和胃蛋白酶对胃黏膜的消化作用。

④ **内因子**（intrinsic factor）。是壁细胞分泌的一种糖蛋白，它能和食物中的维生素 B_{12} 结合形成内因子-维生素 B_{12} 复合物，保护维生素 B_{12} 不被消化液破坏。当运行至远端回肠时，被黏膜上皮细胞以胞饮方式吸收。

（2）影响胃液分泌的因素

① 影响胃酸分泌的内源性物质。包括乙酰胆碱、胃泌素、组胺等。

a.乙酰胆碱。支配胃的副交感神经节后纤维末梢大部分释放乙酰胆碱，可直接作用于胃底腺壁细胞，引起盐酸分泌增加。

b.胃泌素。其释放后主要通过血液循环作用于壁细胞，刺激分泌盐酸。

c.组胺。胃的泌酸区黏膜内含有大量的组胺，正常情况下，胃黏膜恒定地释放少量组胺，通过局部弥散到邻近的壁细胞，刺激其分泌盐酸。

② 消化期的胃液分泌。按感受食物刺激部位的先后，分为头期、胃期和肠期。

a.头期。咀嚼和吞咽食物时，食物刺激口腔和咽等处的感受器能反射性引起胃液分泌。动物对食物的视觉、嗅觉感受也能引起胃液分泌，这是条件反射。

头期胃液分泌的特点是：持续时间较长、分泌量多、酸度高和胃蛋白酶含量高。

b.胃期。目前认为，食物刺激胃可通过多个途径引起胃液分泌，扩张刺激胃壁，引起迷走-迷走反射（传出神经和传入神经都在迷走神经内），促进胃腺分泌；扩张刺激胃壁，引起壁内神经丛的局部反射，促进胃腺分泌；食物刺激"G"细胞，引起胃泌素释放，扩张刺激幽门部，通过壁内神经丛的局部反射，也引起幽门部"G"细胞释放胃泌素，胃泌素促进胃液分泌。

胃期胃液分泌的特点是：酸度高，但消化力比头期弱。

c.肠期（intestinal phase）。食物入小肠后也能引起胃液少量分泌，称为胃液分泌的肠期。在此期内，除神经反射机制以外，还有体液性调节机制，即食物刺激十二指肠黏膜"G"细胞释放胃泌素。

③ 抑制胃液分泌的因素。在消化期，抑制胃液分泌的主要因素有盐酸、脂肪和高渗溶液三种。

a.盐酸。盐酸在幽门部或十二指肠达到一定浓度时，反过来又对胃腺分泌有抑制作用。这是一种负反馈的自动调节方式，对调节胃酸水平有重要意义。盐酸抑制胃液分泌的机制是多方面的，首先盐酸抑制了胃窦"G"细胞分泌胃泌素，间接抑制胃液分泌，二是盐酸刺激十二指肠引起促胰液素的分泌，间接抑制胃液分泌。

b.脂肪。进入十二指肠后的脂肪及其分解产物对胃液分泌有明显的抑制作用。目前认为，这是由于脂肪及其分解产物能刺激小肠黏膜产生促胰液素、促胰酶素、抑胃肽等胃肠激素，通过体液调节的方式，抑制胃液分泌。

c.高渗溶液。十二指肠内的高渗溶液对胃液分泌抑制作用主要是刺激了十二指肠的渗透压感受器，通过肠-胃反射实现的。

*胃溃疡、十二指肠溃疡

溃疡是皮肤或黏膜表面组织的局限性缺损、溃烂，表面常覆盖有脓液、坏死组织等，不易愈合，常合并慢性感染。消化性溃疡是以胃或十二指肠黏膜形成慢性溃疡为特征的一种常见病，易反复发作，患者有周期性上腹部疼痛、返酸、灼热、嗳气等症状，其发生与胃酸和胃蛋白酶的自我消化作用有关，故称消化性溃疡。

目前认为消化性溃疡是一种多病因疾病，与发病有关的因素包括胃酸、胃蛋白酶、感染、遗传、体质、环境、饮食、生活习惯和神经精神因素等，通过不同途径或机制，导致胃酸-胃蛋白酶的侵袭作用增强或防护机制减弱。其中胃酸-胃蛋白酶的侵袭作用，尤其是胃酸分泌过多，在溃疡形成中占主要地位；

近年研究发现幽门螺旋杆菌感染，可致慢性胃炎，是引起消化性溃疡的重要病因；胃黏膜黏液分泌减少、供血不佳等胃黏膜防御因素减弱，使胃黏膜屏障受损，也可导致溃疡病；持续过度的精神紧张、劳累、情绪激动等神经精神因素常是十二指肠溃疡的发生和复发的重要诱因；食物、饮料和药物对胃黏膜及其屏障产生物理性或化学性的损害作用，也可导致溃疡病，据临床观察，咖啡、浓茶、烈酒、辛辣调料等食品，以及偏食、饮食过快、太烫、太冷、暴饮暴食等不良饮食习惯，均可能是本病发生的有关因素；研究表明吸烟可刺激胃酸分泌增加，破坏胃黏膜屏障，吸烟人群溃疡病发病率显著高于不吸烟者，愈合过程延缓。

消化道溃疡绝大多数（95%以上）位于胃和十二指肠，故又称胃、十二指肠溃疡。深入研究表明，胃溃疡病和十二指肠溃疡病在病因和发病机制方面有明显的区别，但因两者的流行病学、临床表现有相似之处，所以习惯上还是把它们归并在一起。

（三）小肠内消化

小肠是食物消化与吸收的最主要部位。在小肠内，食物在胰液、胆汁、小肠液的作用下分解为小分子物质。

1.小肠的运动形式

小肠运动不仅可实现对食糜的机械性消化，且可促进食糜在小肠内的化学性消化，并有助于吸收。小肠的运动形式主要有紧张性收缩、分节运动、蠕动等。

（1）紧张性收缩　紧张性收缩对维持肠腔一定内压，保持小肠一定形态和位置起重要作用。

（2）**分节运动**（segmentation）　为一种以环行肌舒缩为主的节律性运动，主要发生在食糜所存在的一段肠管上，小肠相间节段的环行肌同时收缩，可把食糜分成许多节段，数秒钟后，收缩的部分开始舒张，原来舒张的部分开始收缩，这样食糜又重新分节（图11-22）。如此反复进行，食糜不断分开，又不断混合。分节运动可使食糜和消化液充分混合，促进化学消化，还可增加食糜与肠壁的接触，从而促进吸收。

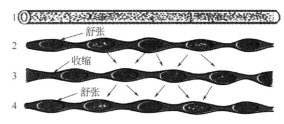

图11-22　小肠分节运动

（3）蠕动　为一种将食糜向大肠方向推送的运动，是壁内神经丛的局部反射。蠕动可发生在小肠任何部位，正常消化过程中，小肠的蠕动速度很慢，每分钟1～2cm，每个蠕动波只把食糜推进一段距离（约数厘米）后即消失。进食后小肠蠕动大为加强。

在十二指肠与回肠末段常出现与蠕动方向相反的逆蠕动，食糜可在这两段的肠管内来回移动，防止食糜在这两段肠管内转运过快，有利于食物的充分消化与吸收。此外，小肠还有一种传播速度快，传播距离较远的蠕动，称为**蠕动冲**（peristaltic rush）。它可由进食时吞咽动作及食糜进入十二指肠引起，可把食糜从小肠始端一直推送到小肠末端，其速度2～25cm/s。

2.胆汁及其分泌、排放调节

（1）胆汁的性质、成分和作用　胆汁为具有苦味的黄绿色黏液样液体，其颜色取决于所含胆色素的种类和浓度。肝内胆汁为弱碱性，呈金黄色，pH为7.4；而胆囊胆汁则因水分及碳酸氢盐被吸收而为弱酸性，呈黄绿色，pH为6.8。成人每日分泌的胆汁量为800～1100ml，其成分为水、胆盐、胆色素、胆固醇、脂肪酸、卵磷脂及一些无机盐。一般认为，胆汁中没有消化酶。

① 胆盐。主要为胆汁酸与甘氨酸、牛磺酸结合形成的钠盐。胆盐是双溶性物质，可减低食物中脂肪滴的表面张力，使脂肪滴乳化成有水膜的脂肪微滴，从而增加胰脂肪酶的作用面积，促进脂肪的水解。胆盐还能和水解后的脂肪酸、甘油一酯、脂溶性维生素等形成微胶粒，这种微胶粒易与肠黏膜上皮接触，促进脂肪酸、甘油一酯、脂溶性维生素的吸收。胆盐在回肠被吸收，经由门脉系统回到肝，即形成胆盐的**肠-肝循环**。

② 胆固醇。为胆汁酸的前身，肝脏内脂肪代谢的产物。胆盐与胆固醇的适当比例是维持胆固醇溶解状态的必要条件。在胆汁中胆固醇浓度过大情况下，胆固醇则沉积成结石。

③ 胆色素。为血红蛋白分解的终末产物，包括胆红素及其氧化物（胆绿素）。

（2）胆汁分泌与排放调节　胆汁分泌以基础分泌为主，受体液和神经的影响较小，而胆汁的排放则主要受神经、体液因素的调节。胆汁平时贮存于胆囊。正常人胆囊可容纳40～70ml胆汁，胆囊吸收胆汁中的水分和无机盐，使胆汁浓缩。

① 神经调节。进食时，食物对口腔、咽、食管、胃、小肠的刺激能反射性引起胆囊收缩、奥狄氏括约肌舒张，使胆汁排入十二指肠，同时也能促进胆汁的分泌。

② 体液调节。进食后，食物对胃壁、小肠壁的刺激，使胃泌素、促胰液素、胆囊收缩素分泌增加。胃泌素能促进胆汁的分泌。促胰液素可增加胆汁中 HCO_3^- 含量。胆囊收缩素能使胆囊收缩，促进胆汁排出。

3.胰液及其分泌调节

（1）胰液的性质、成分和作用　胰液是由胰腺的腺泡细胞和小导管管壁细胞分泌的无色、无臭、透明的碱性液体，pH约为7.8～8.4，成人每日分泌量约为1～2L。胰液中无机物以碳酸氢盐最多；有机物主要是消化酶，包括胰淀粉酶、胰脂肪酶、胰蛋白酶和糜蛋白酶等。

① 碳酸氢盐。它是由胰腺内的小导管管壁细胞分泌的，其主要作用是中和进入十二指肠的胃酸，使肠黏膜免受强酸的侵蚀，同时也为小肠内多种消化酶的活性提供最适宜的pH环境（pH 7～8）。

② 胰淀粉酶。人胰液中的胰淀粉酶为α-淀粉酶，可将食物中的淀粉分解为糊精、麦芽糖等。最适pH为6.7～7.0，一经分泌即具有活性。

③ 胰脂肪酶。此酶能将脂肪分解为甘油一酯、甘油和脂肪酸，它的最适pH为7.5～8.5。胆盐可增强胰脂肪酶的活性，胰脂肪酶需胆盐激活。胰液中还含有一定量的胆固醇酯酶和卵磷脂酶 A_2，它们分别水解胆固醇酯和卵磷脂。

④ 胰蛋白酶和糜蛋白酶。二者都以无活性的酶原形式分泌出来。肠液中肠致活酶可激活胰蛋白酶原。此外，胰蛋白酶本身、酸以及组织液等也能激活胰蛋白酶原。糜蛋白酶原只能被胰蛋白酶所激活。胰蛋白酶和糜蛋白酶作用相似，都是水解特定的肽键，使蛋白质分解为多肽，二者协同作用，可使蛋白质分解成小分子的多肽和氨基酸。胰蛋白酶活性的适宜pH值为7.8，对天然蛋白质分解力较差，但对变性蛋白的作用较强。糜蛋白酶有较强的凝乳作用，而对蛋白质分解作用略弱。

此外，胰液中含羧基肽酶的前身物，并有核糖核酸酶及脱氧核糖核酸酶。由于胰液中含有主要营养物质的消化酶，因而它是最重要的消化液。当胰液分泌缺乏时，即使其他消化液分泌正常，食物中的有机营养物质仍不能被完全消化和吸收。

（2）促进胰液分泌的调节　在空腹或非消化期间，胰液很少或几乎不分泌。进食开始后，胰液分泌量增加。当酸性食糜进入十二指肠后，胰液分泌量增多。胰液分泌受神经与体液双重调节，以体液调节为主。

① 神经调节。食物刺激可以通过条件反射和非条件反射引起胰液分泌，其传出神经主要为迷走神经，迷走神经兴奋引起胰液分泌，其特点是含有丰富消化酶，水和 HCO_3^- 的含量很少，因此分泌量不大。

② 体液调节。促进胰液分泌的体液因素主要有促胰液素和促胰酶素两种。正常情况下促胰液素与促胰酶素相互加强，促胰酶素对促胰液素的加强更具生理意义。

促胰液素（secretin）　酸是刺激小肠黏膜释放促胰液素的主要因素。促胰液素的主要作用是促使胰腺小导管上皮细胞分泌大量的水和 HCO_3^-。

促胰酶素。又称**胆囊收缩素**（cholecystokinin，CCK），引起小肠黏膜释放促胰酶素的因素主要有蛋白质分解产物，如苯丙氨酸、色氨酸和蛋氨酸等，碳链长于8个碳原子的脂肪酸亦是CCK释放剂。促胰酶素的主要作用是促进胰腺腺泡分泌各种消化酶，促进胆囊收缩，排出胆汁。

4.小肠液

小肠液是小肠腺分泌液，成人每日分泌量为1～3L。小肠液为弱碱性液体，pH 7.8～8.0，其渗透压与血浆相似。小肠液中有淀粉酶、脂肪酶、氨基多肽酶和肠致活酶等。除肠致活酶外，大部分消化酶为细胞内酶，由脱屑细胞溶解后释放的。小肠液中的肠致活酶可激活胰蛋白酶原。小肠液在消化中只起辅助作用。

（四）大肠内消化

1.大肠的运动

大肠的运动是较少而缓慢，对刺激反应也较迟缓，这与它的贮存粪便功能相适应。盲肠、升结肠及横结肠的运动对大肠内容物搓揉、搅拌与翻转，使食物残渣中的水分在此被逐渐吸收，由流质变成块状粪便。大肠的运动形式有袋状往返运动、集团运动、蠕动等。

（1）**袋状往返运动**（haustration）　是结肠袋节段性相对无规律的交替收缩，将肠袋中流体和半流体内容物向两个方向作短距离位移，而不向前推进。袋状往返运动在空腹时最为多见，特别是在结肠的始段。此种运动可使粪便充分与大肠表面接触，促进水和电解质的吸收。

（2）**集团运动**（mass movement）　为强的推进性运动，通常在进食后出现，常始于横结肠，可将大肠内容物推向乙状结肠甚至达直肠。集团运动每天发生1～3次，常发生在早晨和进食后。

（3）**排粪**（defection）　排粪是一种受意识控制的反射活动。集团蠕动将粪便推进直肠，刺激了直肠壁内的感受器，冲动沿盆神经和腹下神经传至脊髓腰骶部的初级排粪中枢，同时又上传至大脑皮质，引起便意。当条件允许时，大脑发出下行冲动到初级排便中枢，启动排便反射。首先盆神经传出冲动引起乙状结肠蠕动和直肠纵行肌收缩，使直肠变短，直肠内压力升高；同时肛门内括约肌舒张，肛门外括约肌舒张，将粪便排出。此时腹肌和膈肌协同收缩，腹内压升高（100～200mmHg），促进粪便排出。大脑皮质可以抑制或终止排便活动。

2. 大肠液的分泌

大肠液由大肠腺和大肠黏膜上皮杯状细胞分泌，富含黏液，pH 8.3～8.4。黏液能保护肠黏膜和润滑粪便。大肠液的分泌主要由食物残渣对肠壁的机械性刺激所引起。

大肠液的pH对细菌的繁殖极为适宜，细菌中的酶能使食物残渣中植物纤维和未被消化吸收的脂肪、蛋白质分解。糖类和脂肪的分解称为发酵，蛋白质的分解称为腐败。大肠内的细菌还能合成人体必需的维生素B和维生素K。

第三节 ▶ 营养物质的吸收

一、消化管各部吸收功能

消化管不同部位吸收功能不同（图11-23）。口腔和食管没有吸收功能。在胃内，食物的吸收也很少，只能吸收酒精和少量的水分及钠、钾离子等。小肠是主要的吸收部位。大肠只吸收小肠吸收后剩余的水分、无机盐和一些大肠菌生成的维生素等。

小肠是重要的吸收部位，首先，小肠具有很大的吸收面积，成人的小肠长5～7m，是消化管最长的一段；小肠环形皱襞，使小肠壁吸收面积增大近3倍；小肠绒毛又使小肠吸收面积增加近10倍；每个单层柱状上皮游离面伸出约1000个微绒毛，又使吸收面积增大近20倍，小肠总吸收面积可达200m^{2}以上。其次，丰富的血液循环和淋巴管道有利于吸收的物质即时转运。第三，小肠是食物消化的主要部位，小肠内有丰富的消化酶，且食物在小肠内停留时间较长（一般为3～8h）。消化酶将食物消化成可被吸收的小分子物质。

小肠绒毛（图11-24）是吸收的基本结构，绒毛内平滑肌纤维收缩使绒毛缩短，绒毛内压增加，绒毛内毛细血管和中央乳糜管被排空；平滑肌舒张而绒毛伸长时，毛细淋巴管和毛细血管内产生负压以利吸收。各种营养物质大部分在十二指肠和空肠被吸收，回肠主要吸收胆盐和维生素B$_{12}$等。

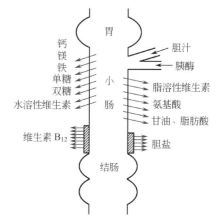

图11-23 消化管各部吸收功能

二、几种主要营养物质的吸收

1. 糖类

食物中的糖类，在小肠内几乎全部被消化成单糖，不同单糖吸收速率不同，如以葡萄糖的吸收速率为100，则半乳糖吸收速率约为110，果糖约为43，甘露糖约为19，木糖约为15，阿拉伯糖约为9。

葡萄糖或半乳糖的吸收属于继发性主动转运。在小肠黏膜上皮基底面有Na$^+$泵，在消耗ATP情况下，将细胞内Na$^+$主动转运到细胞间隙，使细胞内Na$^+$浓度降低，而低于肠腔。在黏膜上皮游离面有Na$^+$和葡萄糖或半乳糖的同向转运载体，Na$^+$和葡萄糖或半乳糖与载体结合后，顺着肠腔与细胞内Na$^+$浓度梯度，易化扩散到细胞内。细胞内葡萄糖或半乳糖可在细胞基底面的单糖易化转运载体将葡萄糖、单乳糖转运到细胞间隙（图11-25）。

果糖是通过黏膜上皮游离面的另一种单糖易化转运载体进入上皮细胞的，在细胞内可能被转化为葡萄糖或乳酸，未转化的果糖与葡萄糖通过单糖易化转运载体被转运到细胞间隙（图11-25）。吸收的糖主要是通过血液途径运输，进入淋巴的量极微。

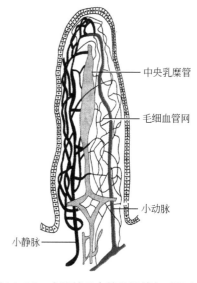

图11-24 小肠绒毛内的淋巴管与毛细血管

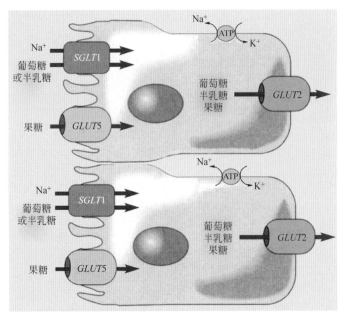

SGLT—Na⁺/葡萄糖协同转运载体
GLUT—单糖易化转运载体

图11-25 葡萄糖的吸收机制

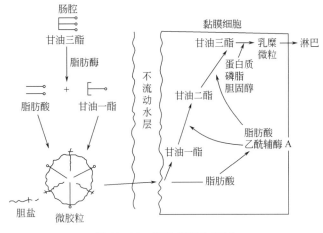

图11-26 脂肪的吸收机制

2.脂肪

当脂肪被水解为甘油、甘油一酯和脂肪酸后，甘油和10～12个碳原子的中、短链脂肪酸为双溶性小分子物质，可直接扩散透过黏膜上皮细胞而被吸收进入血液循环。大于10～12个碳原子数的长链脂肪酸和甘油一酯则与胆盐一起形成水溶性微胶粒，微胶粒与小肠黏膜上皮细胞接触后，微胶粒释放出甘油一酯、脂肪酸，并透过上皮细胞的脂蛋白膜扩散进入上皮细胞内，而胆盐则留在肠腔内继续参与脂肪的消化与吸收。甘油一酯、长链脂肪酸在细胞内重新合成甘油二酯和甘油三酯，并与细胞内载脂蛋白结合成乳糜微粒，后者在高尔基体被包裹一层单位膜，而形成囊泡结构，囊泡在细胞基底面以胞吐方式释放出乳糜微粒，进入细胞间隙的乳糜微粒扩散到毛细淋巴管，由淋巴循环运输走（图11-26）。

3.蛋白质

蛋白质水解产物氨基酸、二肽、三肽是吸收的分子形式。其吸收机制是继发性主动转运，其中氨基酸是与钠离子转运相耦联的继发性主动转运，二肽、三肽则是与H⁺主动转运相耦联的继发性主动转运。小肠壁至少有三种转运氨基酸的运载系统，即中性氨基酸、碱性氨基酸、酸性氨基酸运载系统，也有人提出还有脯氨酸、羟脯氨酸运载系统。二肽、三肽被吸收后，在上皮细胞内分解为氨基酸，与吸收的氨基酸一起进入毛细血管，最后汇入门静脉。

4.水

成年人每天随饮食进入消化管的水量约为1～2L，加上消化液合计约为8～9L。除100～200ml随着粪便排出外，其余均被消化道吸收。胃对水吸收极少，大肠吸收0.5～1L，十二指肠、空肠吸收5～6L，回肠吸收约2L。

水的吸收方式主要是渗透，肠壁吸收糖、氨基酸与电解质造成肠壁渗透压升高，形成肠腔与肠壁渗透压梯度，水顺渗透压梯度跨细胞途径或跨细胞旁途径转移到血液。肠内高渗透压会阻止水的吸收。

5.无机盐

（1）钠　成人每日摄入250～300mmol的钠，消化腺亦分泌与之数量相同的钠，但从粪便排出的钠仅4mmol，可见95%～99%的钠被吸收。其中50%在空肠被吸收，25%在回肠被吸收，其余的在结肠被吸收。

上皮细胞基底面有Na⁺泵，主动将Na⁺由细胞内转运至血液。小肠上皮细胞游离面有Na⁺与葡萄糖（或半乳糖、氨基酸）的共同载体，肠腔内Na⁺进入上皮细胞属于载体介导的易化扩散。

（2）钙　钙盐在胃酸作用下解离出Ca²⁺才能被吸收。食物中的钙仅有部分被吸收，十二指肠吸收能力最强，其次是空肠，回肠、结肠也有吸收能力。一般认为在小肠前半段，肠腔内Ca²⁺进入上皮细胞是钙通道介导的易化扩散。Ca²⁺进入上皮细胞后，与细胞内钙结合蛋白相结合，这对上皮细胞Ca²⁺浓度起到缓冲作用，有利于Ca²⁺充分扩散到细胞内。上皮细胞内Ca²⁺在细胞基底侧通过钙泵转运到血液，另有少量通过Na⁺-Ca²⁺交换方式和胞吐方式被转运到细胞间隙（图11-27）。细胞内钙结合蛋白、钙泵的生成依赖于1，25-二羟维生素D₃。可见决定钙吸收的主要因素为维生素D的供应情况。

（3）铁　十二指肠和空肠为铁的主要吸收部位，每日吸收约10mg，仅为一般饮食的含铁量的1/10。铁的吸收与机体的需要量有关，缺铁时吸收量增加。

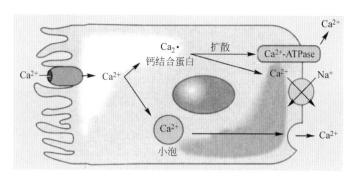

图11-27 钙的吸收

铁的吸收是以Fe^{2+}形式被吸收的，食物中铁首先在胃酸的作用下，解离出Fe^{3+}，后者被维生素C还原成Fe^{2+}。Fe^{2+}与肠上皮细胞游离面膜转运蛋白结合后被转运进入细胞内，一部分与**移动铁蛋**白（mobiloferrrin）结合，后者把Fe^{2+}运输到基底侧膜上**运铁蛋白受体**（transferrin receptor），经受体介导转运到细胞间隙，并与细胞间隙中的运铁蛋白（transferrin）结合。Fe^{2+}的主动转运速度与转运量决定于血中Fe^{2+}水平，其余的则与细胞内铁蛋白结合，暂时贮存细胞内，当血中Fe^{2+}水平低时，再从铁蛋白中释放出来，并被主动转运到血液。由此可见Fe^{2+}的吸收量决定于血中Fe^{2+}水平。

（4）负离子 Cl^-和HCO_3^-的吸收都属于被动吸收，扩散的动力首先是它们在管腔与管壁浓度梯度，然后是Na^+主动吸收形成的管腔与管壁的电位梯度。

6.维生素

脂溶性维生素同脂肪吸收机制一样，是在胆盐的协助下扩散吸收。大部分水溶性维生素，以扩散方式被吸收，维生素B_{12}则先与胃黏膜分泌的内因子结合成复合体，在回肠末段以胞饮方式被吸收。吸收后，维生素B_{12}便从复合体中释放出来。萎缩性胃炎患者易造成恶性贫血，是由于胃底腺壁细胞分泌内因子功能不足，使维生素B_{12}吸收障碍造成的。

复习思考题

1.名词解释：肠绒毛、胰岛、肝小叶、门管区、腹膜与腹膜腔、壁内神经丛、胃肠激素、基本电节律、化学消化、机械消化、黏液-碳酸氢盐屏障、容受性舒张、胃的排空、肠-胃反射、紧张性收缩、蠕动、分节运动。

2.消化系统由哪些器官组成？

3.描述胃、肠的位置、形态和分部。

4.描述肝的形态、位置。

5.简述肝的组织结构。

6.简述消化管壁的一般结构。

7.简述胃壁的组织结构特点。

8.何谓消化道平滑肌的基本电节律？它与动作电位和消化管运动有何关系？

9.胃、肠运动有哪些形式？其生理意义如何？

10.何谓胃排空？影响胃排空的因素主要是什么？

11.胃液主要成分和作用如何？影响胃液分泌的内源性物质有哪些？

12.调节胰液分泌与胆汁排出神经、体液因素主要是什么？

13.为什么说小肠是吸收的主要部位？

14.糖类、脂肪、蛋白质是如何被吸收的？

第十二章

体热平衡与体温调节

新陈代谢（metabolism）是生命活动的基本特征之一，它包括**物质代谢**（material metabolism）和**能量代谢**（energy metabolism）两个过程。能量代谢是伴随物质代谢而发生的能量释放、转移和利用过程。人体利用的能量主要是来自糖类、脂肪、蛋白质分子碳氢键中所蕴藏的化学能。这些物质分解代谢过程中，碳氢键断裂，能量释放出来，碳和氢被氧化为二氧化碳和水。经分解释放的化学能部分转移给高能磷酸化合物，以高能磷酸键形式贮存于三磷酸腺苷和磷酸肌酸等物质中，成为各种生命活动的直接供能物质，另一部分以热能形式散发于体内，是维持体温的直接能源。当机体的能量输入（获取摄食）大于输出（做功及产热）时，将促使体内某些贮能物质（如脂肪）合成，多余的能量贮存于贮能物质中；当能量输入少于输出时，将促使贮能物质释放出贮存能量。

第一节 ▶ 能量代谢

一、机体能量的来源和去路

1.能量的来源

食物的营养成分一般分为5大类，即糖类、脂肪、蛋白质、无机盐和维生素。其中糖类、脂肪和蛋白质是提供人体能量的主要原料。

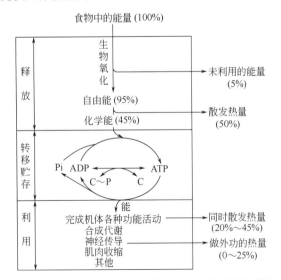

图12-1　体内能量的释放、转移、贮存和利用示意图

C：肌酸；Pi：无机磷酸；C～P：磷酸肌酸

（1）糖类　糖类是机体的主要能源物质，一般情况下（包括生存环境与机体功能状态）机体所需要的能量约70%来源于糖类。

（2）脂肪　脂肪是重要的能源物质，也是机体主要的贮能物质。人体所消耗的能源物质40%～50%来自贮存脂肪。脂肪氧化能释放较多的能量，以单位质量氧化释放的能量计，脂肪释放的能量是糖的2倍多。

（3）蛋白质　蛋白质也是一种能源物质，在体内氧化分解时也可产生能量供组织利用。氨基酸一般不作为机体的能源物质，而主要用于组织细胞和生物活性物质的更新。当机体摄入蛋白质过多时，氨基酸可同糖一样被氧化，氨基酸也可转化为肝糖原（糖异生）和贮存脂质；机体在长期不进食或能量消耗过大时，也会依靠组织蛋白质分解而获取能量，以维持必要的生命活动。

2.能量的去路

糖类、脂肪和蛋白质中的能量除机体不能利用的5%

外，其他部分经生物氧化后，约50%直接转化为热能，以维持体温，45%则以高能磷酸键的形式储存于体内，以供细胞利用（图12-1）。

机体生命活动（如肌肉收缩、腺体分泌、神经冲动产生与传导、物质转运等）所需能量的直接提供者为**三磷酸腺苷**（adenosine triphosphate，ATP）。ATP存在于人体的一切细胞内，ATP断裂一个高能磷酸键变成二磷酸腺苷（ADP），可释放50.16kJ/mol的能量。ATP的消耗由营养物质氧化过程中ATP再生来补充。

体内含高能磷酸键的化合物还有**磷酸肌酸**（creatine phosphate，CP），主要存在于肌肉组织中。当ATP过剩时，ATP将能量转给肌酸，以合成CP而将能量暂时贮存起来。CP也可将贮存的能量再转给ADP生成ATP，以补充ATP的消耗。因此，CP可以看作是ATP的贮存库，ATP的合成与分解是体内能量转换和利用的关键环节。

机体生物氧化释放的能量最终去向是很复杂的，但除肌肉收缩完成一定量的机械功外，其余形式的能量最后都转变为热能，以维持体温并散发到体外。所以，只要不对外做机械功，机体单位时间内产生的总热量可代表其能量代谢的水平。

二、影响能量代谢的因素

有很多因素可影响能量代谢，主要有以下几个方面。

1.肌肉活动

肌肉活动对于能量代谢的影响最为显著。机体任何轻微的活动，甚至不伴有明显动作的骨骼肌紧张，都可明显提高代谢率。剧烈运动或劳动，可使产热量超过安静状态下的15倍以上。肌肉剧烈活动停止后，机体仍将在一段时间内维持较高的耗氧水平。在医学上，常把肌肉活动的程度称为肌肉工作强度，也就是人们平常所说的劳动强度。一般情况下，劳动强度可以用能量代谢率（单位时间内单位体表面积计算人体的产热量）作为评价指标（表12-1）。

表12-1 人体不同状态时的产热量

人体的状态	平均产热量 [kJ/ (m² · min)]	人体的状态	平均产热量 [kJ/ (m² · min)]
躺卧	2.7	扫地	11.4
坐	3.4	打排球	17.0
擦窗户	8.3	打篮球	24.2
洗衣服	9.9	踢足球	24.9

2.精神活动

据测定，在安静状态下，100g脑组织的耗氧量为3～3.5ml/min，此值接近安静肌组织耗氧量的20倍，这说明脑组织代谢率较高。组织代谢率的变化很小，据测定在睡眠中和活跃的精神活动状态下脑中葡萄糖代谢量几乎没有变化。但当精神处于紧张状态，如烦躁、恐惧、哭泣或强烈的情绪激动时，由于随之而出现的无意识的肌紧张以及刺激代谢的内分泌激素（如肾上腺素、去甲肾上腺素、甲状腺激素等）释放增多等原因，产热量显著增加。

3.食物的特殊动力效应

当摄入一定量的食物后一段时间内（从进食后1h左右开始，延续到7～8h），尽管机体同进食前一样处于安静状态下，机体的产热量也会明显高于进食前。即进食能使机体产生额外的能量。食物促进机体"额外"产生热量的作用称为食物的特殊动力效应。这种效应与进食总热量关系不大，而与食物的种类有关。各种营养物质的特殊动力效应是不同的，蛋白质最高。

4.环境温度

安静状态时，能量代谢在20～30℃的环境中最为稳定。当环境温度低于20℃时，代谢率开始增加。在10℃以下时，则显著增加。这是由于寒冷刺激反射性引起肌肉紧张和寒战造成的。当环境温度升高超过30℃时，循环系统、呼吸系统和汗腺的活动增强，导致人体代谢率增高，即产热增加。

三、基础代谢

基础代谢（basal metabolism）指机体在基础状态下的能量代谢。所谓基础状态的条件如下。①清晨、清醒、静卧、肌肉放松，排除肌肉运动影响。②空腹，即禁食12～14h，以排除食物特殊动力效应的影响。③室温20～25℃，排除环境温度的影响。④安静，避免精神活动的影响。

基础代谢是身体状况良好的人，在理想条件下维持自身所必要的最低限度的能量代谢，此时的能量消耗主要用于维持生命的最基本活动（呼吸、循环、泌尿、细胞活动等），通常以耗氧率为指标。

单位时间内的基础代谢产热量称**基础代谢率**（basal metabolism rata，BMR）。正常情况下，基础代谢率与时间和体表面积呈正比，故用基础状态下单位时间、单位体表面积的产热量来确定基础代谢率更为确切，单位为kJ/（m² · h）。基础代谢率与年龄、性别有关，一般为男性高于女性，老年低于成年，儿童高于成年。有关资料表明，3岁儿童的基础代谢率最高，比20岁的人高40%～50%。关于我国男女各年龄组正常基础代谢率的平均值如表12-2所示。

表 12-2　我国正常的基础代谢率平均值　　　　　　　　　　　　　　单位：kJ/（m² · h）

性　别	年龄（岁）						
	11～15	16～17	18～19	20～30	31～40	41～50	51以上
男性	195.5	193.4	162.2	157.8	158.6	154.9	149
女性	172.5	181.7	154.0	146.5	146.9	142.4	138.6

测定基础代谢率的方法分直接测热法和间接测热法，直接测热法是通过大型呼吸热量计收集并计算一定时间内人体散发的热量；间接测热法是测定一定时间内机体耗氧量、CO_2产生量、尿氮量等，推算各种能源物质的消耗量，进一步推算总产热量。

一般说来，基础代谢率的实际数值与正常的平均值相差10%～15%都属于正常。超过正常值20%时才能算病理状态。基础代谢率明显降低见于甲状腺功能低下、艾迪生病、肾病综合征、垂体性肥胖症，以及病理性饥饿时等；基础代谢率明显升高见于甲状腺功能亢进、糖尿病、红细胞增多症、白血病以及伴有呼吸困难的心脏病等。体温升高时，基础代谢率也升高。通常体温每升高1℃，基础代谢率升高13%。

第二节 ▶ 体温及其调节

体温的相对恒定是机体新陈代谢和一切生命活动正常进行的必需条件。体温过高、过低都会影响酶的活性，代谢异常将导致生理功能的障碍，甚至造成死亡。

一、人体的正常体温及其生理性变动

1.人体体温

身体各部分的温度并不一样，可分为**深部体温**和**表层体温**两部分。生理学定义体温为机体深部的平均温度。机体各器官代谢水平不一致，它们的温度略有差别，但由于血液不断循环传递热量，使身体深部的温度趋于一致。机体深部的温度不易测量，临床上常用直肠温度、口腔温度或腋下温度代表体温。正常体温的范围为：直肠温36.9～37.9℃；口温36.7～37.2℃；腋温36.0～37.4℃。

*体温测量操作要领

①测体温时，要先把体温计上的水银柱甩到35℃以下，用棉花蘸酒精擦拭消毒后再用。

②测腋下温度时，要先擦去腋窝的汗，再把体温计有水银的一头放入腋部中央夹紧，10min后取出。

③测直肠温度时，将肛表慢慢地插入肛门3～4cm。使用后要用肥皂水洗净。腹泻、便秘的患者不要应用此法。

④在口中测体温时，将口表水银部分用冷水蘸蘸再放入口中。要把体温计斜放在舌下，轻轻地闭住嘴，不要说话，3min后取出。

⑤看体温计数字时，应横持体温计缓慢转动，取水平线位置观察水银柱所达到的刻度。

2.体温的生理变动

正常体温虽然较为恒定，但可受昼夜、性别、年龄、环境温度、体力活动和精神情绪等因素的影响，在一定范围内波动。体温的生理变动有以下规律。

（1）昼夜节律　体温具有昼夜周期性变化，清晨1：00～6：00时最低，黎明后开始上升，午后13：00～18：00时最高，但波动一般不超过1℃（图12-2）。这种生物节律的控制中心可能在下丘脑视交叉上核。

（2）性别差别　女性的平均体温高于男性0.3℃。正常育龄妇女的基础体温（清晨醒来时口腔温度）随月经周期而呈周期性变化。这种体温变化与排卵有关。

排卵前体温较低，排卵后体温上升，这是因为卵巢排卵后黄体分泌的孕激素刺激了下丘脑的体温调节中枢，导致基础体温升高，因此，根据基础体温曲线可检验受试者有无排卵和确定排卵时间。

（3）年龄差别　新生儿正常的体温较成人稍高，且易波动。这是因为小儿新陈代谢旺盛，体温调节中枢发育尚未完善。老年人代谢活动减弱，体温较青壮年略低。

（4）运动和情绪影响　肌肉活动时，产热增加，可使体温暂时升高1～2℃。所以测体温时，要先让受试者安静一段时间，小儿应防止其哭闹。

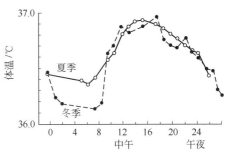

图12-2　人体体温的昼夜节律

二、产热机制和散热机制

机体生命活动过程中不断地产生热量，又不断地向外界环境散失热量，两者处于动态平衡。机体的产热过程与散热过程受诸多因素的影响，在不断地发生改变，两者犹如天平两侧的托盘（如图12-3）。若产热量大于散热量，将导致体温升高；反之，散热量大于产热量，则导致体温下降。在体温调节机制的控制下，使两者处于动态平衡状态时，即维持正常体温。

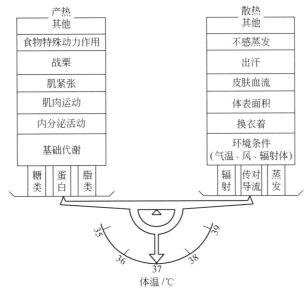

图12-3　人体产热与散热的动态平衡

1.产热过程

（1）主要产热器官　人体在安静时，热量主要由内脏活动产生，其中以肝脏的产热量最高，其次是脑；而在劳动或运动时，肌肉则成为主要的产热器官。骨骼肌紧张度稍有增强，产热量即可发生明显改变，剧烈运动时产热量可增加40倍之多，此时肌肉的产热量可占人体产热总量的90%以上。

（2）产热调节　机体热量主要来源于基础代谢、肌肉活动和食物的特殊动力效应等，另外当机体处于寒冷环境中时，还可通过战栗（寒战）产热和非战栗（非寒战）产热两种形式来增加产热量。

① **战栗产热**（shivering thermogenesis）：战栗是机体受寒冷等刺激时骨骼肌发生的不随意节律性收缩，其节律为9～11次/min。其特点是屈肌和伸肌同时收缩，不做外功但产热量很高。发生寒战时，肌肉代谢率可增加4～5倍。人体战栗产热能力远不如某些动物（如狗）。

② **非战栗产热**（non-shivering thermogenesis）：非战栗产热又称为**代谢产热**。机体受到寒冷刺激时，交感神经兴奋，肾上腺髓质激素、甲状腺激素分泌量增加，均可引起组织代谢率提高，产热量增加。这在新生儿体温调节中尤为重要，新生儿体内有褐色脂肪，褐色脂肪在神经、体液的调节下可迅速分解氧化产生大量热量（可占总产热量的70%）。

2.散热过程

主要散热部位：以皮肤为主，肺次之；另外，粪、尿也可带走少量热量。

主要散热方式：当外界气温低于体表温度时，人体主要通过辐射、传导和对流方式散热，其散热量约占总散热量的70%。当外界温度接近或高于皮肤温度时，机体主要依靠蒸发方式散热。

（1）散热的主要方式

① 辐射散热。人体以热射线（红外线）形式将体热传给外界较冷物体称为辐射散热。机体在安静状态下以辐射形式发散的热量占总散热量的60%左右。辐射散热量和机体的有效辐射面积以及皮肤与环境之间的温差呈正相关。

② 传导散热。机体体表的热量直接传给与之接触的较冷物体称为传导散热。机体深部的热量传至体表，再由体表传给与之接触的较冷物体，如衣服和床等。传导散热量的多少决定于皮肤与物体的接触面积、皮肤与接触物之间的温差以及接触物体的导热性能。由于脂肪组织、衣服、空气均为热的不良导体，因此以传导方式散失的热量一般并不多。根据传导散热的原理，临床上常利用冰袋、冰帽给高热患者降温。

③ 对流散热。这是传导散热的一种特殊方式。首先人体的热量传给与身体接触的周围薄层空气，该层空气与其周围相邻空气之间不断流动，形成对流，从而促使体热散发到空间。风速越快、对流空气的温度越低，则对流散热越多。

④ 蒸发散热。是体表水分蒸发带走体热的过程。蒸发1g水机体散失2.43kJ的热量。当气温等于或高于体温时，蒸发是唯一的散热途径。蒸发可分为不感蒸发和发汗两种。

不感蒸发　皮肤（通过皮肤角质层）和呼吸道（通过呼吸气体）不断有水分渗出而被蒸发掉，这种水分蒸发叫不感蒸发。人体每昼夜皮肤不感蒸发的水分约有1000ml。其中通过皮肤的为600～800ml，通过肺和呼吸道的为200～400ml。

发汗　又称可感蒸发，是通过汗腺主动分泌汗液的过程。高湿、无风的高温环境中，因汗液不能及时蒸发，造成体热淤积，容易发生中暑。汗液中溶质占汗液的1%，主要是NaCl，另有KCl、尿素等，大量出汗不仅会造成机体脱水，还会造成电解质丢失，引起机体电解质紊乱。

（2）散热的调节　人体主要通过发汗和改变皮肤血流量来调节散热。

① 发汗调节。汗腺受交感胆碱能神经纤维支配。发汗是反射活动，环境温热刺激皮肤温度感受器，或体温升高刺激某些中枢部温度感受器均可引起发汗。

② 改变皮肤血流量。辐射散热、传导散热和对流散热的量主要决定于皮肤温度。机体通过交感神经调节皮肤内小、微动脉的口径和动静脉吻合支的启闭，控制皮肤血流量，以调节皮肤温度，从而调节机体散热量。

三、体温调节

体温调节分为行为调节和自主调节。行为性体温调节指通过各种行为减少或促进散热，如动物的趋避阳光，人类根据环境温度变化而增减衣服等；自主性体温调节是在体温调节中枢的参与下，调节产热和散热的反射活动，如寒战、发汗、血管舒缩等生理活动，调节机体的产热量和散热量，从而使机体保持体温相对稳定。

1.温度感受器

（1）外周温度感受器　皮肤、黏膜、内脏和大静脉周围存在温度感受器，它们对机体外周温度起监测作用，并将温度变化的信息传至体温调节中枢。

（2）中枢温度感受器　中枢神经系统内存在温度敏感神经元，主要分布在下丘脑、脑干网状结构和脊髓等处，它们可感受血液的温度变化。动物实验表明，在视前区-下丘脑前部（PO/AH），局部给予温热刺激，可记录到较多神经元的放电频率在一定范围内增加，这种神经元称为**热敏神经元**。而在PO/AH、隔区和中脑网状结构中，还有少数神经元在受冷刺激时放电频率增加，这种神经元称为**冷敏神经元**。

2.体温调节中枢

动物实验证明，调节体温有关的神经元广泛分布于中枢神经系统的各级水平，PO/AH被认为是体温恒定调节的基本中枢，PO/AH一方面接受流经脑部血液温度刺激和外周温度感受器传来的信息，另一方面将整合信息传给下丘脑其他温度调节相关中枢，从而改变产热和散热活动。

3.调定点学说

关于体温调节的机制，即人体如何把体温维持在37℃这一水平上，一般用**调定点学说**来解释。该学说认为，人和高等恒温动物的体温调节类似恒温器的温度调节。中枢内有一体温调定点，调定点的作用相当于恒温装置的温度调定器，是调节温度的基准。PO/AH的温敏神经元与冷敏神经元起着调定点的作用，它们决定着体温稳定的平衡点。这两类神经元活动的强度依下丘脑温度的高低而改变（图12-4）。

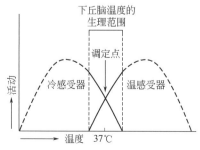

图12-4　下丘脑调定点机制示意图

热敏神经元与冷敏神经元温度-放电频率曲线的交叉点，就是体温稳定的平衡点，即调定点。正常人此点温度为37℃。若血液的温度超过37℃时，温敏神经元放电频率增加，散热活动加强，产热活动减弱，结果体温回降。若血温不足37℃时，则引起相反的变化，热敏神经元放电频率减少，冷敏神经元放电增加散热活动减弱，产热活动加强，结果体温回升。皮肤温度感受器的传入信息，通过中枢整合作用，也可影响调定点的活动。

体温异常

1.发热

因产热增加、散热减少而导致体温高于正常范围，称为发热，俗称发烧。临床上以口腔温度为标准，将发热程度划分为四级。低热：体温37.3 ～ 38℃；中度热：体温38.1 ～ 39.0℃；高热：体温39.1 ～ 41℃；超高热：体温41.0℃以上。将发热的过程分为三个阶段：体温上升期、高热持续期和退热期。

人体之所以发热，不外乎致热原与非致热原两种因素作用的结果。致热原引起的发热最为常见，发热的发病机制概括为四个环节：一是传染因素和非传染因素作为激活物激活体内产热源细胞产生内源性致热原（EP）；二是致热源细胞释放EP；三是EP进入脑内后，很可能通过中枢介质作用使体温调定点上移；四是体温中以新的调定点调节体温，最终导致发热。内源性致热原现已公认是白细胞介素-1（interleukin-1，IL-1），主要由单核细胞产生，巨噬细胞和一些肿瘤细胞也能产生。近年来还发现病毒感染细胞产生的干扰素、巨噬细胞分泌的肿瘤坏死因子、单核细胞分泌的巨噬细胞炎症蛋白-1都是内源性致热原。激活物主要有微生物（如革兰阴性细菌菌壁含有的内毒素、革兰阳性菌体内的外毒素、细菌与病毒颗粒本身）、致炎物（如尿酸结晶）、抗原-抗体复合物、淋巴因子等。

2.中暑

中暑是人体在高温和热辐射的长时间作用下，机体体温调节出现障碍，水、电解质代谢紊乱及神经系统功能损害的总称，是热平衡功能紊乱而发生的一种急症，可分为三种。一是在闷热环境内出现的热射病，患者感觉头痛、头晕、口渴，然后体温升高，脉搏加快，面部发红，甚至昏迷。二是受烈日长时曝晒，日光穿透皮肤和颅骨引起脑细胞受损，进而脑组织充血、水肿，首先头部温度升高，继而剧烈头痛、恶心呕吐、烦躁不安，最终可出现昏迷及抽搐等。三是热痉挛，人在高温环境中由于大量出汗使体内钠盐水平过低，最终引起四肢甚至全身肌肉痉挛。

复习思考题

1. 试述能量代谢的概念及人体能量的来源与去路。
2. 试述影响能量代谢的因素。
3. 何谓基础代谢率？其正常值范围是多少，有何临床意义？
4. 生理学中所指的体温是什么？体温有何正常变动？
5. 人体的产热和散热过程受哪些因素的影响和调节？
6. 机体是如何维持体温相对恒定的？
7. 安静情况下机体主要产热器官是什么？运动情况下主要产热器官是什么？

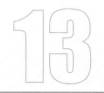

第十三章

尿液的生成与排出

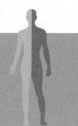

排泄（excretion）是指机体将代谢过程中产生的代谢终产物和体内多余的水、无机盐以及进入机体内的异物排出体外的过程。机体的代谢废物主要是细胞呼吸产生的CO_2和蛋白质等分子分解产生的含氮废物，如NH_3、尿素、尿酸等。

人体排泄的途径主要有四个。①呼吸器官：主要是排出二氧化碳和部分水（以水蒸气形式随呼气排出）；②皮肤：主要是以汗液的形式排出水、部分无机盐和少量尿素等；③泌尿器官：主要是以尿液的形式排出水溶性代谢终产物（如尿酸、尿素、肌酐等）和多余的水及无机盐，是人体排泄的主要途径；④消化器官：如肝脏通过分泌胆汁排泄胆色素，唾液腺通过分泌唾液排泄一些重金属等。

参与尿液生成与排出的器官组成**泌尿系统**（urinary system）。泌尿系统可分为肾脏、输尿管、膀胱和尿道。肾脏产生尿液，其余为排尿器官。

泌尿对维持人体内环境的相对稳定性起着重要的调节作用。主要表现在以下几个方面：一是调节细胞外液的量与晶体渗透压；二是调节细胞外液的电解质平衡；三是调节机体酸碱平衡；四是排除机体代谢终产物和进入体内的异物；五是生成与分泌激素。

第一节 ▶ 泌尿器官

一、肾脏

（一）肾脏的位置、形态和一般结构

肾脏（kidney）贴于腹后壁上部脊柱两侧浅窝中，左、右各一，左肾上端平第11胸椎体下缘，下端平第2腰椎体下缘，右肾由于受肝脏影响，比左肾低半个椎体高度（图13-1）。

肾脏呈红褐色，蚕豆形，长10～12cm，宽5～6cm，厚3～4cm，重120～150g，左肾较右肾稍大。肾有上、下两端，前后两面，内、外侧两缘，肾外侧缘隆凸，内侧缘中部凹陷称**肾门**，是肾盂、血管、淋巴管及神经等进出肾的部位。肾门向肾实质凹陷形成一个空腔，称为**肾窦**。肾脏表面光滑，外面包被由致密结缔组织构成的纤维膜。

肾脏为实质性器官，可分为肾实质和肾盂两部分。肾实质又分为表层的**皮质**（renal cortex）和深部的**髓质**（renal medulla）（图13-2）。肾皮质呈红褐色，富含血管。

肾髓质呈淡红色，血管较少，由15～25个**肾锥体**（renal pyramids）组成。肾锥体的顶部较钝圆，称**肾乳头**（renal papillae），朝向肾窦。肾乳头上有小孔，称**乳头孔**。肾乳头被称为**肾小盏**（minor renal calices）的漏斗状膜性小管包绕。肾锥体的底部较宽，与皮质相连接，一个肾锥体和与其相连的皮质组成一个肾叶，肾叶内有许多自肾锥体伸向皮质浅层的放射状条纹，称髓放线。位于肾锥体之间的皮质称为**肾柱**。

每个肾有7～8个**肾小盏**，每个肾小盏包绕1～3个肾乳头，相近的2～3个肾小盏合并成一个**肾大盏**（major renal calices），肾大盏再汇合成扁漏斗状的**肾盂**（renal pelvis），肾盂出肾门后逐渐变细，移行为**输尿管**。

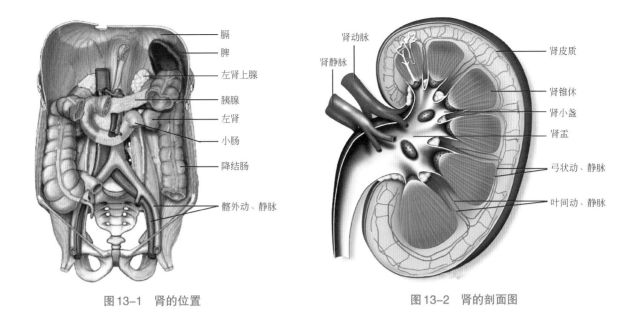

图13-1　肾的位置

图13-2　肾的剖面图

（二）肾脏的组织结构

肾实质主要由大量**泌尿小管**（uriniferous tubule）组成，小管间有少量的结缔组织与血管、神经等结构（图13-3）。

1.泌尿小管

泌尿小管由单层上皮构成，包括**肾小管**和**集合管**两部分，肾小管的末端与集合管相连。肾小管起始端膨大内陷成双层的囊，称为**肾小囊**，肾小囊包绕一个毛细血管球（**肾小球**）与其共同构成**肾小体**，肾小体及与其相连的肾小管称为一个**肾单位**。

（1）**肾单位**（nephron）　肾单位由肾小体和肾小管两部分构成。每个肾脏约有100万～200万个以上的肾单位。根据肾小体在皮质中分布位置深浅的不同，可将肾单位分为**浅表肾单位**和**髓旁肾单位**两种（图13-4）。浅表肾单位数量多，其肾小体位于皮质浅部。髓旁肾单位数量较少，其肾小体位于靠近髓质的皮质中。

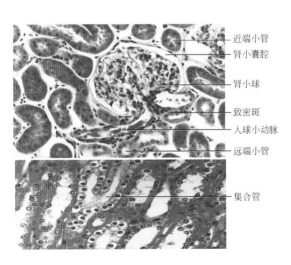

图13-3　肾组织切片像

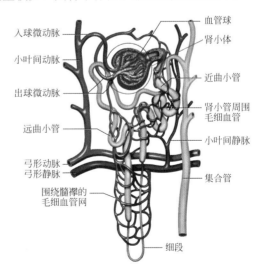

图13-4　肾单位结构模式图

① **肾小体**（renal corpuscle）。肾小体近似球形，分布于皮质和肾柱内，由肾小囊和肾小球构成。小动脉出入的一端称血管极，肾小囊与肾小管相连的一端称尿极（图13-5）。

a.**肾小球**（renal glomerulus）。是一个包在肾小囊中的一团盘曲的毛细血管球（图13-5）。肾动脉在肾内反复分支形成许多入球小动脉，入球小动脉进入肾小囊后有4～5个分支，每个分支再继续分支形成网状毛细血管祥，此处毛细血管为有孔毛细血管，而后毛细血管又汇成一条出球小动脉，从血管极处离开肾小囊。由于入球小动脉较出球小动脉粗，故肾小球内的血压较高。

b.**肾小囊**（renal capsule）。由肾小管起始端膨大凹陷形成的双层囊，外层称为壁层，由单层扁平上皮细胞组成，内层称为脏层，包在肾小球毛血管外面。内、外两层之间的腔隙称为**肾小囊腔**，与肾小管腔相通。肾小囊内层细胞有许多足状突起，称为**足细胞**（podocyte）（图13-6）。在扫描电镜下可见，足细胞从胞体伸出几个大的初级突起，继而再分成许多指状的次级突起，相邻足细胞的次级突起相互穿插嵌合成栅栏状（图13-6），紧贴在毛细血管内皮基膜外面。突起之间有宽约25nm的裂隙，称**裂孔**（slit pore），孔上覆盖一层厚4～6nm的裂孔膜（slit membrane）。突起内含较多微丝，微丝收缩可改变裂孔的宽度。

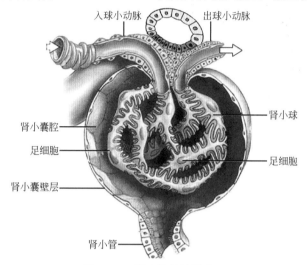

图13-5 肾小体结构模式图

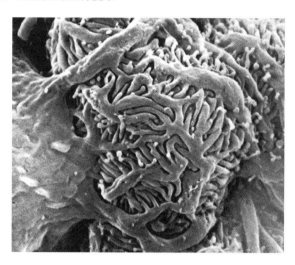

图13-6 足细胞扫描电镜像

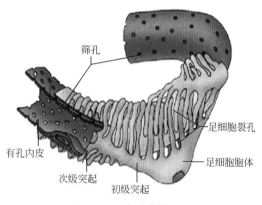

图13-7 滤过膜模式图

当血液流经肾小球时，血浆小分子成分透过毛细血管有孔内皮、内皮基膜、足细胞裂孔膜三层结构滤入肾小囊腔形成原尿，这三层结构合称为**滤过膜**（filtration membrane）（图13-7）。

② **肾小管**（renal tubule）。长30～50mm，管壁由单层上皮细胞构成，肾小管分近端小管、袢细段和远端小管三部分。肾小管有重吸收和分泌等作用。

a.**近端小管**。是肾小管中最长的一段，管径相对较粗，分为曲部（又称近曲小管）和直部两段。曲部位于皮质内，起始于肾小体尿极，盘曲于肾小体附近，直部走向髓质。近端小管管壁上皮细胞为立方形，胞体较大，核呈球形，位于近基部，细胞内有丰富的线粒体。光镜下可见细胞游离面有刷状缘，基底面有纵纹，刷状缘是上皮细胞腔面紧密排列的细长微绒毛表现，纵纹是细胞基部质膜内褶与线粒体的表现。细胞侧面有**侧突**，相邻细胞侧突相互镶嵌，故光镜下细胞分界不清（图13-3）。

b.**袢细段**。与近端小管直部相延续，由单层扁平上皮组成。

c.**远端小管**。也分为曲部（又称**远曲小管**）和直部两段。直部与细段相延续，并走向皮质。曲部盘绕在肾小球附近，末端接集合管。远端小管管壁上皮细胞呈立方状，细胞体积相对较小，核位于中央，游离面有微绒毛，侧面有侧突，但微绒毛和侧突不如近端小管发达，故光镜下无刷状缘。基部质膜内褶发达，故纵纹较明显。

近端小管直部、细段、远端小管直部呈"U"形走行，称**髓袢**。髓旁肾单位髓袢细长，在尿液浓缩与稀释中起重要作用。

（2）**集合管**（collecting tubule）管径较粗，全长20～38mm，可分为**弓状集合管、直集合管**和**乳头管**三部分。弓状集合管接远端小管，位于皮质迷路内，呈弧形，直集合管沿髓放线直行走向深髓，沿途有许多远端小管曲部汇入，直集合管的管径逐渐变粗，移行为更粗大的乳头管。管壁上皮细胞由单层立方状逐渐增高为单层柱状上皮，细胞界线清楚，核圆形，位于中央，细胞器少。集合管也有重吸收水作用，能使原尿浓缩。

泌尿小管的分部总结如下。

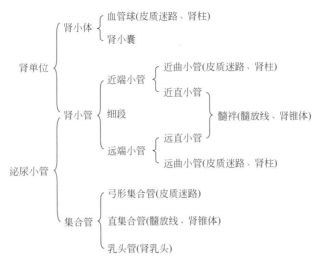

（3）**肾小球旁器**（juxtaglomerular apparatus）　位于入球小动脉、出球小动脉与远曲小管之间的区域，由**球旁细胞、致密斑**和**球外系膜细胞**三个细胞群构成（图13-5）。

① 球旁细胞。入球小动脉行至肾小球处，血管壁平滑肌细胞衍化为上皮样细胞，称为球旁细胞。细胞呈立方状，核较大，粗面内质网和核糖体丰富，高尔基复合体发达，并有大量的分泌颗粒。球旁细胞的功能是合成和释放肾素。

② 致密斑。远端小管靠近肾小体血管极处，贴近肾小体一侧的上皮细胞增高变窄，形成一个椭圆形隆起，称为致密斑。致密斑为Na^+感受器，能感受小管液中Na^+浓度的变化，当小管液内Na^+浓度降低时，致密斑细胞及时将信息传递给球旁细胞，促使球旁细胞分泌肾素。

③ 球外系膜细胞。球外系膜细胞是入球小动脉、出球小动脉、致密斑之间的细胞群。球外系膜细胞与球旁细胞、球内系膜细胞之间有缝隙连接，因此认为它在肾小球旁器功能活动中，可能起信息传递作用。

2.肾脏的血液循环

（1）肾脏的血管分布　肾动脉直接起自腹主动脉，入肾后分支形成**叶间动脉**沿肾柱上行，在皮质与髓质交界处分支形成与肾表面相平行的**弓形动脉**，弓形动脉又分出许多**小叶间动脉**走向皮质浅层，直达被膜。小叶间动脉分出许多**入球小动脉**，后者入肾小囊后分支形成肾小球，肾小球毛细血管再汇合成**出球小动脉**。浅表肾单位的出球小动脉离开肾小体后，在肾小管周围又分支形成**球后毛细血管网**，分布于肾小管周围，毛细血管网汇合成**小叶间静脉**，后者注入**弓形静脉**或**叶间静脉**，它们与相应动脉伴行，最后形成**肾静脉**出肾（图13-4，图13-8）。小叶间动脉、弓状动脉和髓旁肾单位的出球小动脉还发出若干**直小动脉**进入髓质，分支成髓质毛细血管网，后者汇合成**直小静脉**返回皮质，汇入小叶间静脉或弓状静脉。

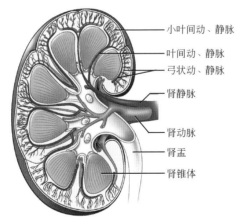

图13-8　肾脏血管分布模式图

（2）肾脏的血液循环特点

① 肾动脉起自腹主动脉，血管短粗，血流量大，约占心输出量的1/4。

② 肾皮质血液循环通路中出现两次毛细血管，即肾小球毛细血管和球后毛细血管网，前者的血压较高，有利于肾小球血液滤过至肾小囊囊腔形成原尿，后者的血浆胶体渗透压较高，有利于肾小管上皮细胞的重吸收作用。

③ 髓质的直小血管与髓袢伴行，形成"U"形血管袢，在尿液的浓缩与稀释中起重要作用。

二、输尿管、膀胱、尿道

1.输尿管（ureter）

输尿管是一对细长的肌性管道，长20～30cm，直径0.4～0.7cm。上端起自肾盂，然后沿腹后壁脊柱两侧下行，至膀胱后下方穿膀胱壁开口于膀胱腔。输尿管能够缓慢地节律性收缩，促使尿液向膀胱间歇性运输。输尿管有三个生理狭窄处：由上而下依次位于起始处、越过小骨盆入口处、穿膀胱壁处，尿路结石往往滞留在这些狭窄部位，易造成尿路梗阻、感染、肾功能损害等。

2.膀胱（urinary bladder）

膀胱是贮存尿液的囊状肌性器官，成人正常的容量为350～500ml，最大容量可达800ml，女性膀胱的容量比男性小，新生儿的膀胱容量为成人的1/10，老年人由于肌紧张力减低，则容量增大。

（1）膀胱的位置与形态　膀胱的大小、形状、位置随尿液充盈程度而发生变化，膀胱空虚时呈锥体形，可分为顶、体、底、颈四部分。顶端较小，朝向前上方，底部呈三角形，朝向后下方，顶和底之间的大部分为膀胱体，膀胱下部与尿道相移行的部分为膀胱颈，以**尿道内**口接尿道。成人膀胱位于小骨盆腔内，居耻骨联合的后方（图13-9）。女性膀胱底后方与子宫下部及阴道上部相邻，男性则与精囊腺、输精管壶腹及直肠相邻，下方男性接前列腺，女性为尿生殖膈。

（2）膀胱壁的组织结构　膀胱壁由内向外依次分为黏膜层、肌层和外膜。黏膜层形成许多皱襞，但膀胱底部腔面两输尿管口与尿道内口之间的三角形小区呈光滑状，称**膀胱三角**，是肿瘤与结核的好发部位（图13-10）。黏膜上皮为变移上皮，肌层由内纵行、中环行和外纵行三层平滑肌构成，各层相互交错，分界不清，整个肌层称为**逼尿肌**，收缩时使膀胱内压升高，对尿液排出起重要作用。环形肌在尿道内口处增厚，称**尿道内括约肌**。外膜除顶部为浆膜外其余均为纤维膜。

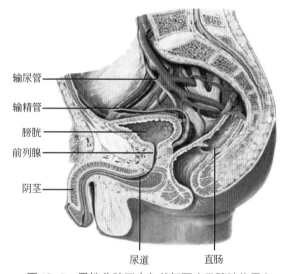

输尿管
输精管
膀胱
前列腺
阴茎
尿道　直肠

图13-9　男性盆腔正中矢状切面（示膀胱位置）

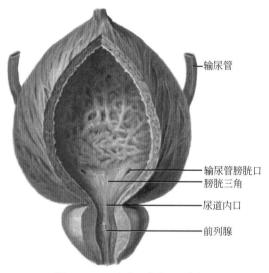

输尿管
输尿管膀胱口
膀胱三角
尿道内口
前列腺

图13-10　膀胱三角与尿道内口

3.尿道（urethra）

尿道是将膀胱内尿液排出体外的肌性管道，起自膀胱尿道内口，止于尿道外口。尿道在穿过尿生殖膈膈处有环形骨骼肌，称**尿道外括约肌**。男性尿道除排尿功能外，还有排精作用（见第十五章）。女性尿道短而直，长约3～5cm。由于女性尿道短而直且易于扩张，病菌易从尿道进入，经膀胱、输尿管逆行至肾盂引起膀胱炎或肾盂肾炎。

第二节 ▶ 尿的生成

一、尿的化学成分及理化性质

1.尿量及化学成分

尿量的多少与人体每天摄入的水量及由其他排水途径（如排汗）排出的水量有关。正常成年人每昼夜排出的尿量约1000 ～ 2000ml，平均1500ml。尿量100 ～ 500ml称少尿，尿量少于100ml称无尿。尿中96% ～ 97%是水，3% ～ 4%是溶质。溶质中以电解质和非蛋白含氮化合物为主，电解质中以Cl^-、Na^+、K^+离子较多。非蛋白含氮化合物中以尿素为最多，肌酐、尿酸、氨等较少。尿中各成分的量随人体摄入的水量、食物性质及人体活动状况不同而有所变化。

2.尿的理化性质

由于尿液中含尿胆素，正常人的尿呈淡黄色。当尿量减少而浓缩时，颜色加深。24h混合尿的相对密度约为1.015 ～ 1.025。相对密度的高低与尿量及其成分有关，摄水量多时，尿量增加，相对密度降低；反之，摄水量少或大量出汗时，尿量减少，相对密度升高。

尿的酸碱度随人体摄入食物种类的不同而不同，pH值的变动范围是5.0 ～ 7.0。吃混合性食物时，尿多呈酸性，因蛋白质分解后产生的酸根（硫酸根和磷酸根）较多。长期素食的人，因果蔬类食物中的苹果酸、柠檬酸等化合物可在体内氧化而转变为碳酸氢盐，故尿呈碱性。

二、尿的生成过程

尿的生成包括三个连续的过程：肾小球的滤过作用，肾小管和集合管的重吸收作用，肾小管和集合管的分泌与排泄作用。

（一）肾小球的滤过作用

1.原尿的形成

肾小球的滤过作用是尿生成的第一个过程。在动物实验中，用微穿刺法从肾小囊腔中获取少量原尿液体进行微量化学分析，结果表明，囊腔液体除了不含大分子蛋白质外，其他物质成分（如葡萄糖、氯化物、无机磷酸盐、尿素、尿酸和肌酐等）及其浓度都与血浆十分接近，pH值和晶体渗透压也与血浆相似，由此证明囊内液是血浆的超滤过液，即血液流经肾小球毛细血管时，血浆小分子成分在压力的作用下透过滤过膜进入肾小囊腔形成原尿。肾小球滤过作用主要取决于两个方面的因素：一是滤过膜的通透性和总面积；二是肾小球处的有效滤过压。

（1）滤过膜的通透性和总面积　电镜下观察表明肾小球有孔毛细血管内皮上的窗孔很小，直径50 ～ 100nm，内皮细胞基膜较厚，主要为微纤维网结构，微纤维网的孔隙极小，足细胞裂孔膜的分子孔更小，直径仅4 ～ 14nm。滤过膜各层的孔道构成了滤过膜的机械屏障，使滤过膜在具有较大通透性的同时，具有严格的选择性，小分子物质如葡萄糖、尿素、尿酸、肌酐和各种离子等可以自由通过滤过膜，分子量在7万以上的大分子和血液的有形成分则不能通过滤过膜。另外滤过膜上有带负电荷的唾液蛋白，构成了电学屏障，使分子量小于7万的带负电蛋白质也基本不能通过滤过膜。

（2）有效滤过压　血液中的物质能否滤入肾小囊取决于滤过膜的通透性，而滤过量的多少则主要取决于有效滤过压（图13-11），有效滤过压是肾小球滤过作用的动力。与一般组织毛细血管处组织液生成的有效滤过压相似，**肾小球有效滤过压 ＝（肾小球毛细血管血压＋囊内液胶体渗透压）—（血浆胶体渗透压＋肾小囊内压）**。因肾小囊内的滤液中蛋白质含量极少，其胶体渗透压可忽略不计，故肾小球有效滤过压 ＝ 肾小球毛细血管血压—（血浆胶体渗透压＋肾小囊内压）。由此可见，肾小球毛细血管血压是滤过的动力，而血浆胶体渗透压和囊内压则是滤出的阻力。用微穿刺法测得大鼠肾小球毛血管血压平均值为6.0kPa，入球动脉端与出球动脉端几乎相等，肾小囊内压为1.3kPa，血浆胶体渗透压入球端为3.3kPa，出球端为4.7kPa，由上数据可计算获知有效滤过压入球端为1.4kPa，出球端为0kPa。由于有效滤过压始终为正值，所以肾小球毛细血管内血浆小分子成分能不断地透过滤过膜形成原尿。

2.肾小球滤过率与滤过分数

肾小球滤过率（glomerular filtration rate，GFR）是指单位时间内（每分钟）两肾生成的总超滤液量。据测定，体表面积为1.73m²的个体，其肾小球滤过率为125ml/min左右，故每天两肾从肾小球滤出的原尿总量高达180L。

滤过分数（filtration fraction）指肾小球滤过率与肾血浆流量的比值。经测算，肾血浆流量为660ml/min，所以滤过分数为：

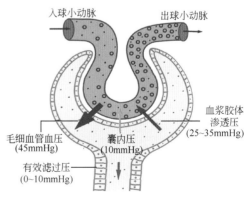

图13-11　有效滤过压示意图

（1mmHg=133.322Pa）

125/660×100%=19%。滤过分数表明，流经肾的血浆约有1/5由肾小球滤出到肾小囊腔中形成原尿。肾小球滤过率和滤过分数是衡量肾小球滤过功能的重要指标。

3.影响肾小球滤过作用的因素

根据原尿生成的原理，影响肾小球滤过作用的因素主要有以下几个方面。

（1）滤过膜的通透性及滤过膜的面积　正常生理状态下，肾小球滤过膜的通透性比较稳定。在特殊情况下，如肾小球受到炎症、缺氧或中毒等损害时，滤过膜的通透性增加，蛋白质甚至红细胞都可能进入滤液中，则患者相应出现蛋白尿和血尿。

正常人双肾总滤过面积可达1.5～2m²。病理情况下可造成滤过面积减少，如急性肾小球肾炎，炎症部位的肾小球毛细血管管径变窄或完全阻塞，有效滤过面积减少，肾小球滤过率随之降低，导致原尿量减少。

（2）有效滤过压　构成有效滤过压的三种因素中的任何一个因素发生改变都会影响肾小球的滤过作用。

① 肾小球毛细血管血压。肾内存在血压-血流自动调节机制（见本章第三节），当平均动脉压在10.7～24kPa（80～180mmHg）范围内变化时，肾小球毛细血管血压能够维持相对稳定，肾小球的滤过率基本保持不变。当动脉血压低于10.7kPa（80mmHg）时，或剧烈运动、严重创伤、麻醉、休克等应激状态下，肾血管收缩，肾血流量减少，肾小球毛细血管血压将下降，肾小球滤过率也随之下降。

② 囊内压。一般情况下，肾小囊内压比较稳定。只有在病理情况下，如肾盂或输尿管结石、肿瘤压迫或其他病因引起的尿路阻塞，造成囊内压升高，致使有效滤过压降低，肾小球滤过率随之减小。

③ 血浆胶体渗透压。正常情况下，血浆蛋白的含量变化很小，血浆胶体渗透压比较稳定，对有效滤过压影响不大。但当某些疾病使血浆蛋白质浓度明显降低，或短时间内向静脉大量滴注生理盐水使血浆严重稀释而引起血浆蛋白浓度降低时，血浆胶体渗透压下降，有效滤过压升高，使肾小球的滤过率增加。

*肾小球肾炎（glomerulonephritis）：肾小球肾炎可分为原发性肾小球肾炎和继发性肾小球肾炎。原发性肾小球肾炎是原发于肾脏的独立性疾病，病变主要涉及肾脏，有急性与慢性之分。继发性肾小球肾炎的肾脏病变是由其他疾病引起的，如红斑狼疮性肾小球肾炎、过敏性紫癜性肾炎，一般所称肾小球肾炎常指原发性肾小球肾炎。

急性肾小球肾炎起病急，病程短，多发于4～14岁儿童，男性多于女性。多发生在链球菌感染之后（如咽炎、扁桃体炎），在急性肾小球肾炎发病时，由于肾小球弥漫性毛细血管内皮增生，管腔变窄或完全阻塞，使有滤过功能的肾小球数量减少，有效滤过面积也因而减少，导致肾小球滤过率降低，结果出现少尿以致无尿，小便化验几乎都含有蛋白质（称蛋白尿）。

慢性肾小球肾炎病程长，多见于20～40岁的青壮年，呈缓慢进行性发展趋势。具体病因尚不清楚，不少患者的病因仍与细菌、病毒、药物或其他物质在体内引起肾小球细胞组织发生炎症性变态反应有关，肾小球滤过功能降低，滤过屏障及电荷屏障损伤，蛋白分子及血细胞从肾小球滤过膜滤过到原尿中，临床表现为程度不等的蛋白尿、血尿、水肿、高血压和进行性加重肾功能损害，严重的可发展为尿毒症。尿毒症是由多种原因造成的肾单位进行性的大范围损害所致，表现为肾脏的泌尿功能障碍，包括有毒物质在内的体内代谢物潴留和机体内环境严重紊乱，对生命威胁极大。

（二）肾小管与集合管的重吸收作用

原尿从肾小囊腔流入肾小管后称为小管液。正常的成年男性每天形成的原尿量约为180L，而终尿量仅为1.5L左右，这表明当原尿流经肾小管和集合管时，原尿量的99%被重吸收送回血液。小管壁把小管液中的物质转运到管外的过程称**重吸收作用**（reabsorption）。研究表明，原尿中约99%的水被肾小管和集合管重吸收，葡萄糖、氨基酸等全部被重吸收，Na⁺、Cl⁻、K⁺、Ca²⁺、尿素等不同程度地被重吸收。由于肾小管与集合管各段的结构和功能不同，故各部位重吸收物质的种类及重吸收能力的大小也不同。

1.几种物质的重吸收

（1）Na⁺、Cl⁻和水的重吸收　Na⁺在近端小管的吸收量占Na⁺吸收总量的60%～70%，在远曲小管的吸收量占Na⁺吸收总量的10%，其余在髓袢和集合管内被吸收。

近端小管与远端小管上皮相邻细胞在近管腔侧有紧密连接，它将细胞间隙与管腔隔开。近端小管与远端小管上皮细胞的侧面有Na⁺泵，能将细胞内Na⁺主动转运至细胞间隙，使细胞内Na⁺浓度降低，而低于管腔内小管液。Na⁺顺管腔与细胞内的Na⁺浓度梯度扩散到细胞内（图13-12）。Cl⁻则通过Na⁺的同向转运蛋白顺着Na⁺浓度梯度易化扩散到细胞内，或通过Cl⁻通道顺Na⁺主动吸收造成的电位梯度而被动重吸收。Na⁺、Cl⁻的重吸收造成管腔与管壁的渗透压梯度，水分也顺着渗透压梯度以渗透形式被吸收。

（2）K^+的重吸收　K^+主要在近端小管重吸收，吸收方式一般认为是上皮细胞管腔膜侧的主动转运，其机制还不清楚。K^+在远端小管与集合管有主动分泌活动。

（3）葡萄糖与氨基酸的重吸收　葡萄糖与氨基酸的重吸收方式属于继发性主动转运，同小肠黏膜上皮的吸收方式一致（见第十一章）。

（4）HCO_3^-的重吸收　HCO_3^-的重吸收是与H^+的分泌相偶联的。上皮能向小管腔主动分泌H^+，H^+与小管液中的HCO_3^-结合产生CO_2和H_2O，CO_2扩散进入细胞，在碳酸酐酶的作用下转化为HCO_3^-和H^+，HCO_3^-在上皮细胞基底部扩散进入小管间组织液（图13-13）。

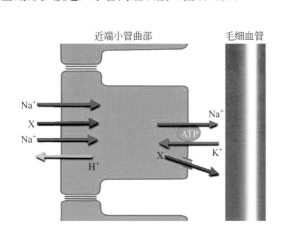

图13-12　近端小管重吸收Na^+、葡萄糖机制示意图
（图中X指继发性主动转运的物质，如葡萄糖、氨基酸）

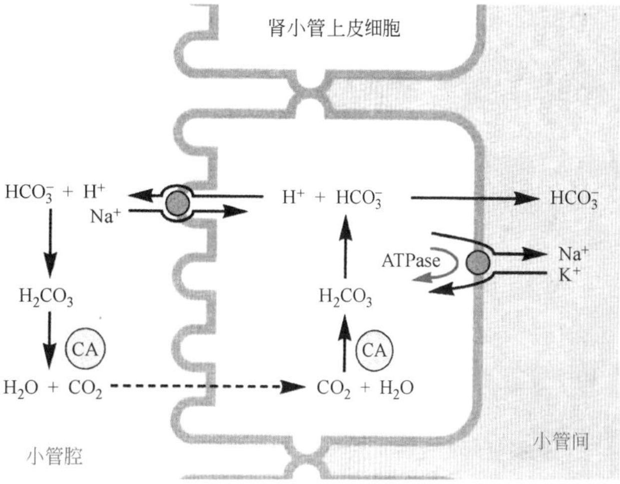

图13-13　Na^+、HCO_3^-重吸收与H^+的排泄关系示意图

2.小管液的物质浓度与物质重吸收的关系

小管液物质浓度从两个方面影响着的重吸收。一方面是小管液物质浓度高，使得小管液渗透压升高，这降低了小管内外的渗透压差。由于小管内外渗透压差是水重吸收的动力，所以当小管液物质浓度高时，会限制水的吸收，使得尿量增加，这种因小管液物质浓度高造成的多尿现象称**渗透性利尿**。另一方面是小管液某物质浓度高时，因载体主动转运有饱和性而不能将该物质全部转运。如小管液中葡萄糖浓度过高时，不能将葡萄糖全部重吸收，而最终产生尿糖。小管液（这里指原尿）中某晶体物质被全部重吸收的最高浓度值称为肾域值，因为血浆中晶体物质浓度与原尿中晶体物质浓度是相同的，所以肾域值用血浆晶体物质浓度表示，即某晶体物质能被肾小管全部重吸收的血浆最高浓度值。其中**肾糖阈**为160～180mg/dl。

（三）肾小管与集合管的分泌作用

分泌作用是指管壁上皮细胞将本身产生的物质或血液中的物质转运至小管液中的过程。终尿中的一些物质并不是通过肾小球的滤过作用进入肾小管的，而是来源于肾小管和集合管上皮细胞的分泌。

1. K^+的分泌

由肾小球滤出的K^+绝大部分在近曲小管和髓袢部位被重吸收送回血液，由尿排出的K^+主要来自远端小管和集合管细胞的分泌。一般认为K^+分泌属于被动转运，是K^+-Na^+交换过程。Na^+泵主动转运K^+、Na^+过程造成小管上皮细胞内与小管腔间形成电位梯度和K^+浓度梯度，K^+靠电位梯度与浓度梯度扩散到小管腔内（图13-14）。

2. H^+的分泌

在近端小管H^+的分泌主要是通过Na^+-H^+交换进行的，在远曲小管和集合管，H^+的分泌靠小管上皮细胞管腔膜上H^+泵的主

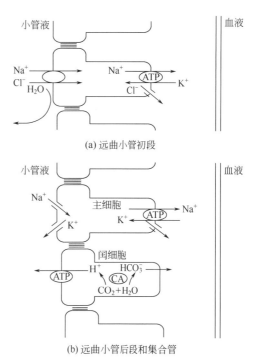

(a) 远曲小管初段

(b) 远曲小管后段和集合管

图13-14　远端小管和集合管重吸收NaCl、分泌K^+和H^+的示意图

动转运，与HCO_3^-的重吸收形成耦联（见HCO_3^-的重吸收）（图13-14）。

3. NH_3的分泌

远曲小管和集合管的上皮细胞在代谢过程中不断地生成NH_3，这些NH_3主要来自谷氨酰胺的脱氨反应。NH_3属于脂溶性分子，容易顺着浓度梯度透过细胞膜扩散到小管液中。分泌的NH_3可与分泌的H^+结合形成NH_4^+，小管液中NH_3的浓度因而降低，于是加速了NH_3向小管液中扩散。

三、尿液的浓缩与稀释

正常人尿液的渗透浓度可因机体内水分的多少而出现大幅度的波动，波动范围约在$50 \sim 1200$mOsm/L。当体内缺水时，机体将排出渗透浓度明显高于血浆渗透浓度的高渗尿，即尿液被浓缩。而当体内水过剩时，机体将排出渗透浓度低于血浆渗透浓度的低渗尿，即尿液被稀释。尿液的浓缩和稀释在维持体液平衡和渗透压恒定方面具有极为重要的作用。

尿的浓缩和稀释与皮质-髓质渗透压梯度、小管壁物质透性等密切相关。

1. 肾组织液渗透压梯度的形成

用冰点降低法测定鼠肾各部位组织液的渗透浓度发现，在肾皮质，组织液与血浆的渗透浓度几乎相等，髓质的组织液渗透浓度与血浆的渗透浓度比值由髓质浅层向乳头方向逐渐升高，分别为2.0、3.0、4.0，即从皮质到内髓存在着逐渐升高的组织液渗透压梯度（图13-15）。

肾髓质组织液渗透压梯度形成的机制与髓袢"U"形走行及髓袢各段上皮功能特征密切相关（图13-16）。髓袢管壁细胞对水和溶质的通透性不同（表13-1），这些特性使得髓袢小管液的渗透浓度成倍地增加，在髓袢底部小管液的渗透浓度达到最高。其形成原因在外髓部和内髓部有所不同。

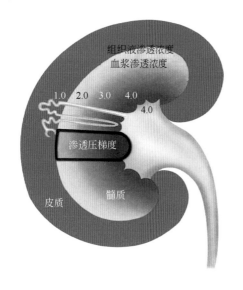
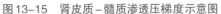
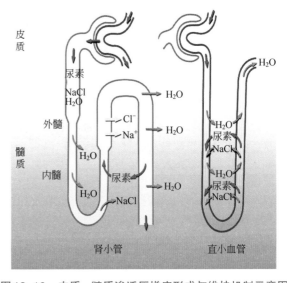

图13-15　肾皮质-髓质渗透压梯度示意图　　　　图13-16　皮质-髓质渗透压梯度形成与维持机制示意图

在外髓部，髓袢升支粗段的管壁细胞能主动重吸收Na^+和Cl^-，而对水通透性很低，当小管液流经这段小管时，Na^+和Cl^-被重吸收，小管液渗透压逐渐下降成为低渗溶液，而外髓部组织液因Na^+和Cl^-增加变成高渗溶液，且越靠近内髓渗透压越高。髓袢降支粗段对Na^+和Cl^-的透性很大，Na^+和Cl^-进入髓袢降支，并随髓袢降支小管液进入内髓。

表13-1　髓袢、远曲小管、集合管各段对水和溶质的通透性

小管各段		氯 化 钠	尿 素	水
髓袢	降支细段	不易通透	不易通透	高度通透
	升支细段	高度通透	中等通透	不通透
	升支粗段	不易通透，但高度主动吸收	不通透	不通透
远曲小管		不易通透，但主动吸收	不通透	不通透
集合管	皮质部	不易通透，但主动吸收	不通透	受抗利尿素调节
	髓质部	不易通透，但主动吸收	易通透	

在内髓部，髓袢降支细段对尿素、Na^+不易通透，对水易通透的特点，水渗透到内髓部组织液，小管液将被浓缩，Na^+和Cl^-浓度愈来愈高。髓袢升支细段对水不易通透，对Na^+和Cl^-易通透，Na^+和Cl^-从升支细段管内扩散至内髓部组织液，从而提高了内髓部组织液的渗透浓度。远曲小管皮质部和外髓部的集合管对尿素的通透性低，而在抗利尿激素作用下，对水通透性增加，当小管液流经这段小管时，水被重吸收，小管液中尿素的浓度逐渐升高。当小管液流入内髓部集合管时，由于此处管壁对尿素的通透性增大，小管液中尿素顺浓度梯度扩散到管外组织液，造成内髓部组织间液的渗透浓度随尿素含量增多而升高。由此看来，内髓部组织液的高渗透压浓度，是由内髓部集合管扩散出来的尿素以及髓袢升支细段扩散出来的NaCl造成的。

从肾组织液渗透压梯度形成的全过程来看，髓袢升支粗段对Na^+和Cl^-的主动重吸收是渗透压梯度建立的主要动力，而尿素、Na^+、Cl^-是建立渗透压梯度的主要溶质。

2.肾组织液渗透压梯度的维持

直小血管对水和溶质有较高的透性，并与髓袢伴行，当血液沿直小血管向髓质深部流动时，由于血液与组织液进行水与溶质的自由交换，血液渗透压逐步上升，相反当血液沿直小血管由深髓向皮质流动时，血液渗透压则逐渐下降，这样血液在髓质的循环既带走了小管重吸收的水分和Na^+、Cl^-、尿素，又不破坏皮质-髓质渗透压梯度。

3.浓缩尿或稀释尿的最后形成

尿液的稀释是由于远端小管和集合管部小管液中溶质被重吸收而水不易被重吸收造成的。当体内水分过剩而抗利尿激素释放被抑制时，远曲小管和集合管对水的通透性降低，水分不易被重吸收，由髓袢升支流向远曲小管、集合管的低渗小管液，在远曲小管、集合管，Na^+、Cl^-继续被重吸收，而水不易被重吸收最终形成低于血浆渗透浓度的低渗尿，即稀释尿量增加。

尿液的浓缩是由于小管液中的水被重吸收而溶质仍留在小管液中造成的。水重吸收的动力来自肾皮质-髓质组织液渗透压梯度。当机体失水时，抗利尿激素释放量增加，远曲小管和集合管对水通透性增强，小管液流经集合管时，其中的水分不断渗透到管外，使小管液的渗透浓度不断升高，形成高渗尿，即尿液被浓缩。

第三节 ▶ 肾泌尿功能的调节

肾泌尿功能的调节，即肾小球滤过作用的调节与肾小管、集合管重吸收、分泌作用的调节，肾小球滤过作用的调节，主要是通过肾血流量调节而实现的，肾小管、集合管重吸收、分泌作用的调节主要是通过体液调节实现的。

一、肾血流量的调节

肾血流量的调节主要表现在两个方面：一是自身调节；二是神经和体液调节。

1.肾血流量的自身调节

机体安静状态下，动脉血压在一定范围内发生变化时，肾脏能够通过其内部的活动变化来保持肾血流量的相对稳定。对离体肾脏进行人工灌流实验证明，当肾动脉的灌注压（相当于体内的动脉压）由10.7kPa（80mmHg）提高到24kPa（180mmHg）的过程中，肾血流量没有发生明显变化。这种现象表明，离体肾脏在不受神经、体液激素的影响下，具有随动脉血压变化而改变肾血流阻力以维持血流量相对稳定的机制。一般认为，肾血液量的自身调节是通过肾血管特别是入球小动脉的舒缩活动实现的，当动脉血压在一定范围升高时，入球小动脉平滑肌因受牵张而收缩，血管口径变小，血流阻力增加，使肾血流量不至于因动脉血压升高而增加，相反当动脉血压在这一范围降低时，入球小动脉平滑肌舒张，使肾血流量不至于因动脉血压降低而减少。

2.肾血流量的神经和体液调节

肾血管（主要指入球小动脉和出球小动脉）主要受交感神经支配，交感神经兴奋时，肾血管收缩，肾血流量减少。安静状态下，肾交感神经紧张性较低，对肾血流量影响不大，而剧烈运动、创伤、休克、麻醉或受到高温、缺氧等刺激的紧急情况下，肾交感神经活动加强，引起肾血管收缩，肾血流量减少。在激素调节中，肾上腺素和去甲肾上腺素是促进肾血管收缩的主要激素，血管升压素和血管紧张素等也促使肾血管收缩。

二、抗利尿激素的作用

抗利尿激素（antidiuretic hormone，ADH）又称**血管升压素**（vasopressin，AVP），是一种由9个氨基酸残基组成的九肽激素。抗利尿激素主要由下丘脑视上核神经元胞体合成，由神经垂体释放（见第十四章）。

抗利尿激素与远曲小管和集合管上皮细胞管周膜上的 V_2 受体结合后，通过受体-G蛋白-效应酶耦联活动使细胞内位于管腔膜附近的含有水通道的小泡镶嵌在管腔膜上，增加管腔膜上的水通道数量，从而增加水的通透性，于是促使水分进入上皮细胞内，而后又从基底膜的水通道进入细胞间隙。当抗利尿激素缺乏时，管腔膜上的水通道返回胞质，膜上的水通道减少，对水的通透性降低，水的重吸收量减少，尿量增加。

调节抗利尿素释放的因素主要有三个方面：一是当血容量增加时，刺激心房、胸腔大静脉血容量感受器，冲动传入中枢引起抗利尿素分泌减少；二是血浆渗透压升高时，刺激下丘脑渗透压感受器，引起抗利尿素分泌增加；三是血压升高，刺激主动脉弓、颈动脉窦压力感受器，冲动传入中枢引起抗利尿素分泌减少。相反血容量减少、血压降低，则抗利尿素分泌增多。血浆渗透压降低，则抗利尿素分泌减少。抗利尿素通过调节尿量而反过来影响血浆渗透压、血容量和血压。因此这是血浆渗压、血容量的负反馈调节（图13-17）。

三、醛固酮的作用

醛固酮（aldosterone）是由肾上腺皮质球状带分泌的一种类固醇激素，其受体位于远曲小管和集合管上皮细胞的胞质内，醛固酮的主要生理作用是提高小管上皮 Na^+ 泵活动、促进细胞氧化提供ATP、增加小管上皮管腔膜对 Na^+ 的透性，从而促进肾小管和集合管对 Na^+ 的重吸收。由于 Na^+ 重吸收增加，造成小管腔内的负电位，在近端小管间接促进了 Cl^- 和水的吸收，在远端小管间接促进了 K^+ 的分泌，所以醛固酮有保 Na^+ 排 K^+ 的作用（图13-18）和减少尿量的作用。醛固酮的分泌受两个方面因素调节。

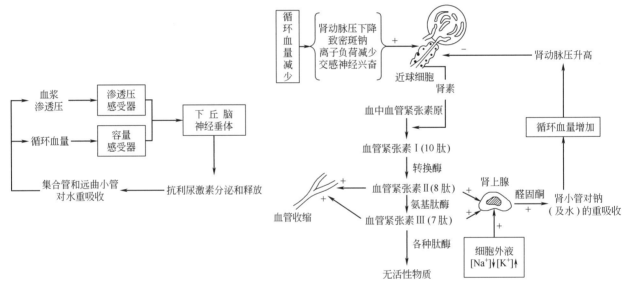

图13-17　血浆渗透压、血容量与抗利尿素分泌
关系示意图

图13-18　肾素–血管紧张素–醛固酮系统作用示意图

1.肾素–血管紧张素–醛固酮系统

肾素是由球旁细胞分泌的一种蛋白水解酶。肾内有两种感受器与肾素分泌的调节有关（图13-18）：一是入球小动脉处的牵张感受器；二是远曲小管起始部致密斑感受器。当入球小动脉的压力下降时，入球小动脉管壁的牵张刺激减弱，肾素释放量增加；同时，由于入球小动脉的压力降低和肾血流量减少，肾小球滤过率将减少，流经致密斑化学感受器的 Na^+ 量也减少，通过致密斑感受，引起肾素的释放量增加。此外球旁细胞受交感神经支配，交感神经兴奋时，肾素分泌量增加。

肾素能催化血浆中的血管紧张素原转化成**血管紧张素Ⅰ**，血管紧张素Ⅰ在转换酶（肺组织中最多）的作用下降解成**血管紧张素Ⅱ**，血管紧张素Ⅱ则可刺激肾上腺皮质球状带合成和分泌醛固酮。

2.血 K^+ 浓度和血 Na^+ 浓度

血 K^+ 浓度升高和血 Na^+ 浓度降低，特别是血 K^+ 浓度升高，均可直接刺激肾上腺皮质球状带分泌醛固酮，实现保 Na^+ 排 K^+；反之，血 K^+ 浓度降低或血 Na^+ 浓度升高，则醛固酮分泌减少。

第四节 ▶ 排尿活动及其调节

一、膀胱和尿道括约肌的神经支配

支配膀胱壁和内括约肌的是盆神经和腹下神经（图13-19）。盆神经含副交感神经，从脊髓骶段2～4节段的灰质中间带发出，分布于膀胱底和后尿道，兴奋时引起膀胱壁逼尿肌收缩，内括约肌松弛，促进排尿；腹下神经含交感神经，从脊髓胸段第12节和腰段1～2节段的中间带发出，分布于膀胱和后尿道，兴奋时引起膀胱壁逼尿肌松弛，内括约肌收缩，有利于膀胱贮存尿液。阴部神经（来自骶丛）含躯体运动神经，起自脊髓骶段2～4节段的灰质前角细胞，分布于尿道外括约肌，兴奋时能引起外括约肌收缩，终止排尿，并受大脑皮质的随意调控，这些神经都是混合神经，均含有传入神经纤维和传出神经纤维。

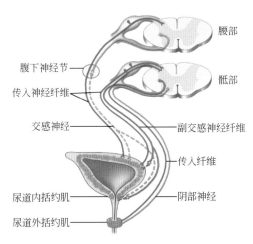

腰部
腹下神经节
传入神经纤维
交感神经
骶部
副交感神经纤维
传入纤维
尿道内括约肌
阴部神经
尿道外括约肌

图13-19 膀胱和尿道括约肌的神经支配

二、排尿反射和神经中枢对排尿的控制作用

排尿反射（micturition reflex）是一种比较复杂的反射活动，反射的初级中枢位于脊髓骶部，属于非条件反射，但通常又受大脑高级中枢控制，并能有意识地抑制或加强排尿反射过程。

通常情况下，膀胱逼尿肌处于一种轻度收缩状态，使膀胱内压维持在1.0kPa（10cm H_2O）左右。当膀胱内贮尿量达到300～400ml时，膀胱内压才开始明显升高，当膀胱内尿量增加到400～500ml时，膀胱内压急剧上升，膀胱被动扩张，膀胱壁内及后尿道的牵张感受器因受到牵张刺激而兴奋，神经冲动沿盆神经传入纤维传至骶髓段的排尿反射初级中枢，初级中枢将信息上传至大脑皮质的排尿反射高级中枢，并产生尿意。如条件允许大脑皮质发放冲动，向下传至骶髓初级排尿中枢，引起盆神经的传出纤维兴奋，同时抑制腹下神经和阴部神经，使其传出冲动减少，从而使膀胱逼尿肌收缩，尿道内、外括约肌舒张，将贮存在膀胱内的尿液排出。当逼尿肌开始收缩时，又刺激了膀胱壁内牵张感受器，并导致膀胱逼尿肌反射性地进一步收缩，使收缩持续到膀胱内尿液被排空为止，尿液对尿道的刺激也反射性地加强了排尿反射，可见排尿反射是一种正反馈作用过程。排尿结束后，尿道外括约肌立即收缩，随后内括约肌紧张性慢慢地增强，膀胱逼尿肌舒张，内压降低，于是又重新容纳尿液进入膀胱。

复习思考题

1.名词解释：排泄、泌尿小管、肾单位、致密斑、滤过屏障、膀胱三角、肾小球有效滤过压、肾小球滤过率、肾糖阈、渗透性利尿、排尿反射。

2.如何理解滤过膜适应滤过作用的结构特点？

3.肾小管上皮在适应重吸收方面发生了哪些特化？

4.大量出汗并饮水过少时，尿液量有何变化？其机制如何？

5.在影响尿生成的实验中，给家兔静注大量生理盐水、20%葡萄糖液的结果分别是什么？试说明机理。

6.安静情况和紧急情况下，肾血流量是如何调节的？各有何重要生理意义？

7.为什么说髓袢升支粗段主动吸收NaCl是形成髓质高渗的动力？

8.肾素-血管紧张素-醛固酮系统是如何调节体内盐平衡的？

9.尿液是如何被浓缩和稀释的？

14 Chapter

第十四章

内分泌

第一节 ▶ 概述

一、内分泌系统的组成与功能

人体内有神经系统和内分泌系统两大功能调节系统。神经系统通过神经冲动和释放化学递质方式将信息传给效应器，效应产生迅速而精确；内分泌系统通过释放**激素**（hormone）将信息传递给效应组织，激素由细胞分泌后，由体液运输到达效应组织，效应广泛、缓慢而持久。随着内分泌研究的进展，对内分泌现象的认识逐步深入，经典内分泌现象是指内分泌腺分泌激素，激素弥散进入邻近的毛细血管或毛细淋巴管，然后通过血液循环运输至远距离的靶细胞或靶器官而发挥作用。现代研究表明，许多非内分泌细胞也能分泌激素，如下丘脑的许多神经细胞，既能产生和传导神经冲动，又能合成和释放激素，故称**神经内分泌细胞**，它们产生的激素称为**神经激素**（neurohormone）。再如心房肌既能产生收缩，又能释放心房利钠尿多肽（又称心房肽），后者具有调节血压与肾泌尿的功能。对激素传递方式也有了新的认识，某些激素被释放后不经血液运输，而仅在组织液中弥散到邻近的细胞，调节其生理活动，在局部发挥调节作用，这类激素称为**局部激素**，这种分泌方式称为**旁分泌**（paracrine）。如果内分泌细胞所分泌的激素在局部扩散而又返回作用于该内分泌细胞而发挥反馈作用，这种方式称为**自分泌**（autocrine）。

基于对内分泌现象的认识，组成内分泌系统的结构可概括为以下几类。①内分泌腺体。主要有甲状腺、脑垂体、肾上腺、甲状旁腺等。②分布于某些器官内的内分泌组织，如胰腺内的胰岛。③在某些器官内分散存在的内分泌细胞，如胃肠黏膜上皮中分散存在的胃肠内分泌细胞。④具有分泌功能的非腺上皮细胞，如能分泌调节性多肽的下丘脑神经元和能分泌胸腺素的胸腺网状上皮细胞（图14-1）。

内分泌系统的功能是通过激素调节靶细胞新陈代谢或改变靶细胞生理特性实现的。激素按其发挥的调节作用可分为三类。①应激激素，这类激素能增强机体对有害刺激和环境急剧变化的抵抗力或适应能力，如肾上腺皮质激素和肾上腺髓质激素。②参与维持内环境理化因素稳定的激素，如调节血钙水平的降钙素、甲状旁腺素，调节血糖水平的胰岛素、胰高血糖素等。③调节机体生长、发育、生殖的激素，如性激素、甲状腺激素、孕激素、生长素等。

内分泌系统与神经系统是相互联系的，一方面几乎所有的内分泌腺的活动直接或间接地受神经系统的影响，神经系统或直接通过神经路径调节内分泌腺的分泌，或分泌激素作

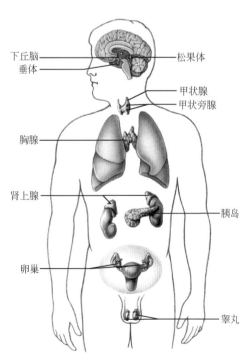

图14-1 人体主要内分泌腺

下丘脑
垂体
松果体
甲状腺
甲状旁腺
胸腺
肾上腺
胰岛
卵巢
睾丸

用于内分泌腺，调节内分泌腺的分泌功能；另一方面，内分泌系统也影响着神经系统的功能，如甲状腺激素、性激素、糖皮质激素都直接影响着神经系统的发育和正常功能，也有些激素可以调节某些组织对神经信息的敏感性，从而影响神经系统的功能。

二、激素的化学本质与作用的一般特征

1.激素的化学本质

人体内激素的种类繁多，来源复杂，按其化学结构可分为两大类。

（1）**含氮激素** 均是以氨基酸为原料合成的激素，可分为以下三类。

① 氨基酸类激素。主要有甲状腺激素。

② 肽类和蛋白质激素。主要有下丘脑调节肽、神经垂体激素、腺垂体激素、胰岛分泌的激素、甲状旁腺素、降钙素及胃肠激素等。

③ 胺类激素。主要有肾上腺素、去甲肾上腺素等。

（2）**类固醇**（甾体）**激素** 都是胆固醇的衍生物，包括肾上腺皮质和性腺分泌的激素，如皮质醇、醛固酮、雌激素、孕激素以及雄激素等。

2.激素作用的一般特征

激素种类很多，作用复杂，但它们在对靶组织发挥调节作用的过程中，表现为以下几个特征。

（1）激素的信息传递作用 激素在发挥作用的过程中，不能发动细胞内原来不存在的代谢过程，不提供能量，不作为原料参加生化反应，仅仅起着"信使"的作用，将生物信息传递给靶组织，增强或减弱靶细胞原有的生理生化作用。

（2）激素作用的特异性 激素释放进入血液被运送到全身各个部位，虽然他们与各处的组织、细胞有广泛接触，但是一种激素只能选择性地作用于某特定的器官、组织和细胞，这称为激素作用的特异性。被激素选择性作用的器官、组织和细胞，分别称为**靶器官**、**靶组织**和**靶细胞**。激素作用的特异性与靶细胞上存在相应特异性受体有关。

（3）激素的高效能作用 激素是高效能的生物活性物质，各种激素在血液中的浓度都很低，虽然激素的含量甚微，但对机体的新陈代谢、生长、发育、生殖等各种生理功能的调节却具有非常重要的作用，若某种激素分泌稍有变化，常会导致机体生理活动明显的变化。

（4）激素间的相互作用 当多种激素共同参与某一生理活动的调节时，激素与激素之间往往存在着协同作用或拮抗作用，这对维持各器官功能活动和内环境理化因素的相对稳定起着重要作用。例如：生长素、肾上腺素、糖皮质激素及胰高血糖，虽然作用的环节不同，但均能提高血糖，在升血糖效应上有协同作用；相反，胰岛素则能降低血糖，与上述激素的升血糖效应是拮抗的。

另外，有的激素本身并不能直接使某些器官、组织或细胞产生明显的生理效应，然而在它存在的条件下，可使另一种激素的作用明显增强，即对另一种激素作用的发挥起支持作用，这种现象称为**允许作用**（permissive action）。糖皮质激素的允许作用是最明显的，它作用于心肌和血管平滑肌后并不能引起收缩变化效应，但是，必须在糖皮质激素作用于平滑肌、心肌的基础上，儿茶酚胺才能有效地提高心肌、平滑肌收缩功能，发挥对心血管的调节作用。

三、激素作用的机制

激素对靶细胞的作用过程是激素-受体复合物介导的细胞信号转导过程，这个过程至少经过三个基本环节：①靶细胞对激素的识别与结合，即激素与靶细胞受体的结合；②激素-受体复合物转导调节信号；③转导的信号引起靶细胞的生物效应。不同分子性质的激素靶细胞上的受体位置不同，水溶性激素其受体一般在细胞表面，脂溶性激素其受体一般位于细胞质中。

（一）由细胞膜受体介导的信号转导机制

近年来的研究表明，细胞膜受体介导的信号转导机制有两种情况，一是G蛋白耦联受体介导的跨膜信号转导机制，二是酶耦联受体介导的跨膜信号转导机制。

1.G蛋白耦联受体介导的跨膜信号转导机制

这类跨膜信号转导与细胞的三种物质有关，一是跨细胞膜的受体；二是位于细胞膜内表面与受体相耦联的

鸟苷酸结合蛋白（G蛋白），G蛋白通常由α、β和γ三个亚单位组成，其中α亚单位起催化作用，无活性的G蛋白（抑制性G蛋白）结合着一分子GDP，已激活的G蛋白（兴奋性G蛋白）其α亚单位与GDP和分离，而与一分子GTP结合，α亚单位与GTP结合后，便与其他两个亚单位分离，并对膜的效应器酶起激活作用；三是效应器酶，如磷脂酶A、磷脂酶C，效应器酶被激素后，可催化某生化反应，产生第二信使物质。

信息物质与其受体结合后，激活与其相耦联的G蛋白，活性G蛋白进一步激活效应器酶，活性效应器酶催化相应的生化反应，使细胞内产生第二信使物质，第二信使进一步激活蛋白激酶，从而引起相应的细胞代谢变化（图14-2）。

根据其效应器酶的不同，与G蛋白耦联受体介导的跨膜信号转导可分为以下三种类型。

（1）膜受体-G蛋白-腺苷酸环化酶-cAMP-蛋白激酶A途径（图14-3）信息物质与膜受体结合后，激活G蛋白；G蛋白进一步激活细胞膜上的腺苷酸环化酶；腺苷酸环化酶催化细胞内的ATP转化为cAMP；cAMP作为第二信使，进一步激活蛋白激酶A，后者进而催化细胞内各种底物的磷酸化反应，引起细胞的相应生物效应，如细胞分泌、膜通透性改变。胰高血糖素、肾上腺素、促肾上腺皮质激素释放激素、生长素释放激素、黄体生成素、促甲状腺激素等都是通过这种途径完成的调节作用。

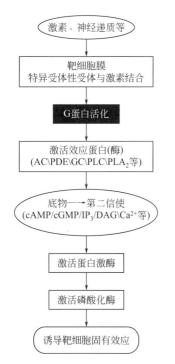

图14-2 G蛋白介导的跨膜信号转导步骤

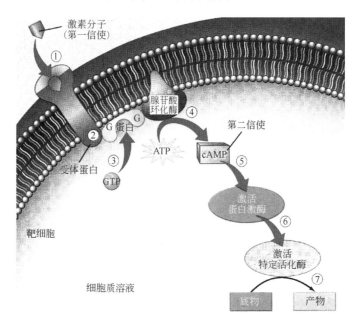

图14-3 膜受体-G蛋白-腺苷酸环化酶-cAMP-蛋白激酶A途径示意图

（2）膜受体-G蛋白-鸟苷酸环化酶-cGMP-蛋白激酶A途径 这个途径与上途径相似，只是活性G蛋白激活的效应器酶是鸟苷酸环化酶，后者催化GTP转化为第二信使cGMP。心房利钠尿多肽（又称"心钠素"）等是通过这种途径完成的调节作用。

（3）膜受体-G蛋白-磷脂酶C-IP$_3$/DG-蛋白激酶C途径（图14-4）信息物质与膜受体结合而激活G蛋白后，G蛋白进一步激活膜内的磷脂酶C，该酶催化磷脂酰二磷酸肌醇（PIP$_2$）分解，生成磷脂酰肌醇（IP$_3$）和二酰基甘油（DG）。IP$_3$能使内质网单位膜上的Ca^{2+}通道开放，使内质网内贮存的Ca^{2+}释放进入细胞质，Ca^{2+}与细胞内钙调节蛋白结合后，可激活蛋白激酶，引起细胞产生生理效应。DG生成后仍留于细胞膜中，DG的作用是激活蛋白激酶C，后者与蛋白激酶A一样引起细胞的生物效应。催产素、抗利尿素、催乳素和一些下丘脑调节肽是通过这种途径完成的调节作用。

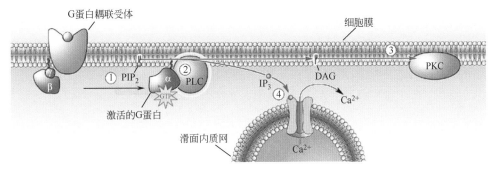

图 14-4　膜受体–G–蛋白–磷脂酶 C–IP$_3$/DG–蛋白激酶 C 途径示意图

2.酶耦联受体介导的跨膜信号转导机制

酶耦联受体是跨膜受体的胞质侧具有激酶活性或耦联一个激酶，现有两种激酶受体被阐明，一是**酪氨酸激酶耦联受体**（tyrosine kinase receptor，TKR），二是**丝氨酸/苏氨酸激酶耦联受体**（serine/threonine kinases receptor）。当激素与受体结合后，受体耦联的激酶便有了活性，从而改变细胞的代谢，产生生理效应。胰岛素、生长素、促红细胞生成素和一些细胞因子（如神经生长因子、上皮生长因子、成纤维细胞生长因子、血小板源生长因子、血细胞集落刺激因子等）是通过酶耦联受体介导的跨膜信号转导机制完成的调节作用。

（二）细胞内受体介导的信号转导机制

类固醇激素分子较小，脂溶性，能直接透过细胞膜进入细胞，靶细胞膜上没有类固醇激素的相应受体，而细胞内有相应的受体。激素分子进入细胞之后，常经过两个步骤影响基因表达而发挥作用（图 14-5）。第一步是激素与胞质受体结合，形成激素-胞质受体复合物。在靶细胞中存在着类固醇激素受体，它们是蛋白质，与相应激素结合专一性强、亲和性大。激素与受体的亲和性大小与激素的作用强度是平行的，而且胞质受体的含量也随靶器官功能状态的变化而发生改变。当激素与胞质受体结合后，受体蛋白发生构型变化，使激素-胞质受体复合物获得进入细胞核的能力，而由胞质转移至核内。第二步是激素-胞质受体-核受体相互结合，形成激素-胞质受体-核受体复合物，该复合物结合到染色质的特定部位，激活 DNA 的转录过程，生成新的 mRNA，从而诱导蛋白质合成，最终引起相应的生物效应。

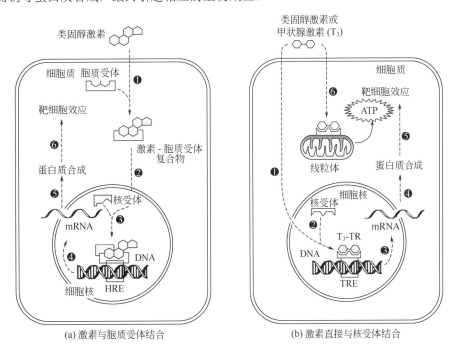

图 14-5　类固醇激素作用机制

雄性激素、雌性激素、孕激素在细胞质内没有相应的受体，而是直接进入细胞核与核受体结合的。甲状腺激素虽属含氮激素，但其作用机制却与雄性激素、雌性激素、孕激素作用机制相同。

第二节 ▶ 脑垂体

一、垂体的位置、形态与结构

1.垂体的位置、形态

垂体（hypophysis）位于下丘脑的下方，颅底蝶骨体的垂体窝内，上借垂体柄连于下丘脑。成年人脑垂体呈横椭圆形，灰红色，重约0.5～0.7g，妇女妊娠期可达1g。脑垂体根据其发生和结构特点，可分为**腺垂体**和**神经垂体**两部分（图14-6）。神经垂体是下丘脑神经组织延伸到垂体的部分，包括**漏斗部**和**神经部**。漏斗部又分为连于下丘脑的**正中隆起**和正中隆起延伸到垂体柄处的**漏斗柄**，神经部位于垂体的后部。腺垂体包括**结节部、远侧部**和**中间部**。远侧部在垂体前部，结节部在垂体柄的周边，中间部位于远侧部与神经部中间。一般把远侧部和结节部合称为**垂体前叶**，中间部和神经部合称为**垂体后叶**。

2.垂体组织结构

（1）**腺垂体**（adenohypophysis） 远侧部占腺垂体的绝大部分，约占垂体的75%，在H-E染色切片标本中，腺细胞可分为**嗜色细胞**和**嫌色细胞**两大类（图14-7）。嗜色细胞又分为**嗜酸性细胞**和**嗜碱性细胞**两类。嗜酸性细胞数量较多，约占远侧部细胞总数的35%左右，细胞质内含有许多粗大的嗜酸性颗粒。

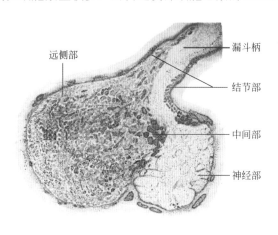

图14-6　垂体的分部

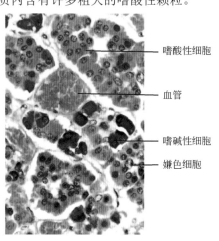

图14-7　腺垂体切片

嗜酸性细胞又分为两种：①**生长素细胞**，分泌生长素（growth hormone，GH）；②**催乳激素细胞**，分泌催乳激素（prolactin，PRL）。

嗜碱性细胞数量较少，约占远侧部细胞总数的15%。胞质内含有许多大小不等的嗜碱性颗粒。嗜碱性细胞又分为三种：①**促甲状腺激素细胞**，分泌促甲状腺激素（thyrotropic hormone，TSH）；②**促性腺激素细胞**，又可根据分泌激素的不同分为卵泡刺激素细胞和黄体生成素细胞，分别分泌卵泡刺激素（follicle stimulating hormone，FSH）和黄体生成素（luteinizing hormone，LH）；③**促肾上腺皮质激素细胞**，分泌促肾上腺皮质激素（adrenocorticotropin，ACTH）。嫌色细胞数量最多，约占远侧部细胞总数的50%。胞体较小，形状不规则，胞质着色浅，无明显的颗粒。这群细胞一部分是未分化的幼稚细胞，随着功能的需要，可分化为嗜色细胞，另一部分为脱颗粒的嗜色细胞。

中间部是位于远侧部与神经部之间的薄层组织，细胞常围成滤泡状。分泌**促黑（素细胞）激素**（melanophore-stimulating hormone，MSH）。（图14-8）

结节部位于神经垂体漏斗的周围，前部较厚，后部较薄，大多是未分化的细胞，少数为嗜碱性细胞。

（2）**神经垂体**（neurohypophysis） 神经部主要由神经胶质细胞和无髓神经纤维组成，其间有丰富的血窦（图14-8）。

（3）**垂体门脉系统**（hypophyseal portal system） 脑垂体的血液供应有两个来源：一是来自颈内动脉的**垂体下动脉**，其分支进入神经部形成毛细血管网；二是来自脑基底动脉环的**垂体上动脉**（图14-9）。它在漏斗柄和正中隆起处分支，形成第一级毛细血管网，而后汇集成若干条**垂体门静脉**，经垂体柄进入远侧部，形成第二级毛细血管网。第一级毛细血管网、垂体门静脉和第二级毛细血管网共同组成垂体门脉系统。下丘脑神经内分泌细胞的轴突末梢与门脉系统的第一级毛细血管网紧密接触，轴突末梢释放的神经激素进入第一级毛细血管网，再经垂体门静脉，到第二级毛细血管网，在这里神经激素从毛细血管扩散到腺垂体组织中，调节腺垂体各种细

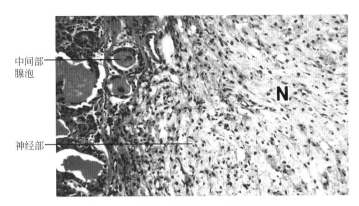

图14-8 垂体神经部与中间部切片像

胞的分泌活动，实现神经系统对内分泌腺的调节。

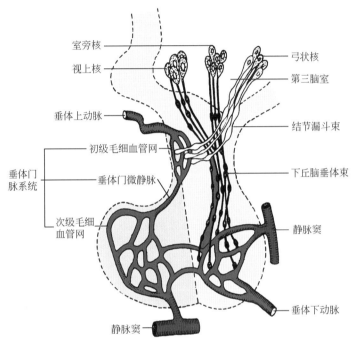

图14-9 垂体的血液供应

二、腺垂体的内分泌功能

1.腺垂体分泌的激素及其生理作用

被阐明的腺垂体的激素至少有七种，它们的化学本质都是蛋白质或肽类。其中促甲状腺激素、促肾上腺皮质激素、卵泡刺激素和黄体生成素均有各自的靶腺，它们一方面维持靶腺的正常生长发育，另一方面促进相应靶腺激素的合成与分泌，故称为**促激素**。生长素、催乳素和黑素细胞刺激素，直接作用于靶器官，分别调节个体生长、乳腺分泌和黑色素细胞的活动。

下面仅介绍生长素、催乳素和促黑激素的生理作用及其分泌调节。

（1）**生长素**（growth hormone，GH）　人的生长素是含191个氨基酸残基的多肽激素。不同动物生长素的化学结构、免疫特性有一定差别。

生长素几乎对所有组织的生长和代调节都有调节作用，特别是骨、肌肉和内脏器官。最早发现生长素能促进软骨生长，但生长素并不能直接对软骨发挥作用，而是生长素促进了肝生成一种多肽，这种多肽能够促进软骨的生长，被称为**生长素介质**（somatomedin，SM），或称**胰岛素样生长因子**。后来发现生长素介质并非只有肝能产生，机体的大多数组织都可以产生生长素。生长素的各种生理作用也主要是通过生长素介质完成的。

① 对生长的作用。生长素介质能刺激多种组织细胞有丝分裂，加速细胞增殖，特别是软骨组织的生长和软骨组织的骨化，使长骨加长。同时加速细胞蛋白质合成，增加组织中的胶原物质。特别是促进软骨细胞分裂

和胶原组织中胶原成分的合成，加快了机体的生长。

② 对代谢的作用。生长介素能促进蛋白质的合成，减少蛋白质的分解；抑制外周组织，使血糖趋向于升高；能加速脂肪分解，使能量来源转向脂肪代谢，这些作用有利于机体的生长与修复，使机体的代谢保持"青年"特点，即机体蛋白质与体液丰富，而脂肪较少。

生长素分泌不足或过多，对不同年龄的人影响不同。人在幼年时期，如果生长素分泌不足，则身材矮小，但智力正常，称为"**侏儒症**"。在幼年分泌过多，可出现"**巨人症**"。成年后，长骨不再生长，此时如生长素分泌过多，可刺激肢端骨、面骨和内脏器官生长，而形成"**肢端肥大症**"体征。

（2）**催乳素**（prolactin，PRL） 催乳素是含有199个氨基酸残基的蛋白质激素，是一种作用广泛的激素。其主要作用是促进并维持乳腺分泌。女性青春期由于雌激素、孕激素的刺激作用，及其他激素的协同作用，使乳腺初步发育，妊娠期，催乳素与雌激素、孕激素、绒毛膜生长素协同作用，促进乳腺进一步发育，使泌乳条件成熟。由于血中雌激素与孕激素浓度过高，同催乳素竞争乳腺细胞的受体，使催乳素失去效力，故乳腺并不能泌乳。分娩后，血中雌激素与孕激素浓度降低，催乳素才发挥始动和维持乳腺分泌的作用。

（3）**促黑（素细胞）激素**（melanophore-stimulating hormone，MSH） 在两栖类和鱼类，促黑激素可使皮肤黑色素细胞内的黑色素颗粒向细胞周围的突起内扩散，使体色变深。在人和其他哺乳类动物，促黑（素细胞）激素有促进皮肤内黑色素细胞合成黑色素的作用。

2.腺垂体分泌功能的调节

（1）下丘脑对腺垂体分泌功能的调节 下丘脑与腺垂体之间的垂体门脉系统，将下丘脑与腺垂体联系起来。下丘脑基底部促垂体区的神经元，一方面接受大脑和其他中枢部位的控制，把从大脑和其他中枢部位传来的神经信息转变为激素信息；另一方面分泌调节性多肽，经垂体门脉系统到达腺垂体，控制腺垂体激素的分泌，可见下丘脑把神经调节和体液调节紧密地联系起来。

下丘脑分泌的调节性多肽，至少有9种，其中**生长素释放激素**（growth hormone releasing hormone，GHRH）、**生长素释放抑素激素**（growth hormone release inhibiting hormone，GIH）、**催乳素释放因子**（prolactin releasing factor，PRF）、**催乳素释放抑制因子**（prolactin release inhibiting factor，PIF）、**促黑激素释放因子**（MSH releasing factor，MRF）、**促黑激素释放抑制因子**（MSH release inhibiting factor，MIF）分别促进和抑制腺垂体生长素、催乳素、促黑激素的分泌；**促甲状腺素释放激素**（thyrotropin releasing hormone，TRH）、**促肾上腺皮质激素释放激素**（corticotropinrelessing hormone，CRH）、**促性腺激素释放激素**（gonadotropin releasing hormone，GnRH）分别促进腺垂体分泌促甲状腺素、促肾上腺皮质激素、促性腺激素（即卵泡刺激素与黄体生成素）。

（2）靶腺激素对下丘脑-腺垂体的反馈调节 腺垂体各种促激素作用于相应的靶腺，促进靶腺激素分泌，靶腺所分泌的激素进入血液后，经血液循环到达下丘脑、腺垂体，反作用于下丘脑、腺垂体，调节下丘脑、腺垂体的分泌功能，腺垂体的促激素也能负反馈作用于下丘脑，因此下丘脑、腺垂体、靶腺及其它们分泌的激素共同形成反馈环路，一般是负反馈效应。反馈环路可分为三种情况：靶腺激素对下丘脑或腺垂体的反馈调节，称为长反馈；腺垂体的促激素对下丘脑的反馈作用，称为短反馈；下丘脑调节性多肽对下丘脑有关神经元的反馈作用，称为超短反馈。下丘脑、腺垂体、靶腺及它们分泌的激素所组成的反馈系统，被称为**下丘脑-腺垂体-靶腺轴**（或称系统），通过下丘脑-腺垂体-靶腺轴的反馈调节，使腺垂体促激素、下丘脑调节性多肽（或称释放激素）及靶腺激素都稳定在适宜的水平，并能适应机体的需要而变化。

三、神经垂体的内分泌功能

神经垂体释放的激素实际上是在下丘脑视上核和室旁核神经元合成的，包括抗利尿素和**催产素**（oxytocin，OXT），它们都是9肽激素，其中抗利尿素主要由视上核合成，催产素主要由室旁核合成，这两种激素与同时产生的神经垂体运载蛋白结合成复合物，并包被单位膜形成膜泡结构，而后沿神经元轴突以每天2～3mm的速度向神经垂体运行。在适宜刺激下，视上核、室旁核神经元产生冲动，冲动传至神经垂体部的神经末梢，引起神经末梢胞吐作用释放出小泡内激素。

催产素具有促进乳汁排出和刺激子宫收缩的作用。催产素对妊娠子宫有强烈的刺激作用，可加强子宫平滑肌的收缩，故可加速分娩过程和减少产后出血。催产素还能作用于乳腺腺泡周围的肌上皮细胞，使其收缩，促进贮存于乳腺腺泡中的乳汁排出。

分娩时胎儿对子宫和阴道的牵拉、压迫刺激，婴儿吸吮乳头的刺激，都可反射性地引起催产素的释放。

抗利尿激素的生理作用及其分泌的调节见第十三章。

第三节 ▶ 甲状腺

一、甲状腺的位置、形态和结构

甲状腺（thyroid gland）位于颈前部，棕红色，分左右两个侧叶，中间以峡部相连，呈"H"形，侧叶附于喉下部和气管两侧（图14-10）。甲状腺是人体内最大的内分泌腺，重约$20 \sim 40g$。甲状腺外面包有结缔组织被膜，被膜外包有颈深筋膜，将甲状腺固定于喉软骨上，故吞咽时可随喉上下移动。被膜中的结缔组织伸入腺实质内，将腺组织分隔成若干小叶，每个小叶含有许多大小不等的滤泡，滤泡间有少量的结缔组织和丰富的毛细血管（有孔毛细血管）网及毛细淋巴管网。滤泡壁由单层立方上皮围成，滤泡壁上皮细胞具有合成和分泌**甲状腺激素**功能。滤泡腔内充满滤泡上皮细胞分泌的胶状物，主要成分是糖蛋白，称**甲状腺球蛋白**。在甲状腺滤泡间结缔组织内和滤泡壁上皮细胞间有一种着色淡、胞体较大的细胞，称**滤泡旁细胞**或**C细胞**，这种细胞分泌**降钙素**（calcitonin，CT）（图14-11）。

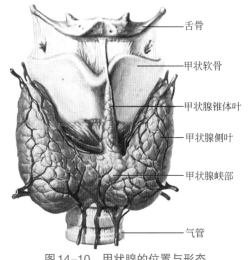

图14-10 甲状腺的位置与形态

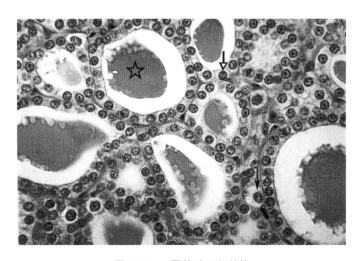

图14-11 甲状腺组织结构

☆—甲状腺滤泡内甲状腺球蛋白；⬇—甲状腺滤泡上皮细胞；→—滤泡旁细胞

二、甲状腺激素的合成和分泌

甲状腺激素是含碘的酪氨酸衍生物，包括**四碘甲状腺原氨酸**（3,5,3',5',-tetraiodothyronine，T_4）和**三碘甲状腺原氨酸**（3,5,3',triiodothyronine，T_3）（图14-12）。

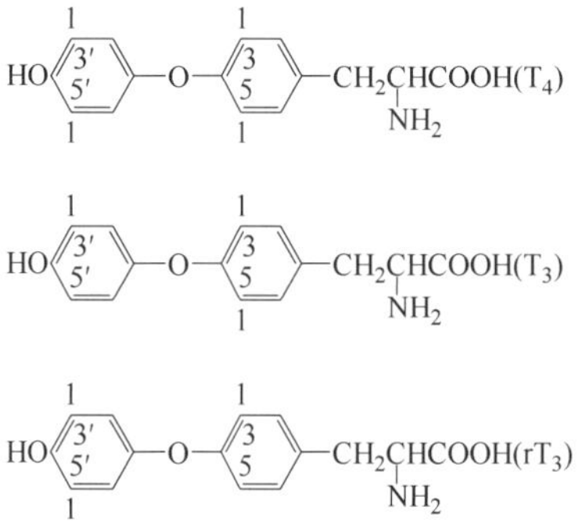

甲状腺激素由甲状腺滤泡上皮细胞合成。合成甲状腺激素的主要原料是碘和酪氨酸。滤泡上皮细胞有很强的摄碘能力，依赖滤泡上皮细胞膜上的"碘泵"从血浆中摄碘。碘离子被摄入细胞后，于腺细胞的腔面，在过氧化物酶的作用下，迅速被氧化成"活化"碘并释放于腺泡腔。此后，活化碘迅速取代甲状腺球蛋白分子中酪氨酸残基上的氢原子，生成一碘酪氨酸（MIT）和二碘酪氨酸（DIT）。1分子一碘酪氨酸与1分子二碘酪氨酸在酶的作用下偶联成T_3。2分子二碘酪氨酸偶联成T_4。T_3和T_4及MIT和DIT仍结合在甲状腺球蛋白的分子上，可见甲状腺激素是在甲状腺球蛋白分子上合成的，也以碘化甲状腺球蛋白的形式贮存在滤泡腔内。

图14-12 甲状腺激素

在腺垂体促甲状腺激素的作用下，滤泡上皮细胞通过吞饮作用，将滤泡腔内的甲状腺球蛋白吞入细胞内，在溶酶体蛋白水解酶的作用下，将甲状腺球蛋白分子水解，解脱下来的MIT和DIT很快受脱碘酶的作用而脱碘，游离的碘和酪氨酸可再被利用，而解脱下来的T_3和T_4扩散进入血液。血浆中的T_4大部分还可在脱碘酶的作用下变为T_3。

进入血液的T_3和T_4绝大部分（99%）与血浆蛋白结合，仅少部分呈游离状态。只有游离的甲状腺激素才能进入组织，发挥其生理效应，所以结合形式的存在有利于缓冲血液中激素浓度的变化。

三、甲状腺激素的生理作用

甲状腺激素的主要作用是促进物质代谢和能量代谢，促进组织分化成熟，提高神经系统的兴奋性，作用特点是广泛、缓慢而持久。T_3的效应远大于T_4。

1.对新陈代谢的作用

甲状腺激素具有很强的促进能量代谢和物质代谢的功能。①它能使体内绝大多数组织的耗氧量和产热量增加，提高基础代谢率。②可促进糖的吸收，促进肝糖原分解及糖异生作用，加速外周组织对糖的氧化。③能促进脂肪酸氧化分解，对胆固醇既促进合成，又加速分解，总效果是分解大于合成。④在正常情况下，甲状腺激素能促进蛋白质的合成，对幼年时期生长发育有重要意义。如甲亢时，高浓度的甲状腺激素使能量代谢率提高，蛋白质（特别是骨骼肌中蛋白质）大量分解，尿氮增加。故甲亢患者喜凉怕热，极易出汗，常感饥饿、乏力且明显消瘦。

2.对机体正常生长发育的作用

甲状腺激素可促进组织的生长、发育、成熟，对骨骼、脑和生殖器官生长发育的作用特别明显。甲状腺功能低下患者发育迟缓，身材矮小，脑发育障碍，智力低下，性腺发育不良，临床上称"**呆小症**"。

3.对神经系统的作用

甲状腺激素可提高神经系统的兴奋性，维持神经系统的正常功能。甲低患者表现为感觉迟钝、行动迟缓、表情淡漠、思睡、记忆力减退等兴奋性降低的表现。相反，甲亢患者表现为多愁善感、喜怒无常、烦躁不安、失眠多梦等兴奋性增强的表现。

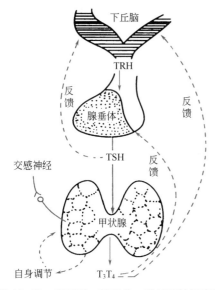

图14-13 下丘脑－腺垂体－甲状腺轴示意图

4.对心血管系统的作用

甲状腺激素可使心率增快，心肌收缩力加强，心输出量增加。因此，甲亢患者心率增加，心输出量增多，但由于组织耗氧量增加而相对缺氧，会使小血管舒张，外周阻力降低，因此表现为收缩压升高，舒张压正常或稍降低，脉压加大。

四、甲状腺分泌活动的调节

甲状腺的分泌活动主要是受下丘脑-腺垂体-甲状腺轴的调节，此外，还有一定程度的腺体自身调节。

1.下丘脑－腺垂体－甲状腺轴对甲状腺活动的调节

下丘脑的一些神经内分泌细胞分泌促甲状腺素释放激素（TRH），TRH能促进促甲状腺激素（TSH）的合成和释放（图14-13）。TSH是一种糖蛋白，它对甲状腺的作用是：①促进甲状腺细胞增生，促进甲状腺滤泡上皮细胞核酸和蛋白质合成；②促进甲状腺对碘的摄取，并促进TSH的合成；③促进甲状腺细胞对甲状腺球蛋白的吞饮作用，激活细胞内蛋白水解酶，加速甲状腺球蛋白的水解，从而使甲状腺激素分泌增加。

甲状腺激素通过血液循环到达腺垂体和下丘脑，抑制腺垂体细胞分泌TSH，抑制下丘脑分泌TRH。TSH也能作用于下丘脑抑制下丘脑分泌TRH。下丘脑、腺垂体、甲状腺及其分泌的激素组成了负反馈系统，即下丘脑-腺垂体-甲状腺轴，这个负反馈系统使甲状腺激素的分泌与神经系统的活动联系起来，也使甲状腺激素在体内保持相对稳定水平，并能随着机体的需要而变化。

*地方性甲状腺肿

地方性甲状腺肿是由于食物中缺碘引起的一种地方性流行疾病，表现为甲状腺肿大、退行性变。早期甲状腺轻度增大，质软、光滑，随着年龄增大，甲状腺肿愈明显，结节变化愈多。发病机理是因体内缺碘，甲状腺不能分泌足够的甲状腺激素，血中甲状腺激素浓度下降，使甲状腺激素对腺垂体分泌TSH的负反馈抑制作用减弱，结果垂体分泌的TSH增加。TSH具有促甲状腺组织生长和TSH分泌作用，血中TSH水平升高到一定程度时，会引起甲状腺肥大。由于体内缺碘，甲状腺组织尽管增生，也不能合成足够的甲状腺激素，因此仍然有甲状腺激素不足的表现。地方性甲状腺肿患者生育的小儿也易患地方性呆小病，因为妇女怀孕期间体内甲状腺激素水平低下，造成胎儿体内甲状腺激素水平低下，影响了胎儿的发育，特别是神经系统的发育缓慢，轻者智力低下，反应迟钝，重者痴呆、身材矮小甚至聋哑等。

2.甲状腺的自身调节

当血液中碘的含量发生变化时，甲状腺可调整自身对碘的摄取以及合成甲状腺素的能力，从而维持甲状腺激素分泌处于稳定水平，这称为甲状腺的自身调节。当血碘含量偏低时，甲状腺滤泡上皮摄碘能力增加；当血碘含量增高到一定程度时，T_3、T_4 合成能力反而会下降甚至停止。

第四节 ▶ 甲状旁腺与调节钙磷代谢的激素

一、甲状旁腺的位置、形态和结构

甲状旁腺（parathyroid gland）是扁椭圆形棕黄色小体，位于甲状腺侧叶的后面，上、下两对。有时埋入甲状腺组织内，总重量约0.1g（图14-14）。

甲状旁腺表面有结缔组织被膜，腺细胞排列成索状或团块状，其间有少量的结缔组织和丰富的毛细血管（有孔毛细血管）网。甲状旁腺细胞分为**主细胞**和**嗜酸性细胞**。主细胞是构成腺实质的主体（图14-15），数量多，能分泌**甲状旁腺素**（parathyroid hormone，PTH）。嗜酸性细胞数量较少，单个或成小群存在，较主细胞大。人4～7岁以后才有这种细胞，随着年龄增长逐渐增多，其功能尚不清楚。

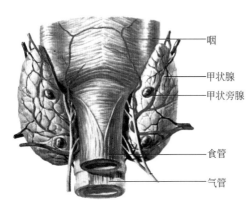

咽
甲状腺
甲状旁腺
食管
气管

图14-14 甲状旁腺的位置

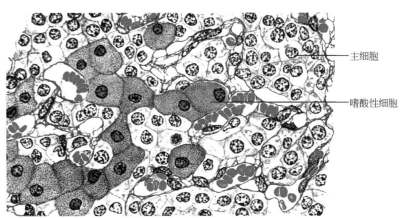

主细胞
嗜酸性细胞

图14-15 甲状旁腺组织结构

二、甲状旁腺素

甲状旁腺素是由84个氨基酸残基构成的单链多肽，具调节钙磷代谢的作用，可使血钙升高，血磷降低，对维持神经肌肉的兴奋性具有重要意义。若将动物的甲状旁腺摘除，则血钙降低，血磷升高，引起低血钙性抽搐，严重时可导致喉肌、呼吸肌痉挛直至死亡。甲状旁腺素的靶组织主要是骨组织和肾小管。甲状旁腺素能迅速促使骨细胞将骨中钙离子转运至血液中。甲状旁腺素还提高破骨细胞的活动，通过骨溶解加快提高血中钙水平。此外，甲状旁腺素的另一重要作用是促进肾内1,25-二羟维生素 D_3 的形成，间接促进小肠对 Ca^{2+} 的吸收。

三、降钙素

降钙素是由甲状腺C细胞分泌的，是由32个氨基酸残基组成的单链多肽，其生理作用是降低血钙浓度。降钙素的靶组织也主要是骨组织和肾小管。降钙素能抑制破骨细胞的生成和活性，提高成骨细胞生理活性，从而抑制骨质吸收和促进骨中钙盐沉积。降钙素还抑制肾小管对钙、磷的重吸收，使它们从尿中排除增加，使血钙、血磷降低。此外，它还能抑制肾小管细胞中1,25-二羟维生素 D_3 的合成，间接地影响小肠黏膜对钙的吸收，其结果也使血钙下降。

四、1,25-二羟维生素 D_3

1,25-二羟维生素 D_3 是肾脏分泌的类固醇激素，主要靶器官是小肠、骨与肾脏。1,25-二羟维生素 D_3 能使小肠黏膜上皮合成钙结合蛋白，间接促进钙离子的吸收；能促进成骨细胞的活动，促进骨盐沉积和骨的形成；也能在血钙降低时提高破骨细胞的活动，动员骨钙入血，使血钙升高。近年来的研究表明，1,25-二羟维生素D$_3$能促进软骨与骨组织中（成骨细胞）**骨钙素**（osteocalcin）的合成与释放，骨钙素是维持骨的正常矿化速率和抑制软骨骨化速度的关键调节性物质；1,25-二羟维生素D$_3$还能促进肾小管对钙、磷的重吸收。

五、甲状旁腺素、降钙素与1,25-二羟维生素D$_3$的分泌调节

当血浆Ca^{2+}浓度升高时会抑制甲状旁腺素的分泌，而能促进降钙素的分泌；相反，血钙浓度降低时，则会抑制降钙素的分泌，促进甲状旁腺素的分泌。甲状旁腺素与降钙素共同双向调节着血钙浓度，血钙浓度又对甲状旁腺素与降钙素形成负反馈调节，这使血钙浓度与甲状旁腺素、降钙素保持相对稳定水平。

低血钙、低血磷和甲状旁腺素均能促进肾脏1,25-二羟维生素D$_3$的合成，而1,25-二羟维生素D$_3$增多时，又能负反馈抑制肾脏1,25-二羟维生素D$_3$的合成。

第五节 ▶ 肾上腺

一、肾上腺的位置、形态和结构

肾上腺（adrenal gland）位于肾脏内上方，左右各一，金黄色，左侧为半月形，右侧为三角形，单侧肾上腺重约7g（图14-16）。肾上腺外包有结缔组织被膜，有少量结缔组织伴血管和神经进入肾上腺实质。肾上腺实质分浅部的皮质和中央的髓质。两者的来源不同，皮质来自中胚层，髓质则来自外胚层。

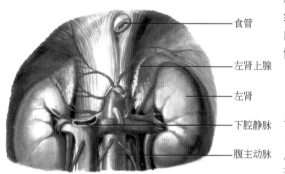

左肾上腺

左肾

下腔静脉

腹主动脉

食管

图14-16 肾上腺的位置

1.肾上腺皮质

肾上腺皮质约占整个腺体的80%～90%，由腺细胞、血窦和少量结缔组织构成。根据细胞的排列形式，由外向内分为**球状带、束状带和网状带**（图14-17）。球状带约占皮质的15%，位于被膜下方，此带较薄，细胞紧密排列成球状团块，此带细胞分泌以醛固酮为主的盐皮质激素。束状带约占皮质的78%，位于球状带内侧，是皮质中最厚的一层，细胞呈多边形，排列成索，此带细胞分泌以皮质醇为代表的糖皮质激素。网状带约占皮质的7%，位于皮质最内侧，此带最薄，细胞索吻合成网，细胞分泌雄激素和少量的雌激素。

2.肾上腺髓质

肾上腺髓质约占整个腺体的10%。髓质主要由髓质细胞、血窦和少量的交感神经节细胞组成。髓质血窦与皮质的血窦相连，并汇集成中央静脉出髓质。髓质细胞的细胞核圆而大，染色浅，胞质内可见被铬盐染成棕黄色的嗜铬颗粒，故髓质细胞又称**嗜铬细胞**。嗜铬细胞有两种：一种是细胞内嗜铬颗粒数量多，嗜铬颗粒电子密度低，内含肾上腺素；另一种是细胞内嗜铬颗粒数量少，嗜铬颗粒电子密度高，内含去甲肾上腺素。

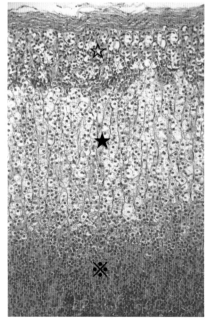

图14-17 肾上腺组织结构

☆—球状带；★—束状带；※—网状带

二、肾上腺皮质激素的生理作用与分泌调节

肾上腺皮质分泌的激素按其生理功能不同，分为盐皮质激素、糖皮质激素和性激素三大类。盐皮质激素、性激素的生理作用与分泌调节分别见第十三章、第十五章。

1.糖皮质激素的生理作用

糖皮质激素主要为**皮质醇**，此外还有少量皮质酮。它们的生理作用很广泛，这里主要介绍在调节代谢、应激反应中的作用和对重要器官生理功能的调节作用。

（1）调节物质代谢　糖皮质激素能促进肝内糖异生过程，同时抑制肝外组织对糖的利用，提高血糖水平，另一方面糖皮质激素可促进蛋白质分解，加速氨基酸进入肝脏，促进氨基酸在肝内脱氨，促进脂肪分解，增强脂肪酸在肝内氧化过程，这均为肝内糖原异生提供了原料。糖皮质激素还使体内脂肪重新分布，四肢脂肪组织分解加快，而腹部、面部、两肩及背部脂肪积存增多，如肾上腺皮质功能亢进或长期服用过量的糖皮质激素后，就会出现"满月脸""水牛背"等"**向心性肥胖**"体征。此外，糖皮质激素还有调节水盐代谢的作用，增加水的排出。

（2）对某些器官系统的影响　糖皮质激素可提高心肌、血管平滑肌对去甲肾上腺素、肾上腺素的敏感性，从而提高心脏的泵血功能，使血管保持一定的紧张性。糖皮质激素还可提高骨髓造血功能，使得红细胞、血小板在血液中的数目增多；促使附着在血管壁上的边缘白细胞加入血液循环，表现中性粒细胞在血液中的数目增多；抑制淋巴细胞和嗜酸性粒细胞的生成，使淋巴细胞和嗜酸性粒细胞数目减少。

（3）在应激反应中的作用　正常情况下伤害性刺激（如高温、冰冻、缺氧、饥饿、精神紧张、创伤、疼痛、感染、中毒、疲劳等）可通过下丘脑-腺垂体-肾上腺皮质系统，使ACTH浓度增加，糖皮质激素大量分泌。一般将引起ACTH和糖皮质激素分泌增加的各种伤害性刺激称为**应激刺激**，而将应激刺激引起的生理反应称**应激**（stress）。糖皮质激素能抑制应激刺激引起的缓激肽、前列腺素、蛋白水解酶释放，并能减小这些物质的不良作用，表现为抗炎、抗过敏作用；增强血压的调节；能保持葡萄糖对脑、心等重要器官的供应，而表现抗休克作用，因此可见应激反应能增强机体抵抗有害刺激的能力。在应激反应中，交感神经活动加强，抗利尿素、胰高血糖素、催乳素、β-内啡肽、生长素分泌增加，这说明应激反应是神经系统和多种体液物质共同参与，使机体抵抗力增强的反应。

2.糖皮质激素分泌的调节

糖皮质激素的分泌受下丘脑-腺垂体-肾上腺皮质轴的调节（图14-18）。腺垂体分泌的ACTH能促使肾上腺皮质合成和分泌糖皮质激素。下丘脑分泌促肾上腺皮质激素释放因子（CRF），能促进腺垂体分泌ACTH。各种应激刺激引起的神经冲动，可通过多种传导途径作用于下丘脑，引起CRF的分泌，进而增强腺垂体ACTH和肾上腺糖皮质激素的分泌，提高机体对有害刺激的耐受力。糖皮质激素对下丘脑分泌的CRF和腺垂体分泌的ACTH还存在反馈性抑制作用，下丘脑-腺垂体-肾上腺皮质之间形成了一个自动负反馈调节系统，这个负反馈系统使机体糖皮质激素分泌保持相对稳定，并能随机体应激反应的需要而变化。

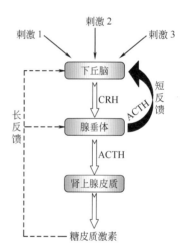

图14-18　下丘脑-腺垂体-肾上腺皮质轴示意图

三、肾上腺髓质激素的生理作用与分泌调节

肾上腺髓质分泌肾上腺素和去甲肾上腺素。成年人肾上腺素分泌较多，约占肾上腺髓质激素的80%，去甲肾上腺素仅占20%，而幼儿去甲肾上腺素分泌量占优势。去甲肾上腺素与肾上腺素皆是酪氨酸衍生的胺类，分子中都有儿茶酚基团，故均称**儿茶酚胺**类激素（图14-19）。

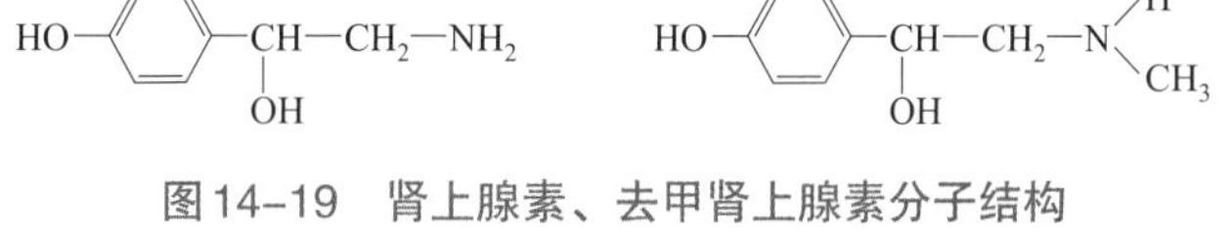

图14-19　肾上腺素、去甲肾上腺素分子结构

1.肾上腺髓质激素的生理作用

肾上腺髓质激素与交感神经都是通过作用于心肌、平滑、腺体上α和β受体而发挥作用的，因此去甲肾上腺素与交感神经作用相似。肾上腺素与交感神经（或去甲肾上腺素）生理效应的差异是因为它们作用的受体有所差异。肾上腺素对β_1、β_2受体作用较强，对α受体作用较弱，故表现心跳加强，血管、内脏平滑肌舒张等；

而去甲肾上腺素（或交感神经）对 β_2 受体的作用较弱，对 α 受体、β_1 受体作用较强，故有明显的强心和缩血管效应。

肾上腺髓质激素的分泌受交感神经支配，故肾上腺髓质激素与交感神经共同组成一个功能系统，被称为**交感-肾上腺髓质系统**。这个系统决定着机体的**"应急反应"**（emergency reaction）。当机体出现畏惧、焦虑、疼痛、运动、失血、脱水、缺氧、暴冷与暴热等紧急情况时，交感神经活动加强，同时交感神经支配肾上腺髓质分泌肾上腺髓质激素，交感神经与肾上腺髓质激素共同调节心血管和内脏活动，使心血管与内脏的活动满足在这些紧急状态下的生理需要，如机体警觉性提高，反应灵敏；呼吸频率增加，每分通气量增加；心率提高，心缩力加强，血压升高，血液重新分配，生物氧化加快，血糖浓度升高；从而保证了重要器官的能量与氧气供应，同时对消化、排泄等活动抑制等。

2.肾上腺髓质激素的分泌调节

肾上腺髓质主要受交感神经节前纤维支配，交感神经兴奋时，可促进髓质激素的分泌。促肾上腺皮质激素也能促进肾上腺素与去甲肾上腺素的分泌，交感神经-肾上腺髓质完成的"应急作用"应该理解为机体应激的一个辅助部分。

第六节 ▶ 胰岛

胰岛是分布于胰腺腺泡之间的内分泌细胞团，主要由A、B、D、PP四种细胞组成。A细胞占细胞总数的20%，多分布于胰岛的周边，分泌**胰高血糖素**（glucagon）；B细胞占细胞总数的75%，分泌**胰岛素**（insulin）；D细胞占细胞总数的5%，散在于A、B细胞之间，分泌**生长抑素**；PP细胞很少，主分泌**胰多肽**（pancreatic polypeptide）。

一、胰岛素的生理作用

胰岛素是胰岛B细胞分泌的由51个氨基酸残基组成的蛋白质激素。胰岛素是调节机体物质代谢的重要激素，主要促进合成代谢，其靶组织主要是骨骼肌、心肌、脂肪组织和肝脏上皮组织。

1.对糖代谢的作用

胰岛素可加速全身各组织特别是肝脏、肌肉和脂肪组织对葡萄糖的摄取、贮存和利用，从而使血糖浓度降低。

胰岛素能促进葡萄糖合成肝糖原和肌糖原，贮存于肝和肌肉中，促进葡萄糖转变成脂肪酸。此外，胰岛素还可抑制糖的异生作用。由于胰岛素使血糖的去路增加，来源减少，从而使得血糖降低。当胰岛素缺乏时，肝糖原和肌糖原的分解增加、肝糖原异生增加，结果使血糖水平上升。胰岛素分泌过多时，可导致血糖浓度骤然下降。平时脑组织糖贮存量很少，只靠血糖供应，血糖过低，会引起中枢神经系统能源物质供应不足，而表现为抑制直至昏迷，即"胰岛素休克"。

2.对脂肪代谢的作用

胰岛素能促进肝脏合成脂肪酸，促进葡萄糖转化为 α-磷酸甘油，并促进脂肪细胞合成甘油三酯，贮存于脂肪细胞中，还能抑制脂肪酶的活性，抑制甘油三酯的分解，从而使贮脂增多，血脂肪酸减少。

3.对蛋白质代谢的作用

胰岛素可促进氨基酸通过细胞膜进入细胞，促进DNA的复制与转录，从而加快蛋白质的合成，同时还抑制蛋白质的分解，使血氨基酸水平降低。

二、胰高血糖素的生理作用

胰高血糖素是胰岛A细胞分泌的，由29个氨基酸残基组成的直链多肽，在血浆中呈游离状态。

胰高血糖素的生理作用基本与胰岛素相反，主要促进分解代谢，动员体内贮能物质，对维持体内能量代谢起重要作用。胰高血糖素可使肝内糖原分解酶活性增强，促进肝糖原分解，升高血糖；还能加速氨基酸进入肝细胞，加速肝中糖异生作用，同时还抑制肝外组织利用葡萄糖，使血糖升高；胰高血糖素是促进脂肪动员的最有效刺激因素，能活化脂肪酶，促进脂肪的分解，并促进脂肪氧化，使血中游离脂肪酸增加，酮体生成增加。此外，高浓度的胰高血糖素，可增强心肌收缩力，使心输出量增加，血压升高。

三、胰岛素和胰高血糖素分泌的调节

1.胰岛素分泌的调节

（1）血糖水平的反馈调节 血糖浓度的变化是调节胰岛素分泌的主要因素。血糖升高时，可直接刺激B细胞分泌胰岛素，胰岛素增多则使得血糖水平降低。当血糖浓度降低时，胰岛素分泌减少，结果血糖又升高。血液中某些氨基酸、游离脂肪酸浓度升高时，也可以促进B细胞分泌。

（2）激素之间的作用 影响胰岛素分泌的激素有许多，如胃泌素、促胰液素、胆囊收缩素、抑胃肽等胃肠道激素，均可在一定程度上刺激胰岛素的分泌，有利于消化吸收后葡萄糖、氨基酸、脂肪酸的贮存和利用。胰高血糖素可直接刺激B细胞，使胰岛素的合成和分泌增加。同时又通过升高血糖的间接作用，刺激胰岛素的分泌。生长素、糖皮质激素、雌激素也能促进胰岛素的分泌。肾上腺素可与B细胞膜上的受体结合，而抑制胰岛素的分泌，这种作用加强了肾上腺素升高血糖的作用。

（3）神经调节 胰岛受迷走神经和交感神经的双重支配，其中，支配胰岛的迷走神经兴奋时，使胰岛素分泌增加，迷走神经也可通过刺激胃肠激素的释放，间接地促进胰岛素的分泌。而支配胰岛的交感神经兴奋时，则抑制胰岛素的分泌。

2.胰高血糖素分泌的调节

调节胰高血糖素分泌的最重要因素也是血糖浓度的变化。血糖浓度降低时，胰高血糖素分泌增加；血糖升高时，则其分泌减少。这对于维持饥饿状态下的血糖水平，保证脑能量供应有重要意义。此外，血中氨基酸浓度的升高及脂肪酸浓度的降低，也能促进胰高血糖素的分泌。

胰岛素可通过降低血糖，间接地刺激胰高血糖素的分泌；还可直接作用于A细胞，抑制胰高血糖素的分泌。胰岛素和胰高血糖素之间的相互制约，以及血糖的双重反馈调节作用，来使得血糖维持在相对稳定水平。

A细胞受交感神经和副交感神经双重支配。交感神经兴奋时，促进胰高血糖素分泌；副交感神经兴奋时，抑制胰高血糖素分泌。

第七节 ▶ 其他内分泌激素

一、前列腺素

全身各部的组织、细胞几乎均可产生**前列腺素**（prostaglandin，PG），生殖系统中含量较高。前列腺素是一组含20个碳原子的不饱和脂肪酸，合成原料是花生四烯酸。多数种类的前列腺素随血液流经肺和肝时80%以上失活，因此不像典型的激素那样，通过血液循环远距离发挥调节作用，而只在它所释放处的局部发挥作用。前列腺素有多种，并且不同组织中的前列腺素受体有所不同，因此其作用极为广泛、复杂，目前认为，前列腺素通过调节靶细胞内cAMP的含量，影响细胞的生理功能。

二、松果体激素

松果体（pineal body）以短柄附于第三脑室顶壁的后部。幼儿时期松果体发育最快，20岁开始退化，以后逐渐钙化萎缩。松果体合成和分泌**褪黑素**（melatonin，MLT），它是以色氨酸为原料合成的胺类激素，其通过抑制下丘脑FRH的分泌或抑制腺垂体FSH和LH的分泌，进而抑制性腺活动，可能对抑制性成熟有一定作用。松果体的分泌功能，表现出明显的日周期变化，黑暗可促进褪黑素的分泌，光照则抑制其分泌。此外，褪黑素的分泌还呈现月、季、年的周期性变化。褪黑素的周期分泌特点，影响与时间或年龄有关的生理过程，如睡眠与觉醒、月经周期等。

三、胸腺激素

胸腺能产生多种多肽激素，如**胸腺素**（thymosin）、**胸腺生成素**（thymopoietin）、**胸腺体液因子**（thymic humoral factor，THF）等，它们可促进淋巴细胞分裂增殖，促进淋巴干细胞分化为T淋巴细胞，并促使T淋巴细胞成熟等。

复习思考题

1.名词解释：垂体门脉系统、第二信使学说、基因表达学说、旁分泌与局部激素、神经内分泌与神经激素、激素的允许作用、应激反应、神经-体液调节、交感-肾上腺髓质系统、下丘脑-腺垂体-靶腺轴。

2.第二信使学说是如何解释含氮激素作用机理的？

3.基因表达学说是如何解释类固醇激素作用机理的？

4.试述甲状腺位置与组织结构。

5.甲状腺激素主要生理作用有哪些？地方性甲状腺肿是如何发生的？

6.垂体是如何分部的？垂体门脉系统的意义如何？

7.生长素是如何促进生长的？

8.试述肾上腺的位置与组织结构。

9.糖皮质激素有哪些生理作用？

10.甲状腺激素与肾上腺皮质激素的分泌是如何受下丘脑-腺垂体-靶腺轴调控的？

11.交感神经-肾上腺髓质系统是如何完成应急反应的？

12.胰岛素和胰高血糖素是如何调节物质代谢的？它们是如何维持血糖相对稳定的？

13.血钙水平是如何保持相对稳定的？

14.试总结对血糖水平有影响的激素有哪些？能直接影响生长的激素有哪些？

Chapter

第十五章

生殖

　　生物体生长发育成熟后，能够产生与自己相似的子代个体，这种功能称为**生殖**（reproduction），它是维持生命延续的重要生命活动，也是遗传物质分离、重组、传递和结合的循环过程。生殖过程的正常进行依赖于生殖系统结构和功能的完整。在高等动物，生殖是通过两性生殖器官的活动来实现的，生殖过程包括生殖细胞（精子和卵子）的形成过程，交配和受精过程以及胚胎发育等重要环节。

　　生殖系统（reproductive system）分男性生殖系统和女性生殖系统，男女生殖器官虽有差异，但均分为**内生殖器**和**外生殖器**两部分。生殖系统的主要功能是繁衍后代和分泌性激素。

　　性征（sexual character）是指区别男女性别的特征。男女生殖器外形和构造的不同特征叫作**第一性征**，决定第一性征的是遗传物质——染色体。进入青春期后，女性变得皮肤细嫩，肌肉柔韧，嗓音高尖，乳房发育隆起，骨盆宽大，月经来潮。男性变得身材高大，肌肉结实，喉结突出，声音低沉，生出胡须，出现遗精。除以上形态上的差异外，还出现女性和男性生理上的差异，如代谢率、心输出量、肺活量的差异，这些形态和功能上的性别差异称为**第二性征**，决定第二性征的是两性性激素分泌的差别。男女身体形态方面的变化具有一定的生理意义，女性宽大的骨盆有益于分娩，发达的乳腺为哺乳所需。除了上述的形态和生理功能的差别之外，男女在心理上也有鲜明的区别，如男青年直率、雄心勃勃、大胆、争斗精神强，对爱的要求强烈而且主动，喜欢与美丽、聪明、活泼的女子交朋友；女青年则羞涩、腼腆、温文尔雅，对爱的要求被动，对被爱的要求强烈，喜欢与可靠、成熟、能体贴人、有男子气的男性为友。这种男女性格和行为上的心理特征被心理学家称为**第三性征**。第三性征的产生除与两性激素有关外，还与后天社会文化环境的影响有关。

第一节 ▶ 男性生殖系统

　　男性生殖系统（male reproductive system）：内生殖器包括生殖腺（睾丸）、输精管道（附睾、输精管、射精管、男性尿道）和附属腺（精囊、前列腺、尿道球腺）；外生殖器包括阴茎、阴囊（图15-1）。

一、睾丸

　　睾丸（testis）左、右各一，位于阴囊内，其功能是产生精子，分泌男性激素。

1. 形态

　　睾丸呈扁椭圆形，表面光滑，分前、后两缘，上、下两端和内、外侧两面。成年人的睾丸重约10～15g，老年时萎缩变小。

2. 结构

　　睾丸表面有一层坚厚的纤维膜，称为**白膜**，白膜包被整个睾丸，坚韧而缺乏弹性，当睾丸发炎肿胀或外力撞击时，会产生剧痛。白膜在睾丸后缘增厚，凸入睾丸内形成**睾丸纵隔**，纵隔向睾丸实质内发出小隔，将睾丸分为100～200个**睾丸小叶**，每个睾丸小叶内有2～4条盘曲的**曲精小管**（contorted seminiferous tubules），曲精小管间的结缔组织称**睾丸间质**。每个小叶的曲精小管合并成**直精小管**进入睾丸纵隔，在睾丸纵隔吻合形成**睾丸网**，从睾丸网发出12～15条睾丸**输出小管**出睾丸后缘的上部进入**附睾**（图15-2）。

（1）曲精小管　曲精小管管壁主要由复层上皮（生殖上皮）构成，包括两种细胞，即支持细胞和生精细胞，生精细胞进入青春期后可不断产生精子。上皮基膜外有一些梭形的**类肌细胞**，类肌细胞收缩有助于精子排出（图15-3）。

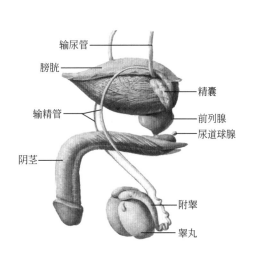

图15-1　男性泌尿生殖系统概观

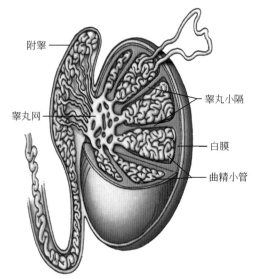

图15-2　睾丸及附睾

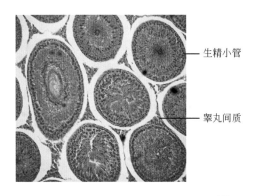

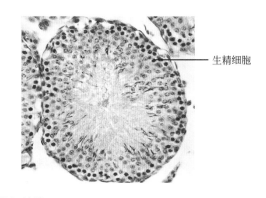

图15-3　曲细精管

　　生精细胞是一组细胞，处于连续分裂和分化的不同阶段，自基底面至管腔可分为**精原细胞、初级精母细胞、次级精母细胞、精子细胞**（图15-4），精子细胞进一步分化成精子。在精子的发生发育过程中，生精细胞从基膜逐渐移向腔面。精原细胞是最幼稚的生精细胞，位于基膜上，在促性腺激素的作用下不断分裂。初级精母细胞体积较大，位于精原细胞的内侧面，其特征是核呈丝球状，容易辨认。次级精母细胞位于初级精母细胞的内侧面，更靠近管腔，由于存在的时间短，切片上不易找到。精子细胞的位置靠近管腔面，形态很不一致，经过复杂的形态变化发育成精子。新形成的精子，其头部往往镶嵌在支持细胞的顶端，尾部朝向管腔。

　　精子是男性成熟的生殖细胞，可分为头、体两部分，尾部又可分为颈段、中段、主段、尾段（图15-5）。从正面看精子头为卵圆形，侧面观似梨形，头部参与受精过程。精子头的前部有一扁平膜性囊泡称为**顶体**，它包绕在细胞核头端的三分之二处，是一特异的溶酶体，参与顶体反应。精子尾长而弯曲，通过鞭尾摆动使精子具有运动能力。精子是代表男性生育能力的主要细胞，是父辈遗传信息向后代传递的载体，维护精子正常功能是治疗男性不育症的首要任务。

　　支持细胞散在于生殖细胞之间，呈不规则的长锥体形，核大多不规则，核仁明显，底部在基膜上，顶端伸向管腔，侧面和管腔面有形态不规则的凹陷，其内镶嵌着各级生精细胞（图15-6），对生精细胞有支持、营养、保护、排泄等作用，还具有分泌雄性激素结合蛋白和抑制素作用。

　　（2）睾丸间质　睾丸间质是富含血管和淋巴管的疏松结缔组织，其内有**间质细胞**。间质细胞呈圆形或不规则形，胞核圆形，胞质嗜酸性，单个或成群分布，能分泌雄性激素。

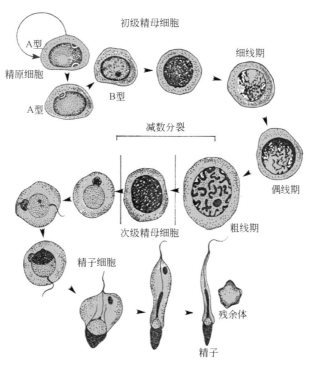

图15-4　精子的产生过程

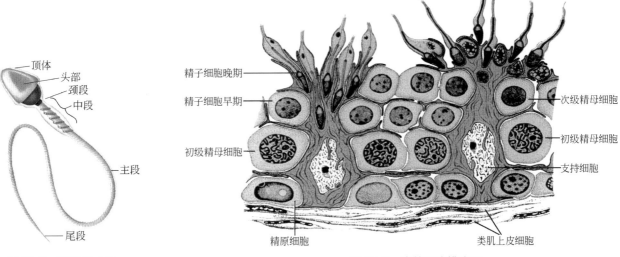

图15-5　精子模式图

图15-6　支持细胞模式图

二、输精管道

1.附睾

附睾（epididymis）附着于睾丸上端和后缘，呈新月形，分头、体、尾三部分。上端膨大为附睾头，由睾丸输出小管盘绕形成，输出小管汇合成一条**附睾管**。附睾体占中间大部分，内有盘曲的附睾管。附睾体下部变细为附睾尾，后者向内上弯曲移行为输精管。

附睾的功能是暂时储存精子，分泌的液体供给精子营养、促进精子成熟和保持精子的活力。附睾是结核病的好发部位。

2.输精管和射精管

输精管（ductus deferens）是附睾管的直接延续，长约50cm，壁厚、管腔小，活体触摸呈坚实的条索状。

输精管全长依其行程可分为四部分。①睾丸部：始于附睾尾，沿睾丸后缘和附睾内侧上行至睾丸上端。②精索部：在睾丸上端至腹股沟管皮下环之间，位于精索内，此段位于皮下，又称皮下部，为输精管结扎的常选部位。③腹股沟管部：位于腹股沟管的精索内，当施行疝修补术时，应注意勿伤及输精管。④盆部：最长，位于盆腔内，沿盆侧壁向后下行，经输尿管末端前方至膀胱底的后面，在此处膨大形成**输精管壶腹**（图15-7）。

输精管末端变细与精囊腺的排泄管合并形成射精管，穿过前列腺实质，开口于尿道前列腺部。射精管长约2cm。

精索（spermatic cord）是一对柔软的圆索状结构，从腹股沟管腹环穿经腹股沟管，出腹股沟管皮下环后延续至睾丸上端，精索内主要结构有：输精管、睾丸动脉、蔓状静脉丛、输精管动脉、输精管静脉、神经、淋巴管和腹膜鞘突的残余部以及被膜等。

三、附属腺

1.精囊

精囊（seminal vesicle）又称精囊腺，位于膀胱底后方，输精管壶腹外侧，为成对长椭圆形的囊状器官，排泄管与输精管末端合成射精管，其分泌的液体参与精液的组成，约占精液体积的60%。

2.前列腺

前列腺（prostate）位于膀胱颈部下方，底与膀胱颈、精囊腺和输精管壶腹相邻，内有尿道穿过，前列腺的分泌物是精液的重要组成部分，占精浆的20%～30%，含有促进精液液化的凝乳蛋白酶等。发生老年性前列腺中叶肥大时可压迫尿道而引起排尿困难。

3.尿道球腺

尿道球腺（bulbourethral gland）是一对豌豆大小的球形器官，位于会阴深横肌内，排泄管开口于尿道球部。尿道球腺分泌物有润滑尿道的作用。

精液由精子及附属腺的分泌物组成，乳白色，弱碱性。正常一次射精量2～5ml，含精子约1.5亿～3.0亿个，如果每次排出的精液量或精子数量太少，则有可能导致男性不育。输精管结扎后，精子排出的道路被阻断，而各附属腺体的分泌和排出不受影响，故射精时仍有无精子的精液排出体外。

四、外生殖器

1.阴囊

阴囊（scrotum）呈囊袋状结构，位于阴茎后下方，阴囊壁由皮肤和肉膜组成。阴囊皮肤薄而柔软，色素沉着明显，生有少量阴毛。其皮下浅筋膜称**肉膜**（dartos coat），内含平滑肌纤维，可随温度的变化而反射性的舒缩，以调节阴囊内的温度，有利于精子的发育。肉膜在中线处向深部发出阴囊中隔，将阴囊腔分为左、右两侧部，分别容纳两侧的睾丸和附睾。

2.阴茎

阴茎（penis）为男性的性交器官，主要由两个**阴茎海绵体**和一个**尿道海绵体**构成（图15-8），外包以皮肤和筋膜，可分为头、体、根三部分。

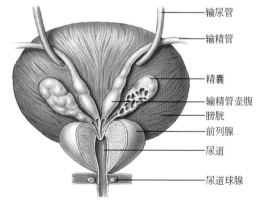

图15-7　膀胱、前列腺、精囊和尿道球腺（后面）

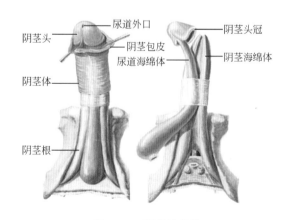

图15-8　阴茎的结构

阴茎海绵体为两端细的圆柱体，左右各一，位于阴茎的背侧，后端固定于耻骨下支和坐骨支。尿道海绵体位于阴茎海绵体腹侧，内有尿道穿过，前端膨大为**阴茎头**，后端膨大称**尿道球**。阴茎皮肤薄而柔软，有伸展性，皮下无脂肪组织，在阴茎颈处反折游离，形成包绕阴茎头的双层皮肤皱襞，称**阴茎包皮**。

3.男性尿道

男性尿道兼有排尿与排精作用。尿道起于膀胱的尿道内口，终于阴茎头部的尿道外口，依次经过前列腺、尿生殖膈和尿道海绵体，以此分为前列腺部、膜部和海绵体部。在尿道内口有环形平滑肌，称尿道内括约肌；在膜部尿道包绕环形骨骼肌，称尿道外括约肌。在前列腺部有射精管汇入。男性尿道有三个狭窄，分别位于尿道内口、膜部和尿道外口。男性尿道还有两个弯曲，一个位于耻骨联合下方，称耻骨下弯；另一个位于耻骨前下方，称耻骨前弯，向上提起阴茎时，此弯可消失。生理狭窄与弯曲是尿道插入导管与器械时应注意的位置。

五、睾丸的生理功能及其调节

1.生精功能

（1）生精能力　从青春期到老年，睾丸都有生精能力，成年男性每天可产生1亿～2亿个精子，45岁之后，生精能力逐渐减弱。男性进入青春期后，睾丸发育成熟，曲精小管的管壁扩大，生精细胞和支持细胞不断生长，在腺垂体分泌的卵泡刺激素和睾丸间质细胞分泌的雄激素的作用下，精原细胞开始发育、增殖，产生精子。生精周期为两个半月左右。精子在附睾中贮存，如果没有射精，精子贮存到一定时间后，就会被分解、吸收。

（2）影响精子生成的因素　精子发生的过程可因遗传、环境等因素的影响造成精子成熟障碍，出现无精、少精、弱精和畸形精子等问题，导致男性不育。影响精子生成因素概括为以下几种：①遗传因素：如染色体异常，先天的基因缺陷等，从一开始就影响着睾丸的生精能力。②温度：精子生成需要适宜的温度，正常情况下，阴囊内温度较腹腔内温度低2℃左右，适于精子的生成。在胚发育期间，由于某种原因睾丸没降入阴囊而停留在腹腔内或腹股沟内，则曲细精管不能正常发育，也无精子产生，称隐睾症。③其他因素，如疾病，接触放射性物质和有毒化学物质，吸烟，酗酒等也可导致精子活力降低、畸形率增加，少精或无精。

2.内分泌功能

睾丸间质细胞分泌雄性激素，主要是睾酮，支持细胞分泌抑制素。

（1）**睾酮**（testosterone）　自青春期开始睾酮分泌增多，老年时减少，但可维持终生。睾酮进入血液后，约98%与血浆蛋白结合，2%处于游离状态。睾酮灭活的主要场所是肝脏。

睾酮的生理作用有：①促进精子的生成（从精原细胞到形成精子的增殖、分化过程），睾酮与FSH共同调节生精过程；②刺激生殖器官的生长发育；③激发和维持男性第二性征；④维持正常性欲；⑤促进蛋白质合成，特别是肌肉、骨骼及生殖器官的蛋白质合成；⑥引起水钠潴留，骨中钙、磷沉积增加，促进骨骼发育和骺软骨愈合，促进红细胞生成。

（2）**抑制素**（inhibin）　是睾丸支持细胞分泌的糖蛋白激素，由α和β两个亚单位组成。抑制素能抑制腺垂体分泌卵泡刺激素。

3.睾丸功能活动的调节

睾丸曲精小管的生精过程和间质细胞的睾酮分泌主要受下丘脑-腺垂体-睾丸轴的调节（图15-9）。

（1）下丘脑-腺垂体对睾丸活动的影响　自青春期开始，下丘脑内分泌神经元便以脉冲式分泌促性腺激素释放激素（GnRH），每1～3h分泌1次，每次持续几分钟。GnRH通过垂体微门脉系统到达腺垂体，刺激腺垂体分泌黄体生成素（LH）和卵泡刺激素（FSH）。FSH主要作用于曲细精管的各级生精细胞和支持细胞，促进精子的生成。LH主要作用于间质细胞，刺激间质细胞发育并分泌睾酮。

① 腺垂体对睾丸生精功能的调节。睾丸的生精功能既受FSH的调节，又受LH的调节，两者对生精功能都有促进作用。在FSH的作用下，睾丸支持细胞可分泌雄激素结合蛋白，还可产生抑制素，抑制素可抑制腺垂体分泌FSH，从而使FSH的分泌稳定在一定水平，保证睾丸生精功能的正常进行。而LH可通过刺激睾丸中的间质细胞分泌睾酮，调节精子的发生。

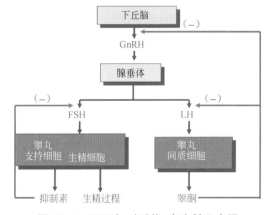

图15-9　下丘脑-腺垂体-睾丸轴示意图

② 腺垂体对睾丸内分泌功能的调节。睾丸的内分泌功能直接受LH的调节，腺垂体分泌的LH与间质细胞膜上受体结合，促进间质细胞分泌睾酮，所以LH又称**间质细胞刺激素**（interstitial cell stimulating hormone，ICSH）。

（2）睾丸激素对下丘脑-腺垂体的反馈调节　睾酮与抑制素均反过来作用于腺垂体和下丘脑，抑制素抑制腺垂体分泌FSH，睾酮则抑制腺垂体分泌LH，也能抑制下丘脑分泌GnRH。下丘脑、腺垂体、睾丸和它们的激素共同组成了一个负反馈系统，即下丘脑-腺垂体-睾丸轴，这个负反馈系统活动的结果使得GnRH、FSH、LH在血液中的浓度以及睾丸的生精能力保持相对稳定。

综上所述，一方面下丘脑-垂体调节睾丸的功能；另一方面睾丸分泌的激素又能反馈调节下丘脑和垂体的分泌活动。下丘脑、垂体、睾丸在功能上密切联系，互相影响，上下统一。

第二节 ▶ 女性生殖系统

女性生殖系统（female reproductive system）可分为内生殖器和外生殖器。内生殖器由生殖腺（卵巢）和输送管道（输卵管、子宫、阴道）以及附属腺（前庭大腺）组成（图15-10）。外生殖器即女阴。

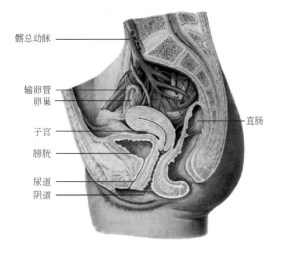

图15-10　女性盆腔正中矢状断面

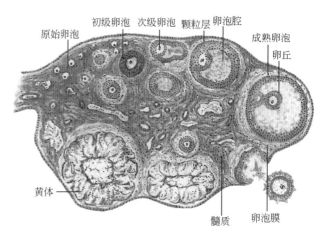

图15-11　卵巢的纵切面

一、卵巢

（一）卵巢的形态与位置

卵巢（ovary）是成对的实质性器官，略呈灰红色，扁椭圆形，位于骨盆腔侧壁髂内、外动脉所夹的卵巢窝内（图15-10），是产生卵子和分泌雌性激素的器官。幼女时期卵巢较小，不足2g，表面光滑，性成熟期最大，由于反复排卵表面出现瘢痕凹凸不平，成人卵巢重约5～6g，30～40岁开始缩小，50岁左右随月经停止逐渐萎缩。

（二）卵巢的组织结构

卵巢表面有一层立方上皮，上皮下是薄层的纤维组织膜，称为**白膜**，卵巢实质分为浅层的皮质和中央的髓质。皮质含有卵泡及纤维结缔组织。髓质含有丰富的血管、淋巴和神经（图15-11）。

1.卵泡的发育与成熟

卵泡在胚胎中后期就开始逐渐减少，出生时卵泡约有600万个，至青春期有30万～40万个。女性一生有400～500个卵泡最终发育成熟并排卵，其余均相继退化。卵泡的发育分为原始卵泡、初级卵泡、次级卵泡和成熟卵泡四个阶段。（图15-12）。每一阶段的卵泡均由一个卵母细胞和包绕在其周围的卵泡细胞、卵泡膜构成。

（1）**原始卵泡**（primordial follicle）　由一个初级卵母细胞和包围在其周围的一层纺锤状卵泡细胞组成，是处于静止状态的卵泡，数量多，体积小，位于卵巢皮质的浅层。

（2）**初级卵泡**（primary follicle）　由一个初级卵母细胞和周围多层卵泡细胞组成。从青春期开始在FSH的作用下，原始卵泡开始发育为初级卵泡，结构发生以下主要变化。①初级卵母细胞体积增大，卵泡细胞由单层纺锤形细胞变成立方形或柱状，由单层增殖为多层。紧靠卵母细胞的一层卵泡细胞逐渐变成柱状细胞并呈放射状排列，称**放射冠**。②在初级卵母细胞与卵泡细胞之间出现一层均质状膜，称**透明带**（zona pellucida）。③卵泡周围的间质细胞分化，成为排列较密的梭形细胞包围在卵泡周围，称**卵泡膜**。

（3）**次级卵泡**（secondary follicle）　由初级卵泡发育而来，其结构的主要变化包括以下几点。①卵泡细胞分裂增殖到6～12层时，卵泡细胞间出现大小不等的腔隙，逐渐汇合成一个大的腔，称**卵泡腔**（follicular antrum）。卵泡腔内充满卵泡液。②初级卵母细胞与其周围的透明带、放射冠和部分卵泡细胞挤于卵泡腔的一侧形成**卵丘**。③分布在卵泡腔周围的卵泡细胞排列密集呈颗粒状，称为**颗粒层**。④卵泡膜分化成内、外两层，内层含有较多的血管和梭形膜细胞。膜细胞和颗粒细胞共同合成分泌雌激素。

（4）**成熟卵泡**（mature follicle）　是次级卵泡发育到最后阶段的卵泡。其结构的主要变化是：①卵泡体积显著增大，颗粒层的细胞停止增殖而相对变薄；②在排卵前36～48h，初级卵母细胞完成第一次减数分裂，形成一个次级卵母细胞和一个第一极体，继之，次级卵母细胞迅速开始第二次减数分裂，并停滞在分裂中期。

2.排卵和黄体形成

成熟卵泡的卵泡壁被胶原酶、透明质酸酶等分解；同时卵泡膜外层的平滑肌收缩，导致卵泡小斑破裂。随即，次级卵母细胞连同透明带、放射冠和卵泡液一起从卵巢排出，这一过程称**排卵**（ovulation）。排卵一般发生在月经周期的第14天。排卵后，塌陷卵泡内的颗粒细胞和卵泡内膜细胞在LH的作用下发育为黄体细胞，新鲜时呈黄色，故称**黄体**（corpus luteum）。黄体由颗粒黄体细胞和**泡膜黄体细胞**组成（图15-13），它们分别由颗粒细胞和卵泡膜细胞发育而来。如卵未受精，黄体维持两周左右即退化，称**月经黄体**；如卵受精，黄体继续发育增大，维持3～6个月左右退化，称**妊娠黄体**。

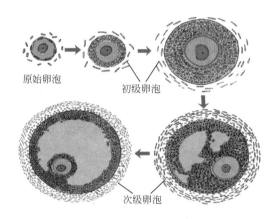

图15-12　卵泡的发育过程模式图

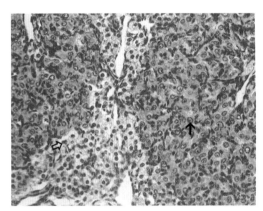

图15-13　黄体的组织结构
→—颗粒黄体细胞；⇨—泡膜黄体细胞

二、输卵管

输卵管（uterine tube）（图15-14）是一对弯曲的管道，每侧长10～12cm，内侧端连于子宫底两侧，以输卵管子宫口通子宫腔。外侧端以输卵管腹腔口开口于卵巢上方腹膜腔。输卵管可分为四部分：**输卵管子宫部、输卵管峡、输卵管壶腹**和**输卵管漏斗**。漏斗部位于卵巢的上方，漏斗末端中央有输卵管腹腔口，开口于腹膜腔，漏斗边缘有许多细长突起，称**输卵管伞**。受精常发生在壶腹部。峡部是结扎的常选部位。

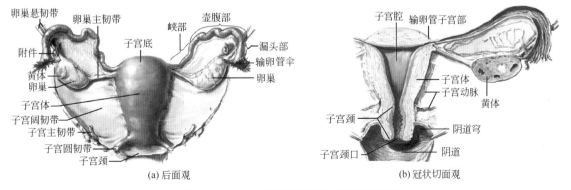

图15-14　女性内生殖器后面观与冠状切面观

三、子宫

1.子宫的形态与位置

子宫（uterus）位于盆腔中央，在膀胱与直肠之间（图15-10），是壁厚、腔小的肌性器官，为胎儿生长发育的部位。成年人子宫呈前后稍扁的倒置梨形，分底、体、颈三部分（图15-14）。子宫底是两侧输卵管子宫口平面以上宽而圆凸的部分。子宫颈分为子宫颈阴道上部和子宫颈阴道部。**子宫颈阴道上部**占上2/3，是阴道以上的部分；**子宫颈阴道部**占下1/3，为子宫颈突入阴道的部分，被阴道包绕。子宫颈是肿瘤的好发部位。子宫颈阴道上部与子宫体相接处，较狭细，称**子宫峡**，长约1cm，在妊娠期子宫峡可以渐伸展变长达7～11cm，峡壁逐渐变薄，称**子宫下段**，产科常在此处进行剖宫术，可避免进入腹膜腔，减少感染的机会。

2.子宫壁的组织结构

子宫壁分为三层。外膜大部分为浆膜；中层为平滑肌层，较厚；内层为黏膜层，称子宫内膜，由单层柱状上皮和固有层组成（图15-15）。黏膜上皮主要由分泌细胞和纤毛细胞组成。固有层较厚，有较多的**子宫腺**（uterine gland）。子宫腺是上皮下陷而成的单管状腺，其末端分支可达肌层。子宫底部和体部的内膜分为两层，深层称基底层，浅层称功能层。**功能层**，较厚，青春期开始，受卵巢激素的作用，随月经周期呈规律性变化；妊娠时，胚泡也在此层植入。**基底层**，较薄，不随月经周期脱落，有较强的增生和修复能力，月经期通过增生修复脱落的功能层。子宫内膜的血管来自子宫动脉的分支，进入功能层后呈螺旋状走行，称**螺旋动脉**，对性激素的刺激敏感，在行至功能层浅层时形成毛细血管网和窦状毛细血管。

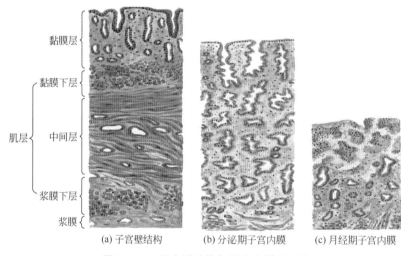

黏膜层
黏膜下层
肌层
中间层
浆膜下层
浆膜

(a) 子宫壁结构　　(b) 分泌期子宫内膜　　(c) 月经期子宫内膜

图15-15　子宫壁结构与子宫内膜的变化

四、阴道

阴道（vagina）　是连接子宫和外生殖器的肌性管道，富有伸展性，阴道前壁较短，约6cm，紧邻膀胱和尿道，后壁较长，约7.5cm，邻靠直肠。阴道是女性的交接器官，也是月经排出和胎儿娩出的通道。阴道下部较狭窄，下端以**阴道口**开口于女阴的**阴道前庭**。阴道上部较宽阔，包绕子宫颈阴道部，在两者之间形成环行的凹陷，称**阴道穹**（fornix of vagina），分前部、后部和左、右侧部。以后部最深，它与直肠子宫陷凹之间仅有阴道后壁和腹膜相隔，临床上可经此穿刺引流直肠子宫陷凹的积液或积血，以协助诊断和治疗。

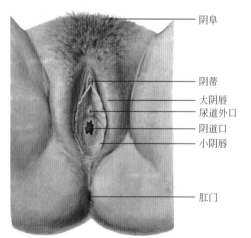

阴阜
阴蒂
大阴唇
尿道外口
阴道口
小阴唇
肛门

图15-16　女性外生殖器

五、女阴

女阴（图15-16）包括**阴阜、大阴唇、小阴唇、阴道前庭、阴蒂、前庭球**和**前庭大腺**。阴阜为耻骨联合前方的隆起，皮下富含脂肪，至性成熟期后生有阴毛。大阴唇和小阴唇为阴道口和尿道口两侧的皮肤皱褶，大阴唇外面长有阴毛。两小阴唇较薄，二者之间的裂隙称阴道前庭，两小阴唇的上端分叉相互联合，其上方的皮褶称为阴蒂包皮，包绕阴蒂下方的皮褶联合称阴蒂系带，连于阴蒂。阴蒂黏膜下有丰富的感觉神经末梢，故感觉敏锐。前庭大腺位于前庭下方阴道口的两侧，开口于小阴唇内侧中、下三分之一交界处，性冲动时分泌黏液润滑阴道，有炎症时管口发红，如腺管闭塞，可形成脓肿或囊肿。

六、卵巢的生理功能及其调节

1.卵巢的功能

（1）生卵功能　女性一生中全部卵泡都是在胎儿时期增殖形成的。卵巢的结构有明显的年龄变化，位于卵巢皮质的卵泡从胚胎时期已开始发育，青春期前的卵泡只能发育到初级卵泡。出生前，双侧卵巢约有700万个原始卵泡；卵泡发育过程中伴有闭索及卵母细胞凋亡，至出生时已减少为100万～200万个，青春期时约有30万个卵泡。从青春期至更年期，卵巢在脑垂体周期性分泌的促性腺激素的影响下，每隔28天左右两侧卵巢约有15～20个卵泡生长发育，但通常只有1个卵泡发育成熟并排出1个卵子，左右卵巢交替排卵。女子一生中两侧卵巢共排卵约400余个，其余均在发育的不同阶段退化。绝经期后，卵巢停止排卵。

（2）卵巢的内分泌功能　卵巢主要分泌雌激素和孕激素，雌激素主要为雌二醇，孕激素主要为孕酮，也分泌少量的雄激素。

① **雌激素**（estrogen）。卵泡颗粒细胞与卵泡膜细胞共同参与雌激素的合成，最后由颗粒细胞释放，黄体期由颗粒黄体细胞与泡膜黄体细胞共同合成，主要由泡膜黄体细胞释放。雌激素的生理作用主要有以下几点。a.促进子宫、输卵管、阴道、外阴等生殖器官的发育和成熟，并维持在正常状态。b.促进女性第二性征发育，表现为乳房发育、骨盆宽大、皮下脂肪积聚等，从而构成女性特有的丰满体态。c.与孕激素共同作用于子宫内膜，使子宫内膜发生周期性变化，产生月经。促使阴道上皮增生、角化及糖原含量增加，使阴道内保持酸性环境，提高阴道抵抗力，有利于防止细菌感染。d.使子宫颈口松弛，宫颈黏液分泌增多、变稀，有利于精子通过，故有助于受孕。e.促进体内水钠潴留及骨中钙质沉着等。

② **孕酮**（progesterone）。孕酮也由颗粒黄体细胞分泌。排卵后，孕酮分泌量每天达20～30mg。孕酮主要对子宫、乳腺等起调节作用：孕酮在雌激素作用的基础上使子宫内膜及其中的血管和腺体进一步增生，并使腺体分泌，为受精卵着床提供良好条件；使子宫平滑肌的活动减弱，以利于受精卵着床；使子宫颈分泌黏稠液体，阻止精子通过；促进乳腺腺泡发育；刺激机体产热，使排卵后基础体温升高。

2.卵巢功能活动的调节

卵巢活动受下丘脑-腺垂体-卵巢轴的调控，而卵巢分泌的激素使子宫内膜发生周期性变化，同时对下丘脑和腺垂体进行反馈调节（见"月经周期的产生机制"）。

七、月经周期及其产生原理

从青春期开始，除妊娠外，卵泡的生长发育、排卵与黄体形成呈现周期性变化，称为**卵巢周期**。在卵巢激素的作用下，子宫内膜发生周期性的脱落出血，经阴道流出的现象，称为**月经**（menstruation）。月经周期的时间界定为每次月经的第一天开始至下次月经来潮的前一天结束。

1.月经周期

月经周期的形成是体内雌激素、孕激素水平的周期性变化造成的，子宫内膜随着体内这两种激素的变化而周期性的增生-脱落-出血。正常一个月经周期一般为28天，20～40天均属于正常范围。女性12～14岁第一次来月经，称为**初潮**；45～50岁停止，称为**绝经**。绝经后，雌激素水平降低，促性腺激素水平上升，妇女可出现绝经期综合征（更年期综合征）。

根据子宫内膜在月经周期中的周期性变化（图15-17），将月经周期分为3期，即增生期、分泌期和月经期。

（1）增生期（排卵前期、卵泡期）　月经周期的第5～14天。此期内，卵巢中的卵泡处于发育和成熟阶段，其分泌的雌激素不断增加。雌激素促使子宫内膜增生变厚。此期末，卵巢内已有一个卵泡发育成熟，即将排卵。

（2）分泌期（排卵后期、黄体期）　月经周期的第15～28天。此期内，排卵后的残余卵泡形成黄体，继续分泌雌激素，并分泌大量孕激素。这两种激素，特别是孕激素能促使子宫内膜进一步增生变厚，其中螺旋动脉进一步伸长弯曲并扩张充血，腺体迂曲扩大并分泌，子宫内膜变得松软并富含营养物质，子宫平滑肌相对较静止，为胚泡着床和发育做好充分准备。

（3）月经期　月经周期的第1～4天，相当于卵泡早期。月经期内，黄体退化、萎缩，孕激素、雌激素分泌迅速减少。子宫内膜由于突然失去这两种激素的支持，发生血管痉挛，导致内膜缺血、坏死，脱落和出血，

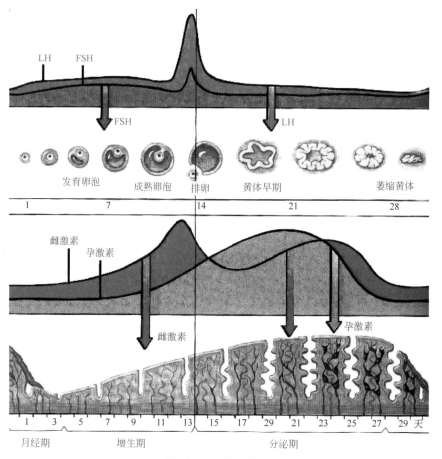

图15-17 月经周期

即月经来潮。月经期出血量约为50～100ml，脱落的子宫内膜混于月经血中。由于子宫内膜组织中含有较丰富的纤溶酶原激活物，将月经血中的纤溶酶原激活为纤溶酶，后者使血凝反应中产生的纤维蛋白及时溶解，故月经血不凝固。子宫内膜脱落形成的创面容易感染，月经期应注意保持外阴清洁和避免剧烈运动。

黄体退化后，卵泡开始发育，并开始分泌雌激素，雌激素刺激子宫内膜增生，修复创面，至子宫内膜完全修复后便进入增生期。

2. 月经周期的产生机制

月经周期的形成主要是下丘脑-腺垂体-卵巢轴活动的结果。下丘脑分泌GnRH，通过调节垂体促性腺激素的分泌，调控卵巢功能。卵巢分泌的性激素对下丘脑-垂体又有反馈调节作用。下丘脑、腺垂体与卵巢之间互相调节、相互影响，形成一个完整而协调的神经内分泌系统，称为**下丘脑-腺垂体-卵巢轴**（图15-18）。

（1）增生期的形成　黄体退化后，血中雌激素和孕激素水平均很低，对下丘脑及垂体的抑制解除，下丘脑又开始分泌GnRH，使垂体FSH分泌增加，后者促使卵泡逐渐发育，在少量的LH协同作用下，卵泡分泌雌激素。在雌激素的作用下，子宫内膜发生增生期变化，随着雌激素逐渐增加，对下丘脑的负反馈作用增强，抑制下丘脑GnRH的分泌，使垂体FSH分泌减少。颗粒层细胞分泌的抑制素也选择性地抑制FSH的分泌，使FSH分泌减少。由于非优势卵泡对FSH敏感性低，所以众多非优势卵泡逐步退化闭索，最后一天两侧卵巢仅剩一个优势卵泡发育成熟。随着优势卵泡逐渐发育成熟，雌激素出现高峰，高浓度的雌激素（200pg/ml以上）可正反馈作用于下丘脑与腺垂体，刺激腺垂体分泌释放LH，形成血中LH高峰，同时FSH也同时形成一个较低的峰，大量的LH和与一定量的FSH协同作用，使成熟卵泡排卵并发育成黄体。

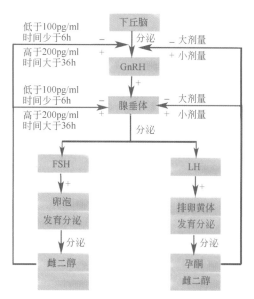

图15-18　下丘脑-腺垂体-卵巢轴

（2）分泌期和月经期的形成 卵泡排卵后，其残余部分在LH的作用下发育成黄体。黄体分泌雌激素和大量孕激素，特别是孕激素，使子宫内膜发生分泌期的变化。到排卵后第8～10天，孕激素在血中的浓度达到高峰，雌激素则出现第二次高峰。如果排出的卵没有受精，高浓度的雌激素、孕激素通过负反馈作用抑制下丘脑和腺垂体，使GnRH、FSH和LH分泌减少，致使黄体开始退化、萎缩，进而造成雌激素和孕激素的分泌迅速减少，使血中浓度迅速下降到最低水平。子宫内膜由于突然失去了这两种激素的支持，便脱落出血，进入月经期。

血中雌激素、孕激素浓度的降低，对下丘脑、腺垂体的抑制作用解除，GnRH、FSH和LH的分泌逐渐增多，15～20个原始卵泡进入发育轨道，新的月经周期又重新开始。

子宫内膜的周期性变化是卵巢周期性活动的结果，而卵巢的周期性变化，又是下丘脑-腺垂体-卵巢轴活动的结果。在这个过程中大脑皮质也参与调节，强烈的精神刺激、急剧的环境变化、生殖器官疾病以及体内其他系统的严重疾病，均可引起月经失调。

到50岁左右，卵巢功能退化，卵泡停止发育，雌激素、孕激素分泌减少，子宫内膜不再呈现周期性变化，月经停止，进入绝经期。

第三节 ▶ 生殖过程

生殖过程是指新个体产生的过程，包括受精、着床、妊娠的维持、胎儿的生长以及分娩。

一、受精

受精（fertilization）是卵细胞和精子融合为一个受精卵的过程。受精通常发生在排卵36h后。部位一般发生在输卵管壶腹部。

射入阴道的精子进入输卵管与卵子相遇的过程比较复杂。精子的运动不完全依靠自身的运动，子宫和输卵管对精子的运动都起到一定的推动作用。在月经中期，由于雌激素的作用，宫颈分泌清亮、稀薄的液体，其中的黏液蛋白纵行排列成行，有利于精子的穿行；精液中含有很高浓度的前列腺素，可刺激子宫发生收缩，一部分精子靠本身的运动及射精后引起的子宫收缩，进入子宫腔内和输卵管；同时雌激素刺激输卵管由子宫向卵巢方向蠕动，推动精子由峡部运行至壶腹部。

精子必须在雌性生殖道内停留一段时间，方能获得受精的能力，称为**精子获能**（**capacitation**）。在附睾与精浆中存在着去获能因子，它使精子的受精能力受到抑制。当精子进入雌性生殖道内后，能解除去获能因子对精子的抑制，从而使其获得受精能力。

当精子与卵子相遇时，精子顶体释放出其中的酶，这些酶能溶解卵子的放射冠和透明带，精子穿入卵母细胞，两者的细胞膜迅速融合，精子的细胞核进入卵细胞后迅速膨大变圆为雄性原核。在一个精子穿越透明带后，卵子立即释放一些酶作用于透明带，使透明带变硬，使其他精子难以再穿越透明带进入卵母细胞内。精子进入卵母细胞后立即激发卵母细胞完成第二次成熟分裂，生成一个卵细胞和一个第二极体，卵细胞核称为雌性原核。此后雄性原核与雌性原核融合形成受精卵。受精卵即刻进行有丝分裂，并在输卵管的蠕动和纤毛的作用下，逐渐向宫腔方向运行，在受精后的第4～5天，已发育成桑葚胚并进入子宫腔，桑葚胚在子宫腔内继续分裂发育成胚泡。

二、着床

着床（implantation）是胚泡植入子宫内膜的过程，经过定位、黏着和穿透三个阶段。胚胎最常见的着床部位是子宫的底部和宫腔的后壁。植入约于受精后第7～8天起始，此时子宫内膜处于分泌期。着床成功的关键在于胚泡与子宫内膜的同步发育与相互配合。首先胚泡黏着固定于一定部位，随后胚泡滋养层细胞分泌蛋白酶，水解子宫内膜上皮细胞间的连接物质而造成缝隙，胚泡穿过缝隙植入子宫内膜，并与母体血液循环建立联系。到妊娠3～4周，绒毛膜形成，母体与胚胎间建立起功能性血管联系结构——**胎盘**，胚胎发育所需的营养物质将由母体通过胎盘供给。

三、妊娠的维持

妊娠（pregnancy）是胎儿在母体内发育成长的过程。妊娠的全过程约为280天（从末次月经第1天算起）。

正常妊娠的维持有赖于垂体、卵巢和胎盘分泌的各种激素相互配合，受精与着床之前，在腺垂体促性腺激素的调控下，卵巢黄体分泌大量的孕激素与雌激素，导致子宫内膜发生分泌期的变化，以适应妊娠的需要。如未受孕，黄体按时退缩，孕激素与雌激素分泌减少，引起子宫内膜剥脱流血；如果受孕，在受精后第六天左右，胚泡滋养层细胞便开始分泌绒毛膜促性腺激素，以后逐渐增多，刺激卵巢黄体继续分泌孕激素和雌激素，称为**妊娠黄体**。胎盘形成后，胎盘成为妊娠期一个重要的内分泌器官，大量分泌**人绒毛膜促性腺激素**（human chorionic gonadotrophin，HCG）、雌激素、孕激素和**人绒毛膜生长素**（human chorionic somatomammotropin，HCS）等，维持妊娠，促进胎儿生长。

HCG是一种糖蛋白，其生理作用主要有：①在妊娠早期刺激母体的月经黄体转变为妊娠黄体，使其继续分泌大量雌激素和孕激素，以维持妊娠的顺利进行；②抑制淋巴细胞的活性，防止母体产生对胎儿的排斥反应，具有"安胎"的效应。

HCG在受精后第8～10天就出现在母体血中，随后其浓度迅速升高，至妊娠第8周左右达到顶峰，然后又迅速下降，在妊娠20周左右降至较低水平，并一直维持至分娩。由于HCG在妊娠早期即可出现在母血中，并由尿排出，因此，测定血或尿中的HCG，可作为诊断早期妊娠的指标。

HCS是一种多肽。它的主要作用是调节母体与胎儿的糖、脂肪及蛋白质代谢，促进胎儿生长。

在妊娠第8周后，胎盘分泌雌激素和孕激素逐渐增加，接替黄体的功能以维持妊娠，直到分娩。

在整个妊娠期，孕妇血中雌激素和孕激素都保持较高水平，对下丘脑-腺垂体系统起着负反馈作用。因此，卵巢内没有新的卵泡发育和排卵，故妊娠期无月经，也不再会排卵和受孕。胎盘分泌的雌激素，主要为雌三醇，其前体主要来自胎儿。如果在妊娠期间胎儿死于子宫内，孕妇的血和尿中雌三醇会突然减少，因此，检验孕妇血或尿中雌三醇的水平，有助于判断是否发生死胎。

*预产期的推算

由于每一位孕妇都难以准确地判断受孕的时间，所以，医学上规定，以末次月经的第一天起计算预产期，其整个孕期共为280天，10个妊娠月（每个妊娠月为28天）。常用的方法是根据末次月经计算，末次月经日期的月份加9或减3，为预产期月份数；天数加7，为预产期日。例如：

末次月经是2008年2月1日，月份2+9，日期1+7，预产期=11月8日（2008年）

四、分娩

妊娠满28周后，胎儿及其附属物由母体娩出的过程称为**分娩**（parturition）。妊娠满28周至不足37周之间为早产，妊娠满37周至不足42周之间的为足月产，妊娠满42周及其以后分娩的为过期产。妊娠末期子宫平滑肌兴奋性逐渐提高，分娩过程启动后，首先是子宫出现不规律的收缩，以后变成有规律的强烈收缩，迫使胎儿挤向子宫颈，这样又可以引起子宫平滑肌收缩增强，迫使胎儿进一步移向宫颈口，同时宫颈口已开放，驱使胎儿、胎盘娩出。分娩过程是一个正反馈过程。分娩时，子宫颈受刺激后可反射性地引起催产素的释放，催产素可加强子宫肌的收缩，使子宫颈受到更强的刺激，如此，直至分娩过程完成为止。

*避孕

避孕是用科学的方法来阻止和破坏正常受孕过程中的某些环节，以避免怀孕，防止生育。目前所采用的避孕方法很多，根据避孕原理可以归纳为以下几种方法。①抑制卵巢排卵，如服用抑制卵巢排卵作用的女用短效、长效避孕药以及皮下埋植避孕剂等。②抑制精子的正常发育，如使用超声波、微波、温热等刺激睾丸来抑制睾丸的生精功能。③阻止精子和卵子结合，如使用避孕套、阴道隔膜等，使精子不能进入阴道，或进入阴道的精子不能进入子宫腔。④阻止受精卵着床，在子宫内放置节育环可以阻止受精卵着床，服用各种探亲避孕药均可阻止子宫内膜发育。⑤安全期避孕，即利用月经周期推算法、基础体温测量法及宫颈黏液观察法等，掌握女性的排卵期，避开排卵期性交来避孕，使精子和卵子错过相逢的机会。⑥避孕疫苗，是一种具有科学性、长期性及可逆性的避孕方法。目前世界各国这方面的研究工作蓬勃发展。其基本原理是通过提取一种抗原成分制成疫苗，给受试对象注射后，使其产生相应的免疫反应，从而阻止受孕。发展避孕疫苗的途径主要有：用抗人绒毛膜促性腺激素（HCG）疫苗来阻断胚泡着床和早期妊娠的维持；用抗卵透明带（ZP）抗体影响受精过程；用抗精子疫苗干扰精子活动。

*辅助生殖技术

　　辅助生殖技术亦称医学助孕，是治疗不育夫妇以达到生育的目的，也是生育调节的主要组成部分。辅助生殖技术包括人工授精、体外受精-胚胎移植、单个精子卵细胞胞质内显微授精，以及在此基础上演进的各种新技术。世界上首例"试管婴儿"1978年诞生于英国，我国首例"试管婴儿"于10年后的1988年在北京诞生。目前人工辅助生殖项目在我国已广泛开展。

复习思考题

1. 名词解释：第二性征、卵泡、黄体、阴道穹、月经周期、受精、精子获能。
2. 试述精子在曲细精管中形成后至排出体外所经过的管道途径。
3. 睾丸功能活动是如何调节的？
4. 试比较雌激素与雄性激素的生理作用。
5. 简述卵巢结构的周期性变化。
6. 试述月经周期形成机理。
7. 男性与女性绝育结扎手术的常选部位分别在哪里？

16

第十六章

生长、发育和衰老

生长（growth）是指机体细胞数目增多、细胞体积增大和细胞间质增加的过程，表现为全身各器官大小和各组织重量的增加及组织的更新和修复。生长过程是从受精卵开始直至个体或组织衰亡为止的持续过程。**发育**是指人体各细胞、各组织、各器官结构和功能从幼稚到成熟的变化过程，从广义上讲还包括心理、智力和行为的改变。**成熟**是指生长发育过程达到一个比较完善的阶段，标志着个体发育在形态、生理和心理上达到成人水平。

青春期（adolescence）通常指从儿童生长发育至成人的过渡时期，是从第二性征出现和生长突增开始，到体格发育完善和性成熟的这段时间。此期间，人的形态、生理、心理变化很大，是值得备受关注的时期。

研究生长发育意义重大，人的生长发育是呈阶段性的，各阶段对营养、教育有着不同要求，掌握人生长发育的规律，对个体养育、教育和防治疾病有着积极的指导意义，对生长发育规律的研究是整个人类健康进步的基本要求。

第一节 ▶ 人体生长发育的一般规律与影响因素

生长发育具有共同的规律，表现为生长发育是呈阶段性的；男女存在明显的差异；不同的器官和系统存在不平衡性等。

一、生长发育的阶段性规律

按人体生长规律把人体总的生长发育过程可分为四个时期。第一期为胎儿期，指从受精卵开始到出生。第二个时期为新生儿到成人期之前。该期生长发育快，使生长和功能分化基本达到平衡。该期包括青春期之前及青春期两个时期。第三个时期为成人期，绝大部分组织器官生长仅局限于对损伤和废弃组织的修复、更新的代偿性生长以及疾病后的康复。第四个时期为老年期，该期各种功能缓慢衰退。在人体各发育阶段中，人体最显著的阶段性变化表现在身高、体重和肢体形态的发育方面。

人一生中，身高的增长出现两次高峰。第一次生长高峰发生在出生后第一年内（图16-1）。幼儿后半期至学龄前半期生长比较缓慢，进入青春期后生长速度大大加快，称**青春期生长突增**（adolescent growth spurt），为第二次生长高峰。

体重的增长除与骨骼增长有关外，与肌肉、脂肪的增长也相关。在青春期，肌肉的增长非常突出，在15～17岁、18岁的二三年内增速最快，男子一直持续增长到20多岁才达到高峰。皮下脂肪的增长从1～6岁一直很缓慢，女孩从8岁、男孩从10岁起增长加快。据调查，我国初生婴儿平均体重为3kg左右，出生后半年内增到2倍以上，达到8kg左右，至1岁末达到3倍，约10kg，至学龄期开始时约为1岁的1倍，即15～20kg，进入青春期为30～40kg，至成年为50～60kg。

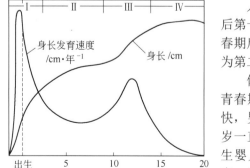

图16-1 人体生长发育曲线

在体形的发育中，身体各部比例变化是不均匀的。发育早期，头的比例最大，如2个月胎儿的头几乎占身长的一半，到新生儿时，头约占身高的1/4，至成人则为1/8。身体的不同部位间也存在一定的生长发育比例，如从出生到成人的生长发育过程中，头增长1倍，躯干增长2倍，上肢增长3倍，下肢增长4倍。从发展顺序看，肢体的生长早于躯干，在上、下肢的发育中，足的加速生长开始最早，之后依次是小腿、前臂、大腿、上臂及骨盆和胸部的加宽。

二、生长发育的性别差异及其规律

男、女生长发育存在一定的性别差异，尤其以青春期生长的差异更为突出。主要表现在以下几个方面。

① 身高生长突增开始的年龄女孩早于男孩，突增的幅度男孩大于女孩，且体形变化不同，经过青春期，男子身体较高、肩部较宽，而成年女子则身体丰满、髋部较宽。

② 体重增长的成分不同。雄激素能明显地促进肌肉组织生长发育，而雌激素能促进脂肪组织沉积。青春期，由于男孩雄激素分泌较多，女孩雌激素分泌较多，所以，男性肌肉增长比女性多，而女性的脂肪增长相对较多。到成年时，男性肌肉重量约占体重的42%，女性仅约占36%；女性脂肪重量约占体重的28%，而男性仅约占18%。

③ 心肺功能的差异。肺活量随年龄增加而增大，在整个生长期中男性始终大于女性，但青春期后男女差别加大，如13岁时女性肺活量约为男性的92%，18岁以后女性肺活量只有男性的70%左右。

④ 运动能力的差异。如反映运动能力的指标50m跑、立定跳远、屈臂悬垂、仰卧起坐等，12岁前男孩各项指标略高于女孩，青春期后，男女差别扩大。但女孩在柔韧性、协调性以及平衡能力方面往往比男孩更具发展潜力。

⑤ 性发育的差别。这是男、女孩在青春期发育中最具特征的差别（详见本章第二节）。

三、身体各系统生长发育的不均衡性规律

身体各部分的生长发育有各自的规律，按照速度及变化状况，可概括为四类（图16-2）。

第一类为全身的一般型器官，包括骨和骨骼肌、消化系统、呼吸系统、泌尿系统和循环系统等。它们与身高、体重呈同样的生长模式。出生后第一年增长最快，以后逐渐减慢。到青春期出现第二次生长突增，其后的生长又缓慢下来，直到成熟。

第二类为神经系统，如脑、脊髓、视觉器官以及反映脑大小的头围、头径等。没有青春期的第二次生长突增。在出生时脑的重量已达到成人脑重的25%，到6周岁时就已达到成人脑重的90%。

第三类为免疫系统，如胸腺、淋巴结、间质性淋巴组织等。在10岁前生长非常迅速，12岁左右约达到成人的200%，但在12～20岁期间随着其他系统的逐渐成熟和免疫功能的完善，淋巴器官则逐渐萎缩。

第四类为生殖系统，在童年时期（生后10年内）几乎没有发展，在全身第二次生长突增期才开始迅速生长发育，并逐渐出现男女不同的第二性征变化。

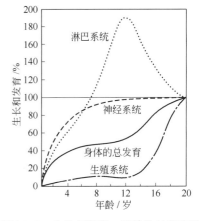

图16-2 人体各器官、系统生长发育的四种主要类型曲线

（图中100%表示达到20岁成人的大小）

四、影响生长发育的因素

生长发育受体内、外多种因素的影响，主要影响因素包括以下几个方面。

① 营养因素。能量物质与营养平衡是生长发育各阶段的共同需要，但在身高、体重的两个快速增长期和神经系统生长发育的快速增长期，对能量物质的量和各种营养因素的要求与其他时期相比有较大差别，只有科学饮食、合理营养搭配才能更好地促进生长发育，提高智力、体力和其他各种能力。

② 生态因素。阳光、空气、水源等都关系到人的健康，必然影响人的生长发育。

③ 遗传因素。遗传因素决定着生长发育（包括身高、体重、体型、生理功能、抵抗力、遗传性疾病等方面）的可能范围，后天的环境因素则影响着遗传潜力的发挥，最后决定生长发育的速度和达到的程度。如人的最终身高70%决定于遗传因素，30%取决于营养、锻炼等环境因素。

④ 疾病因素。许多疾病直接影响人体的生长发育。疾病会造成营养物质的不足或失衡，造成器官的损害，

造成代谢异常等，这些最终均可造成生长发育障碍。

⑤ 精神因素。精神因素通过影响人的神经-体液调节，而影响人的食欲、免疫功能、血压稳定、脏器血液循环、脏器功能等，最终会影响到人的生长发育。

⑥ 体育锻炼与劳动。体育运动和劳动是促进身体发育和增强体质的有力因素。特别是在儿童、青少年时期进行合理的体育锻炼能使肌纤维增粗，增加肌肉的体积和重量；使骨骼变得更加粗壮而坚固；可降低女性体内脂肪的堆积，使体态健美匀称；能使心肌发达，使心输出量增加和心力贮备增加；能使神经系统对外界的刺激反应更快、更准确，使人体各系统、各器官的活动更协调；可以提高肺活量，加大胸围呼吸差；能提高消化系统的功能，促进营养物质的吸收。

第二节 ▶ 青春期的生长发育特点

一、青春期的生长突增

青春期形态发育最重要的特征是青春期生长突增。进入青春期后，在性激素作用下生长发育明显加快，体重、身高增长幅度加大，新陈代谢旺盛，生理学上将青春期开始阶段生长速度突然加速的现象叫"**生长突增**"。

① 身高　身高生长突增的出现是男女儿童进入青春期的开始。而突增起止的早晚、突增量的大小等方面都显示出明显的男女差异。最新研究表明，我国儿童生长突增开始的年龄，女孩起始年龄为8～11岁，结束年龄为13～15岁；男孩起止年龄通常比女孩晚2年，起始年龄为10～12岁，结束年龄为15～17岁。突增量的大小也不一样，男孩每年可增长7～9cm，最多可达10～12cm，在整个青春期平均增长33cm；女孩每年可增长5～7cm，最多可达9～10cm，整个青春期平均增长30cm。

在身高的突增过程中，构成身高的足、小腿、大腿、脊柱等部分的生长突增不同步，而且保持一定的时间差，一般遵循自下而上的"向心律"，表现为足→小腿→大腿→脊柱的生长顺序。

② 体重。体重变化规律与身高相似，但突增高峰的出现不如身高那么显著。一般增长时间较长，波动幅度也大。

二、青春期性器官和性征的发育

青春期最明显的变化是男女生殖器官的发育和成熟，同时出现明显的男女第二性征区别。

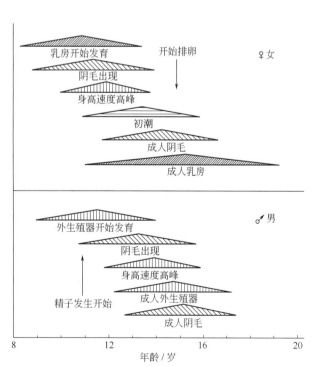

图16-3　男女青春期发育的顺序（自Hort S，1976）

1.女性性器官和性征的发育

（1）生殖器发育　青春期开始后，各性器官发育迅速，特别是初潮后。卵巢在初潮前不足2g，青春期后达6g，此期子宫长度也增加1倍多。

（2）月经来潮　月经初潮早的在11～12岁，晚的可到16～18岁，大多数在13～15岁。月经初潮后的第一年，月经周期常不规则，月经初潮与第一次排卵之间还有一定时间，一般初潮第一年有排卵现象的只占百分之十几，初潮后1～3年无排卵现象的均属正常。

（3）第二性征发育　随着卵巢的发育，雌性激素和孕激素在体内的水平逐步增加，第二性征便开始出现并逐步发育达成人水平，第二性征出现的顺序是：体态丰满，骨盆横径加宽，乳房逐渐长大，胸、肩、臀部皮下脂肪更加丰满，阴毛出现，并逐渐生长，腋毛出现，声调变细而高（图16-3）。

2.男性性器官和性征的发育

青春期前，男孩的睾丸容积一般为1～2ml，至青春期末18～20岁平均为18.0ml，同时睾丸内部曲细精管长度、弯曲度也迅速增加，精原细胞分裂分化为各期精母细胞，睾丸间质细胞增殖很快并分泌睾丸酮。随着睾丸发育，附睾、精囊、前列腺迅速发育，输精管增长，管腔逐渐增粗，第二性征逐渐出现，大致顺序是：阴茎增长与增粗，肩部变宽，胸部丰满，阴毛生长、腋毛生长，喉结突出，声调变低（图16-3）。前列腺发育后便可发生遗精，开始遗精一般精液内无精子，首次遗精多发生在15岁左右。

3.性发育异常

（1）性早熟　一般认为性早熟是指女孩在八岁以前，男孩在十岁以前，性发育就已经开始，亦有三岁至六岁就发育成熟的。其表现为生殖系统的提前发育和第二性征的提前出现。性器官与第二性征发育次序常常与正常青春期的发育次序相类似。性早熟同时伴随身体的发育和生长加速，但骺软骨提前愈合使骨较早地停止生长，所以，性早熟儿童的身高开始显著高于同龄儿童，因生长期的总时间缩短，青春期后反而显得略为矮小。

性早熟可分为真性性早熟和假性性早熟，真性性早熟多是下丘脑神经内分泌异常或器官器质性病变，导致下丘脑-垂体-性腺轴提前发动，且功能亢进，引起性腺提前发育和第二性征提前出现。假性性早熟是机体某个部位（如肾上腺、睾丸等）病变，或摄入大量性激素，导致性器官提前发育和第二性征提前出现。真性性早熟女性多于男性，女性与男性之比约8∶1，秘鲁女孩琳娜·梅迪纳（1933年生人）于1939年生下一名男婴，当时，她年仅5岁7个月又21天大。

（2）青春期延迟　青春期延迟是指身高较正常同年龄的孩子矮小，第二性征及性器官成熟缓慢。青春期延迟的特定年龄标准目前尚未取得一致意见，但从性和身体发育的观点看来，青少年如果比同龄儿童发育要慢得多的话，则可以认为是青春期延迟。如男性在14岁时睾丸还不发育，或在16岁时还不出现骨骼生长突增，女性到了14岁乳房还不发育，或到15岁还未出现骨骼突增，则可认为青春期延迟。青春期延迟的原因很复杂，有的是先天遗传病，也有的是后天的营养因素、药物因素和疾病因素等，如病毒性睾丸炎，造成睾丸损伤，使睾丸不能正常发育。

三、青春期的发动机制

关于青春期的发动机制有多种观点，比较被重视的学说是下丘脑-腺垂体-性腺轴负反馈调节学说和松果体退化学说。

前一学说认为，下丘脑-腺垂体-性腺轴在童年期已经存在，男女儿童体内都有少量的性激素，这些性激素通过负反馈抑制下丘脑神经内分泌细胞分泌**促性激素释放激素**（GnRH），最终使性腺不能发育。青春期开始时，下丘脑神经内分泌细胞因某种原因对性激素的敏感性降低，性激素对下丘脑神经内分泌细胞的负反馈作用减弱，下丘脑神经内分泌细胞分泌GnRH的量增加，下丘脑-腺垂体-性腺轴被激活，体内促性腺激素水平升高，性腺发育，最终青春期被启动。此外，近年来研究发现，**瘦素**（Leptin）作为一种代谢信号对下丘脑-腺垂体-性腺轴的调节功能发挥着重要作用，它能启动下丘脑-腺垂体-卵巢轴，触发青春期的开始。

松果体退化学说认为，儿童期松果体分泌大量的褪黑素，抑制下丘脑神经内分泌细胞分泌GnRH，使性腺不能发育。青春期开始前松果体退化，褪黑素分泌减少，解除了对下丘脑神经内分泌细胞的抑制，从而使下丘脑GnRH分泌量增加，下丘脑-腺垂体-性腺轴被激活，体内促性腺激素水平升高，性腺发育，最终青春期被启动。

*近百年来儿童、青少年生长发育的趋势

近百年来，世界上多数国家儿童、青少年的身高一代比一代长得高，性发育逐渐提前。生长发育的这种加速趋势，首先出现在经济发展迅速的国家。我国目前正处于经济快速增长的时期，儿童、青少年的发育状况也正处于这种加速的阶段。平均每10年男性身高平均增加2.3cm，女性增加2.1cm，女孩的初潮年龄每十年提前3～4月。这种状况与经济发达国家三四十年所出现的情况相似。我国的农村地区，儿童、青少年生长发育的加速趋势也已开始，随着物质及文化生活的改善也会逐渐出现更明显的加速趋势。

近年调查显示，我国女孩发生初潮年龄最早9岁，最晚17岁，平均12.22岁，95%可在11.76～12.28岁；男性首次遗精平均年龄为14.02岁，95%在12.83～15.54岁。

第三节 ▶ 衰老

衰老（senescence）在生物学上表现为结构和功能衰退、适应性和抵抗力降低。在人的个体发育全过程中，

衰老变化在体内各细胞、组织、器官间是普遍发生的，但不同器官的组织结构和生理功能的衰退表现不一（图16-4）。

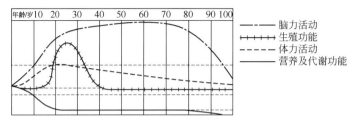

图16-4　人体器官功能随年龄的变化曲线

一、衰老的特征

衰老主要是由于细胞萎缩、细胞数量减少，细胞间质纤维化，细胞代谢速率变慢而表现为各器官重量减轻，功能衰退。在形态结构方面主要表现有：皮肤表皮变薄，毛根退化，局部黑色素细胞增多，真皮网状纤维减少，皮下脂肪减少，汗腺、皮脂腺萎缩，呈现皮肤松弛发皱，干燥无光泽，有老年斑，毛发变白而稀少；肌纤维数量减少，直径变细，肌肉显得萎缩；骨质变得疏松，骨有机成分比例显著减少，使骨脆性增加；脑组织细胞减少，脑重减轻，动脉内膜增厚，中膜纤维化，动脉脆性增加；心肌萎缩，自律细胞减少，由于血压升高，心脏体积增加；牙齿脱落，胃肠平滑肌萎缩，胃壁黏膜壁细胞减少，小肠绒毛变得细小和稀疏，肝细胞数减少；肾小体数量减少，近曲小管长度下降等；肺和支气管弹性纤维萎缩，呼吸膜总面积减少，软骨可能钙化，肺内沉积物增多，肺泡膈增厚，肺体积反而增大；性腺退化，副性器官均呈萎缩性变化。

在功能上主要表现有：反应迟钝、行为缓慢，视力、听力降低，记忆力、思维能力减退，代谢功能失调，心搏出量减少，血管缓冲血压的能力降低，外周阻力增加，血压升高，消化道运动能力降低，消化腺分泌消化液能力降低，肾小球滤过率降低，肾小管重吸收能力降低，肺活量减少，肺换气功能降低，免疫力减退，性功能减退，易患各种老年性疾病，如高血压、前列腺炎、老年性痴呆、肺气肿、失眠、忧郁和一些癌症。衰老是一个缓慢的过程，因此找出一些定量参数作为衰老指标是困难的。另外，即使衰老呈现出一般特征，其某些变化也表现出明显的个体差异。

二、衰老的各种学说与抗衰老研究

衰老机制的研究至20世纪40年代才进入生理、生化领域。从目前来看对衰老机制的认识各不相同，归纳起来，影响较为深远的学说可分为两大类。一类以细胞与遗传机理为主，如遗传学说认为衰老是遗传基因控制程序化的过程，端粒学说认为染色体端粒长度与衰老直接相关，端粒酶活性的高低直接影响端粒长度的增减，而端粒的长短直接影响细胞内基因的表达，进而影响到细胞的增殖和寿命；细胞凋亡学说认为细胞凋亡即**程序化细胞死亡**（programmed cell death，PCD）是一个主动的、有控的过程，在调节机体细胞群数量上，起着与有丝分裂互补的作用；体细胞突变学说认为由于环境的辐射作用，或拟放射性媒质在体内的积累使机体的体细胞发生突变（亦即基因的损伤）而导致衰老。另一类以生理生化变化为主，如错误成灾学说认为细胞在合成结构蛋白过程中完全有可能随机地发生错误，导致错误按指数增加，造成灾难，使细胞乃至个体衰老、死亡；自由基学说认为衰老过程源于自由基对细胞及组织的毒害，自由基易与体内蛋白质、脂肪等发生反应，生成蛋白质、脂质等物质的氧化物或过氧化物，从而失去原来的作用，对自身产生损害作用，导致衰老；交联学说提出异常或过多的大分子物质尤其是蛋白质分子之间随机产生的交联是衰老的原因；神经内分泌学说认为神经元及有关激素的功能下降，导致或调控着全身功能退行性变化；应激学说认为对机体持续作用的应激原，如寒冷、繁殖生育过多、高原缺氧、放射以及心理学应激，促使机体衰老。

近年来，抗衰老研究也取得较大进展，重点在长寿基因研究以及抗衰老制剂研究两个方面。研究发现，长寿个体的机体内存在一些与长寿或抗衰老有关的基因，可以统称为长寿基因。所有具有抗氧化作用的药物或制剂都具有抗衰老作用。研究较多的是**褪黑素**（melatonin，MT）及其受体，MT的自由基清除能力在众多自由基清除剂中表现特别突出，能够保护细胞膜及核酸，有明显的抗细胞凋亡作用。此外，微量元素的抗衰老作用也被广泛重视，在所有微量元素中，以Zn、Mn、Se、Cu等较为重要。复合微量元素抗衰老的机理主要是改善实验动物的脂质代谢，升高抗氧化酶的活性，减少脂质自由基的损伤，降低衰老色素的产生，从而达到抗衰延寿的目的。

复习思考题

1. 人体的生长发育可分为哪几个时期? 各自有什么主要特征?
2. 根据身体各系统生长发育的不均衡性, 把各系统分为哪些类别? 各类的发育规律如何?
3. 影响人体生长发育的因素有哪些? 各有哪些作用?
4. 什么是青春期生长突增? 男女有什么异同?
5. 人体衰老的原因主要有哪些? 有哪些表现?

参考文献

[1] 丁文龙，刘学政．系统解剖学．第9版．北京：人民卫生出版社．2018.

[2] 吴先国．人体解剖学．第4版．北京：人民卫生出版社，2001.

[3] 相林，郭炳冉，辜清．人体组织学与解剖学．第4版．北京：高等教育出版社，2006.

[4] 窦肇华．人体解剖学和组织胚胎学．第5版．北京：人民卫生出版社，2004.

[5] 成令忠．组织学与胚胎学．第4版．北京：人民卫生出版社，1995.

[6] 邹仲之，李继承．组织学与胚胎学．第8版．北京：人民卫生出版社，2013.

[7] 范少光，汤浩．人体生理学．第3版．北京：北京大学医学出版社，2006.

[8] 冯志强．生理学．北京：科学出版社，2007.

[9] 姚泰，赵志奇，朱大年等．人体生理学（上下册）．第4版．北京：人民卫生出版社，2015.

[10] 王玢，左明雪．人体及动物生理学．第3版．北京：北京大学医学出版社，2006.

[11] 蒋正尧．人体生理学．北京：科学出版社，2005.

[12] 王庭槐．生理学．第2版．北京：高等教育出版社，2008.

[13] 张镜如．生理学．第4版．北京：人民卫生出版社，2002.

[14] 宋亚军．人体生理学．济南：山东大学出版社，2001.

[15] 杨秀平．动物生理学．北京：高等教育出版社，2002.

[16] 陈守良．动物生理学．第4版．北京：北京大学出版社，2012.

[17] Guyton AC.Textbook of Medical Physiology.10th ed，WB Saunders Co，Philadelphia，2000.

[18] 钟国隆．生理学．第4版．北京：人民卫生出版社，2002.

[19] 龚茜玲．人体解剖生理学．第4版．北京：人民卫生出版社，2006.

[20] 左明雪．人体解剖生理学．北京：高等教育出版社，2003.

[21] 朱大年，郑黎明．人体解剖生理学．上海：复旦大学出版社，2002.

[22] Sylvia S.Mader.Understanding Human Anatomy and Physiology.Fourth Edition.影印版．北京：高等教育出版社，2002.

[23] 何大庆．解剖生理学．武汉：湖北科学技术出版社，2007.

[24] 余传霖，熊思东．分子免疫学．上海：复旦大学出版社，2001.

[25] 周光炎．免疫学．第6版．北京：人民卫生出版社，2002.

[26] Janewy CA，et al.Immunobiology.5th ed. Galand Publishing：USA 2001.

[27] 金伯泉．细胞和分子免疫学．第2版．北京：科学出版社，2001.

[28] 吕世静．免疫学检验．第2版．北京：人民卫生出版社，2003.

[29] 陈慰峰．医学免疫学．第3版．北京：人民卫生出版社，2000.

[30] 龚非力．医学免疫学．北京：科学出版社，2003.

[31] 夏克栋．病原生物与免疫学．第2版．北京：人民卫生出版社，2007.

[32] 朱妙章．大学生理学．第2版．北京：高等教育出版社，2005.

[33] 杨增明．生殖生物学．北京：科学出版社，2005.

[34] 郭光文，王序．人体解剖彩色图谱．北京：人民卫生出版社，1986.

[35] Frank H. Netter．奈特人体解剖彩色图谱．王怀经译．北京：人民卫生出版社，2005.

[36] 保天然，廖德阳．实用组织学彩色图谱．成都：四川大学出版社，2002.

[37] 韩秋生，徐国成，邹卫东等．组织胚胎学彩色图谱．第2版．沈阳：辽宁科学技术出版社，2003.

[38] 石玉秀，邓纯忠，孙桂媛等．组织学与胚胎学彩色图谱．上海：上海科学技术出版社，2002.

[39] 成令忠，冯京生，冯子强等．组织学彩色图鉴．北京：人民卫生出版社，2000.

[40] 陈奕权，贾长恩，刘斌等．组织学与胚胎学彩色图谱．北京：人民卫生出版社，2003.